Schwangerschafts- und Geburtsängste

Klinische Psychologie und Psychopathologie

Herausgeber: Prof. Dr. med. Dr. phil. Helmut Remschmidt

Band 18

Schwangerschafts- und Geburtsängste

Verbreitung – Genese – Therapie

Von Helmut Lukesch

unter Mitarbeit von
Christl Holz und Paul Kochenstein

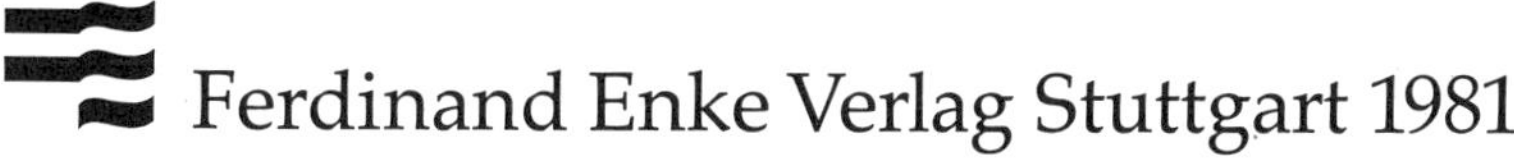

Ferdinand Enke Verlag Stuttgart 1981

Prof. Dr. Helmut Lukesch

Institut für Psychologie
der Universität Regensburg

Dipl.-Psych., Dipl.-Theol. Christl Holz
Dipl.-Psych. Paul Kochenstein

CIP-Kurztitelaufnahme der Deutschen Bibliothek

Lukesch, Helmut:
Schwangerschafts- und Geburtsängste : Verbreitung – Genese – Therapie / von Helmut Lukesch. Unter Mitarb. von Christl Holz u. Paul Kochenstein. – Stuttgart : Enke, 1981.
(Klinische Psychologie und Psychopathologie ; Bd. 18)
ISBN 3-432-91961-1

NE: GT

Satz: Kruszinski GmbH, Esslingen
Druck: Druckerei Johannes Illig, Göppingen

Geleitwort

Obwohl die Schwangerschaft ein natürlicher Vorgang ist, spielen in der täglichen Praxis Schwangerschafts- und Geburtsängste eine nicht unerhebliche Rolle. Insofern ist es begrüßenswert, daß Helmut Lukesch diesem Thema eine Monographie gewidmet hat. Nach allgemeinen Erörterungen über Schwangerschaft als eigenen Lebensabschnitt geht der Verfasser auf die Verbreitung von Schwangerschafts- und Geburtsängsten ein, erörtert sodann deren Ursachen und geht schließlich auf die inzwischen zahlreichen Methoden der psychologischen Geburtsvorbereitung und der Behandlung von Schwangerschafts- und Geburtsängsten ein. Dabei legt er besonderen Akzent auf verhaltenstherapeutische Methoden und gibt zum Schluß Anregungen für geburtsvorbereitende Maßnahmen.

Die Darstellung bezieht in sehr umfassender Weise die bisher erschienene Literatur zum Thema ein, wird aber auch geprägt durch die nicht geringe persönliche Erfahrung des Autors, der sich mit der psychologischen Geburtsvorbereitung und der Behandlung von Ängsten während der Schwangerschaft und Geburt intensiv beschäftigt hat. Diese Verknüpfung von Theorie und Praxis dürfte insbesondere Frauenärzte und Geburtshelfer ansprechen, aber auch alle anderen Berufsgruppen, die Schwangere betreuen oder mit Schwangerschafts- und Geburtsvorgängen zu tun haben. Im Interesse einer Verbesserung der psychologischen Betreuung Schwangerer wünsche ich dem Buch eine weite Verbreitung.

H. Remschmidt

Inhalt

1. Schwangerschaft als Lebensabschnitt

Trotz des sozial erwünschten, geförderten und geforderten Bildes von Mutterglück und Zufriedenheit über das Eintreten einer Schwangerschaft wird dieser Lebensabschnitt oft als „Krise“ (*Bibring* 1959), als „Konfliktzustand“ (*Hanford* 1968), zumindest aber als eine Zeitspanne erhöhter „Krisenanfälligkeit“ (*Caplan* 1957) beschrieben. Besonders die erste Schwangerschaft stellt im Leben einer Frau und in gleicher Weise im Leben eines Mannes eine herausgehobene Periode dar, welche in ihrer Charakteristik und Dynamik mit dem Eintritt in die Pubertät oder die Menopause vergleichbar ist (*Pines* 1972; *Merrington* 1966; *Bibring* 1962, 1959). Die jeweils neu hinzukommenden Aufgaben dieser neuen Lebensabschnitte stehen dabei oft in diametralem Gegensatz zu den Anforderungen der vorhergehenden Periode. Gemeinsam ist ihnen ihre Unwiderruflichkeit, es wird damit ein "point of no return" (*Rapoport* 1963, S. 68) erreicht. Ferner ist für sie eine besondere Verstrickung psychischer und biophysischer Veränderungen charakteristisch, welche diese – oft auch als „Reifungs- und Entwicklungskrisen“ bezeichneten – Lebensabschnitte determinieren, sowie eine erhöhte Bereitschaft zur Aktivierung bzw. Reaktivierung von Konflikten.

Von der Art der Konfliktbewältigung hängt es weitgehend ab, ob das Individuum zu einer reiferen Reorganisation seines aus dem Gleichgewicht gebrachten psychischen Gefüges kommt und den Schritt von der Pubertät zur „Jugendzeit“, von der Menopause zum „Alter“ oder eben von der Schwangerschaft zur „Mutterschaft“ vollziehen kann. Nach psychoanalytischer Auffassung (*Erickson* 1953; *Bibring* 1962, S. 25) besteht dieser Reifungsschritt darin, (1) das Kind als eigenständiges Objekt zu akzeptieren und zu lieben, es jedoch als solches von sich abzuspalten, damit die Geburt nicht als Verlust, sondern als Bereicherung erlebt werden kann, (2) die neue und veränderte Rolle gegenüber dem Gatten zu akzeptieren und auszufüllen, dabei die sexuelle Beziehung zu ihm aufrechtzuerhalten und zugleich Mutter seiner Kinder zu sein und (3) die Beziehung zur eigenen Mutter zu lösen, indem sich die Frau aus der Position des kleinen Mädchens zu einem der Mutter in Aufgaben und Status gleichwertigen Partner entwickelt.

Der Bewältigung der Aufgaben dieses Lebensabschnittes kommt besonders im Hinblick auf das werdende Kind wesentliche Bedeutung zu. Die Wiederherstellung des psychischen Gleichgewichts der Mutter ist nämlich die Grundlage für die psycho-physische Gesundheit des Kindes (*Squier & Dunbar* 1946, S. 175) und für die Entstehung einer weitgehend normalen Mutter-Kind-Beziehung. Ist zum Zeitpunkt der Geburt der Prozeß der Reorganisation zumindest in groben Zügen nicht abgeschlossen, so kann dies äußerst negative Folgen für die Interaktionen mit dem Neugeborenen nach sich ziehen und „zur Etablierung eines bösartigen Zirkels in Form von gegenseitig induzierten negativen Reaktionen von Frustration und Zurückweisung zwischen Mutter und Kind führen“ (*Bibring* 1959, S. 117), die in den sattsam bekannten chronisch auffälligen Manifestationen dieser Beziehungsqualität enden.

Es muß allerdings davor gewarnt werden, jede Schwangerschaft von vornherein als einen stark beeinträchtigenden Streßzustand einzuschätzen (*Barclay* 1972, S. 65). Allerdings treten bei 40 (*Uddenberg* 1974, S. 27) bis 60% (*Nilsson* et al. 1967 b, S. 328) der Schwangeren Anzeichen psychisch-emotionaler Störungen auf. Dieser

Prozentsatz ist gegenüber der Häufigkeit solcher Störungen in der Zeit vor oder nach einer Schwangerschaft um das vier- bis sechsfache erhöht. Auf der anderen Seite erlebt ein beträchtlicher Teil der Frauen die Schwangerschaft als einen subjektiv angenehmen Zustand. Nach *Pleshette* et al. (1956, S. 438) waren dies immerhin 67% der von ihnen untersuchten Frauen und nach *Schneider* (1976, S. 98) schildern nur 15,4% der von ihm befragten verheirateten Frauen ihre Schwangerschaft als eine belastende, mit einem kranken und schlechten Gefühl verbundene Zeit. In der Untersuchung *Robins* (1962, S. 140) hatten 4% der im Wochenbett befragten Frauen ihre Schwangerschaft sogar als eine Zeit gehobenen subjektiven Wohlbefindens geschildert („es war die beste Zeit meines Lebens", „ich fühlte mich besser denn je").

Obzwar diese Schätzungen aufgrund der höchst unterschiedlichen Kriterien und Erhebungsmodalitäten weit auseinanderliegen, sollte man hinsichtlich globaler Schlußfolgerungen zurückhaltend sein und eher mit einer großen individuellen Spielbreite der Verhaltens- und Erlebnisweisen und nicht mit einem für alle Frauen geltenden typischen Reaktionsmuster rechnen. Eventuell kommt in den gegenteiligen Meinungen von Untersuchern aufgrund stark selegierter Erfahrungsmöglichkeiten eine Art Berufsblindheit zum Ausdruck, nach der nur das Auffällige, das Abnorme beachtet wird und unauffällige bzw. positive Erlebnisweisen wenig Interesse finden.

1.1. Die soziale Bedeutung einer Schwangerschaft

Von einem biologischen Standpunkt aus ist die Mutterschaft die „Bestimmung des Frauseins". Eine Frau erfüllt damit eine der ihr von der Natur zugeschriebenen Aufgaben, nämlich zur Erhaltung der Art beizutragen. Diese biologische Potenz der Frau ist andererseits nicht so festgelegt, daß jede Frau dieser Aufgabe nachkommen muß. Es lassen sich aber zahlreiche soziale Stützmechanismen für die Mutterschaft nachweisen, durch welche das Kindergebären sozial erwünscht und verpflichtend gemacht werden soll.

Durch diese Begründungsversuche wird zum einen die individuelle Motivation für eine Schwangerschaft verstärkt, zum anderen wird damit eine Rechtfertigung für einen Vorgang geliefert, der für die meisten Frauen unausweichlich war. Da sich dieser zweite Aspekt durch die Verbreitung wirksamer Antikonzeptiva wesentlich verändert hat, müssen heute verstärkt soziale Begründungen *für* eine Schwangerschaft entwickelt bzw. sozialpolitische Maßnahmen gesetzt werden, die neben individuellen Motiven die Familiengründung und das Kindergebären sozial erstrebenswert machen.

Die sozialen Normen, nach denen eine Schwangerschaft gutgeheißen bzw. gefordert wird, lassen sich nach mehreren inhaltlichen Aspekten unterscheiden (*Veevers* 1973):

(1) In den meisten Religionen wird Elternschaft als eine moralische Verpflichtung herausgestellt. So wird nach der jüdischen, christlichen oder mohammedanischen Lehre der Zweck der Ehe erst durch die Geburt von Kindern vollständig erreicht. Das geht sogar so weit, daß Kinderlosigkeit als Zeichen göttlichen Mißfallens oder als Folge sündigen Verhaltens gedeutet wird. Folgerichtig werden daher Unfruchtbarkeit oder fortgesetzte Versuche eines Partners, eine Empfängnis zu vermeiden, als Scheidungsgründe anerkannt, da beides den Zweck der Ehe verfehlen läßt.

In einigen Primitivkulturen wird eine Ehe erst dann als formell gültig betrachtet, wenn daraus Kinder entstammen, z.B. bei den Chaggas in Tanganjika oder den

Aymaras in Bolivien. Andere erlauben die Scheidung, wenn sich eine Ehe als unfruchtbar erweist. Eine andere Möglichkeit ist dabei auch, daß sich der Mann eine zweite Frau nimmt (z.B. bei den Lepcha in Sikkim oder den Maoris auf Neuseeland). Dabei wird darauf geachtet, auch für die erste Frau eine befriedigende Situation zu schaffen; bei den Vietnamesen gilt beispielsweise ein Kind aus der Verbindung mit der zweiten Frau als allen drei Ehepartnern zugehörig (*Dê* 1951). Von den Zulu-Frauen wird berichtet, manche entwickelten hysterische Angstsymptome bei der Vorstellung, unfruchtbar zu sein. Andere Stämme begünstigen vorehelichen Geschlechtsverkehr und voreheliche Empfängnis als direkten Beleg für die Fruchtbarkeit der Frau.

So kommt *Ford* (1945, S. 86) nach einer Analyse des Reproduktionsverhaltens mehrerer Primitivkulturen zu dem Schluß: „Die menschliche Fortpflanzung wird durch biologische Prozesse bewirkt, welche durch gelerntes Verhalten unterstützt werden. . . . Der Wunsch nach Nachkommenschaft ist der menschlichen Natur nicht eingegeben; es ist dies kein grundlegender Trieb. Ganz im Gegenteil, es ist dies ein erworbenes Motiv, das dauernd durch soziale Belohnungen und Bestrafungen verstärkt werden muß." Sieht man dies noch im Zusammenhang mit den zahlreichen Versuchen, eine Schwangerschaft zu verhindern, so führt der „interkulturelle Überblick . . . zu dem Eindruck, daß eine delikate Balance zwischen dem Druck, der hinsichtlich des Kinderbekommens ausgeübt wird, und den Versuchen, eine Schwangerschaft zu vermeiden, vorhanden ist" (*Ford* 1952, S. 763).

(2) Für die Fortsetzung einer Gesellschaft ist die Reproduktion ihrer Mitglieder eine notwendige Voraussetzung. Es liegt daher nahe, diese Notwendigkeit zu einer Pflicht für die Mitglieder einer Gesellschaft zu machen. Da diese Aufgabe vor allem in der Familie erfüllt wird, genießt die Familie auch einen besonderen gesellschaftlichen Schutz. Kinderlose Familien verfehlen dabei den Zweck, die verstorbenen Mitglieder einer Gesellschaft zu ersetzen. Übersetzt in die Sprache des soziologischen Funktionalismus hieße dies, solche Ehen sind für die Gesellschaft dysfunktional, solche Partner handeln gegenüber der Gesellschaft unverantwortlich. Dieser Standpunkt wurde seit *Lykurg* vertreten und kommt auch heute in den Gesetzeswerken zum Zivilrecht mehr oder minder deutlich zum Ausdruck.

In den meisten Primitivkulturen erhöht die Geburt eines Kindes den gesellschaftlichen Status des Mannes und der Frau (*Mead & Newton* 1967, S. 158 f; *Ford* 1945, S. 362). Bei den Fangs im Kamerun hängt die Art, wie jemand angesprochen wird, von seinem reproduktiven Status ab. Die höchste soziale Position hat ein Mann erreicht, der Enkel aufweisen kann (*Alexandre & Binet* 1958). Unfruchtbarkeit bzw. Kinderlosigkeit hingegen hat eine Verminderung des sozialen Status zur Folge. Unter den Langos, einem sudanesischen Stamm, ist Unfruchtbarkeit eine so große Schande, daß Frauen deswegen Selbstmord begehen (*Ford* 1945, S. 36).

(3) „Wenn ein bestimmtes Verhalten in ubiquitärer Weise in menschlichen Gesellschaften vorkommt, so tendieren sowohl Sozialwissenschaftler wie auch Laien dazu, die Ursachen dieses Verhaltens nicht in den Bedingungen des sozialen Lernens, sondern in der Natur des Menschen selbst zu suchen" (*Veevers* 1973, S. 295). Beispiele dafür liegen vor, wenn etwa von einem mütterlichen oder väterlichen „Instinkt" (*Wasman* 1947, S. 51; *Thorndike* 1930, S. 24), einem „Familieninstinkt" (*Hofstätter* 1966, S. 292) oder einem „Fortpflanzungstrieb" (*Kephart* 1966, S. 14) gesprochen wird, selbst wenn es sich bei diesen Ausdrücken nur um eine façon de parler handeln sollte. Bekanntlich ist aber die Übereinstimmung zwischen den einzelnen Gesellschaften nicht so groß, daß der Annahme eines solchen Triebes ein Er-

klärungswert zukommen könnte. In einzelnen Kulturen stellt die Elternschaft sogar eine Abwertung einer Person dar, man denke etwa an die Mundugumors in Neu-Guinea, die Spätzeit Roms oder an manche heutzutage vorfindbare gesellschaftliche Subgruppen.

(4) In der Elternschaft wird schließlich ein Beleg für die Geschlechtsrollenidentität und die sexuelle Kompetenz einer Person gesehen. Die soziale Definition des Frauseins ist dabei stärker mit dem Erreichen der Mutterschaft verbunden als das Mannsein mit der Vaterschaft.

Durch die Erfüllung solcher konventioneller Standards meinen viele Frauen, eine größere persönliche Sicherheit und Stabilität durch die Erringung des neuen Status als Mutter zu erhalten (*Jessner* et al. 1970, S. 212). Der Druck nach Rollenkonformität kann aber auch so stark sein, daß Frauen in eine Schwangerschaft einwilligen, obwohl sie nicht die mindeste Lust dazu haben. Andererseits kann die Weigerung, diesem Druck nachzugeben, in den Frauen Schuldgefühle und Zweifel an ihrer „Normalität" auslösen (*Flapan* 1969, S. 408). Dieser soziale Druck wird noch verstärkt, wenn Freundinnen des gleichen Alters Kinder bekommen und sich die Aktivitäten und Gesprächsthemen im Freundeskreis entsprechend ändern.

(5) Eine letzte soziale Begründung für die Elternschaft liegt darin, im Zeugen, Gebären und Aufziehen von Kindern ein Zeichen psychischer Normalität zu sehen. Kinderlose Ehen können heute zwar sicherlich als „abnormal" im Sinne eines Abweichens von dem Modalwert betrachtet werden, da aber das Wort „Normalität" auch die Nebenbedeutung von pathologisch und krank besitzt, wird auf die Ehen, welche in dieser Hinsicht nicht der statistischen Norm entsprechen, ein beträchtlicher sozialer Druck ausgeübt. Am Rande sei vermerkt, daß im Gegensatz zu dieser suggerierten Gleichsetzung von „normal" im statistischen und im funktionellen Sinn, bei kinderlosen Paaren empirisch nicht mehr Anzeichen emotionaler Störungen gefunden werden können als bei solchen mit Kindern (*Pohlman* 1970).

Diese hier angeführten gesellschaftlichen Erwartungen findet man deutlich auf der Seite des einzelnen Individuums wieder. Trotz mancher Gegenströmungen gehören für 98 bis 100% der in Deutschland befragten Frauen Kinder einfach zu einer Ehe dazu, wobei die Vier-Personen-Familie bei dem Großteil der Befragten das Ideal ausmacht (*Infratest* 1972, S. 5; *Siebel* et al. 1971, S. 175; BfGA 1970, S. 89). Die Fixierung an die Mutterrolle scheint allerdings in der letzten Zeit etwas geringer geworden zu sein. 1970 meinten nur etwas mehr als die Hälfte der befragten Frauen, „die Mutterschaft ist für die Frau unerläßlich zur Entfaltung und Vertiefung ihrer Persönlichkeit" (BfGA 1970, S. 33). Ein paar Jahre vorher hatten noch 92% der Befragten der Feststellung zugestimmt, „die Mutterschaft sei die wichtigste Lebensaufgabe der Frau" (*Junkers* 1965, S. 397; vgl. auch *Junkers* 1966, S. 234; *Friese* 1967).

Im Vergleich zu früher wird in der letzten Zeit der Beruf als Alternative zur Mutterschaft ernsthaft in Erwägung gezogen und befürwortet. Dabei treten typische Schichtunterschiede auf, denn diese Alternative erscheint vor allem Frauen mit gehobener Schul- und Berufsausbildung als attraktiv. „Der großen Mehrheit der Frauen . . . bleibt tatsächlich nur die Alternative zwischen einer subalternen, monotonen, zudem noch schlecht bezahlten und unbefriedigenden Tätigkeit, die den Namen Beruf nicht verdient, oder der verklärenden Überhöhung der einzigen ‚Leistung', der sie jederzeit fähig sind, nämlich Kinder zu empfangen und zu gebären" (BfGA 1970, S. 53). Pauschal gefolgert und sicherlich nicht für den Einzelfall richtig, kann man daraus schließen, daß die meisten Kinder, besonder aus der Unterschicht, nicht um ihrer selbst willen geboren werden, sondern um dem Leben ihrer Mütter Ziel, Inhalt und Rechtfertigung zu liefern.

Trotz dieser abstrakt-gesamtgesellschaftlichen Wertschätzung der Elternschaft bestehen beträchtliche Probleme bei der realen Auseinandersetzung mit den Aufgaben der Elternrolle. Vor allem werden die zukünftigen Eltern kaum auf die Realität der Mutter- oder Vaterschaft vorbereitet, sondern jeder muß zusehen, wie er allein mit diesen Aufgaben fertig wird. Die für viele Mitglieder westlicher Gesellschaften geltende Lebensart lehrt einer Frau die Mutterschaft als Teil der sozialen Erfahrung nicht, da durch die Auflösung der Großfamilie und der stärkeren Mobilität die „natürlichen" Lerngelegenheiten spärlich geworden sind (*Shainess* 1966, S. 48). Eine Schwangerschaft wird damit in zunehmender Weise zu einer Lebenserfahrung, für deren Bewältigung immer weniger soziale Stützmechanismen wie Traditionen, familiäre und nachbarliche Hilfen vorhanden sind (*Rossi* 1968; *Wessel* 1963, S. 926). Obzwar die üblichen Rollenwechsel Abschnitte im Leben jeder Familie darstellen, deren Elemente sich in ähnlicher Weise wiederholen, erfährt das einzelne Individuum diese Veränderungen doch als neu. Dies ist besonders in unserer Gesellschaft der Fall, in welcher "rites de passage" nur beschränkt vorhanden und die Verhaltensvorschriften für die neuen Rollen höchst variabel sind und die antizipatorische Sozialisation dazu tendiert, minimal zu sein. So gesehen, werden diese Wendepunkte oft ein Dysequilibrium sowohl im betroffenen Individuum wie auch im Familiensystem hervorrufen (*Rapoport* 1963, S. 69).

Allgemein ist in sozialen Gebilden die Tendenz vorhanden, die Lösung von Aufgaben zu institutionalisieren, deren Bewältigung nicht mehr in unproblematischer Weise und wie von selbst von den einzelnen Gruppenmitgliedern erfolgt. Übertragen auf den Schwangerschaftsbereich heißt dies, daß auch hier der Wunsch nach professioneller Beratung und Professionalisierung aller mit einer Schwangerschaft in Zusammenhang stehenden Probleme vorhanden ist (*Maas* 1975; *Wessel* 1963). Die Vorschläge gehen dabei in Richtung einer Elternschule, sozialmedizinischer Beratung, geburtsvorbereitender Kurse und der Einrichtung von Säuglingspflegekursen. So neu und vielleicht befremdend der Gedanke einer „Schulung" in Sachen Elternschaft erscheinen mag, so alt ist er in Wirklichkeit. Beispielsweise wird in der Pampaidia, einem Werk des bedeutenden tschechischen Pädagogen Johann *Amos Comenius* (1592–1670), der Plan einer das ganze Leben begleitenden „Schule" dargelegt; dieser Plan beginnt bei der „Schule des vorgeburtlichen Werdens" und reicht hin bis zur „Schule des Todes" (*Comenius* 1965, S. 223 f).

1.2. Individuelle Schwangerschaftsmotivationen

Der Wunsch nach einem Kind stellt nach *Benedek* (1956, S. 274) bei einer psychisch stabilen und reifen Frau ein in ihre Entwicklung wohl integriertes Element dar, das durch biologische Prozesse, durch das im Laufe der Zeit entwickelte „mütterliche Ich" der Frau sowie deren Fähigkeit zu altruistischer Liebe geleitet wird. Durch die Verbindung biologischer Determinanten und gesellschaftlicher Erwartungen können eine Reihe individueller Vorstellungen und Wünsche nach einem Kind entstehen. So kann sich eine Frau beispielsweise auf eine Schwangerschaft freuen, da diese für sie eine Bestätigung ihrer Weiblichkeit darstellt oder weil sie am Vorbild ihrer eigenen Eltern erlebt hat, wie befriedigend die Rolle als Mutter sein kann; auch kann das Kind zu einem Symbol einer gut funktionierenden Ehe und zum Ausdruck der Liebe für den Gatten werden.

Daneben läßt sich eine Reihe von zusätzlichen Motiven benennen, welche den Kinderwunsch beeinflussen. Nach psychoanalytischer Auffassung entstammen diese Sekundärmotive der prägenitalen Bedürfniswelt. Einzelne können sich dabei während des Schwangerschaftsverlaufes in den Vordergrund drängen und andere zeitweise überdecken (*Lerner* et al. 1967, S. 295). Bei unreifen, in ihrer Entwicklung gehemmten und mit Konflikten belasteten Frauen können diese Sekundärmotive sogar an die Stelle des „normalen" Wunsches nach einem Kind treten. Ein solches nicht verbalisierbares Verlangen kann sogar bewußt gesetzte Anstrengungen nach der Vermeidung einer Schwangerschaft überlisten (*Straker* 1954, S. 510), dafür kann die Diskrepanz zwischen der Häufigkeit gewünschter und geplanter Schwangerschaften als Indiz angesehen werden (vgl. Kap. 2.2), eventuell kommt dies aber auch in der Zahl der als „Pechvögel" bezeichneten Mütter zum Ausdruck, bei denen eine Schwangerschaft oberflächlich nicht erwünscht und trotz der Anwendung antikonzeptiver Methoden eingetreten ist; es sind dies immerhin 13,5% aller Schwangerschaften in der Bundesrepublik (DFG 1977, S. 27).

Von den bei Befragungen erhaltenen Gründen für einen Kinderwunsch treten zwischen den Angaben von Männern und Frauen interessante Diskrepanzen auf (*Infratest* 1972, S. 27): bei den Männern steht der Wunsch nach Nachkommen, welche den Familiennamen weitertradieren, an erster Stelle, bei den Frauen wird am häufigsten angegeben, Kinder gehören einfach zu einer Familie. Erwähnenswert ist auch, daß Frauen häufiger als Männer meinen, Kinder halten eine Ehe zusammen. Liebe zu Kindern bzw. Kinder als Lebensaufgabe werden im Vergleich zu den anderen Gründen deutlich seltener genannt.

Aus der Vielzahl möglicher Sekundärmotive für eine Schwangerschaft wurde die Befriedigung infantiler Bedürfnisse in Form des Wunsches nach Zuwendung und Aufmerksamkeit von *Lerner* et al. (1967) an erster Stelle erwähnt. Während der Schwangerschaft ist es einer Frau bei entsprechenden sozialen Randbedingungen möglich, extremer Selbstliebe in einer sozial akzeptierten Weise nachzukommen. Die Schwangerschaft wird so für manche Frauen zu einer Stätte der Zuflucht, in der sie ohne Schuldgefühle bewußte und unbewußte Wünsche ausleben können, indem „sie sich zugunsten der Zukunft, die sie in sich tragen, den Verpflichtungen der Gegenwart entziehen dürfen" (*Deutsch* 1954, S. 121).

Bei Frauen, deren Bedürfnissen nach affektiver Zuwendung und Aufmerksamkeit in der eigenen Kindheit nicht entsprochen wurde, wurde hinter dem Wunsch nach einem Kind die Hoffnung vermutet, in dem eigenen Kind eine Quelle von Zärtlichkeit zu finden; sie erhoffen sich davon die Möglichkeit, durch Streicheln und Liebkosen das eigene affektive Nachholbedürfnis abzudecken (*Howells* 1972 a, S. 136).

Eine Schwangerschaft wurde auch im Zusammenhang mit dem Verlust einer geliebten Person als Ausdruck der Reinternalisierung des verlorenen Liebesobjektes oder als dessen Substitut gedeutet (*Greenberg* et al. 1959, S. 300). Die verlorene Person soll gleichsam durch das Kind zu neuem Leben erweckt werden. Einen Beleg glaubte man darin gefunden zu haben, daß bei einem Großteil lediger Mütter kürzlich vergangene Trennungserlebnisse vorhanden waren (a.a.O., S. 298).

Von *Hoffmann* und *Wyatt* (1960) wurde die Zunahme der Kinderanzahl in den USA ganz allgemein mit dem Anwachsen subjektiver Einsamkeit und wachsender Entfremdung in Zusammenhang gebracht. Der Versuch, durch eine Schwangerschaft aus dem Zustand persönlicher Vereinsamung und Isolierung, manchmal auch der inneren Leere und Langeweile herauszukommen, wurde sowohl bei einem Teil unehelicher Schwangerschaften wie auch bei inhaltsarm gewordenen Ehebeziehungen als treibender Wunsch vermutet (*Simon & Prill* 1965, S. 243). In diesen Fällen wird übersehen, daß auch das Kind ein Individuum mit eigenen Bedürfnissen ist und nicht ein unbelebtes Spielzeug, mit dem man dereinst machen kann, was man will. Ein Kind, das von der Mutter nur zur Überbrückung eigener Verlassenheit geplant ist, trifft damit auf äußerst ungünstige Vorbedingungen für seine spätere Entwicklung. Bisweilen wird von Freunden oder auch Ärzten zu einer Schwangerschaft geraten, um einer Frau ein „Gefühl der Verantwortung" zu geben, von einer unglücklichen Ehebeziehung abzulenken oder eine ins Wanken geratene Partnerbeziehung wieder zu festigen (*Lerner* et al. 1967, S. 195f; *Howells* 1972 a, S. 136). Als weitere Motive könnten in diesem Bereich noch die Versuche erwähnt werden, durch eine Schwangerschaft eine Ehe zu erzwingen oder allgemein den Ehepartner oder die eigenen Eltern unter Druck zu setzen. Es ist allerdings davon abzuraten, aus solchen Gründen ein Kind zu zeugen (*Straker* 1954, S. 510), denn eine Schwangerschaft bringt an sich noch etliche Probleme mit sich und in der Folge davon werden die Konflikte, welche die Frau mit sich, ihrem Partner oder ihren Eltern zu lösen hätte, noch weiter verstärkt bzw. später auf dem Rücken des Kindes ausgetragen. Schwangerschaften, durch die im Grunde genommen andere Schwierigkeiten bewältigt werden sollten, sind in ihrem Verlauf weitaus konflikthafter und erhöhen letztendlich die emotionale Unsicherheit und Unzufriedenheit der Frau (*Wenner* et al. 1969, S. 397).

Weitere, mit dem Wunsch nach Mutterschaft ursprünglich nicht in Zusammenhang stehende Bedürfnisse können in dem Streben nach Dominanz und Kontrolle über andere Menschen gesehen werden. Dabei ist das zukünftige Kind ein potentes Objekt für die Befriedigung dieser Wünsche. Ein ähnliches Motiv kann in dem Wettbewerbsstreben mit anderen Frauen liegen, die im eigenen Leben eine Rolle gespielt haben (*Shainess* 1963, S. 2938), indem man z.B. mehr Kinder als die eigene Mutter gehabt hat zur Welt bringen oder als Tochter dem vielleicht unerfüllt gebliebenen Wunsch des eigenen Vaters nach einem Sohn nachkommen will (*Wenner & Ohaneson* 1967). Auch das Motiv, es besser machen zu wollen als die eigenen Eltern, kann zur Bereitschaft für eine Schwangerschaft beitragen.

Neben diesen, durch Macht- und Dominanzstreben gekennzeichneten Motiven, die sich auch im Auftreten nichtsexueller Ziele im sexuellen Leben und den Versuchen, sexuelle Hingabe als Macht- und Kontrollmittel einzusetzen, zeigen (*Biele* 1971, S. 749), stehen solche, einer passiv erduldeten Abhängigkeit vom Mann oder der eigenen Mutter zu entrinnen (*Wenner* et al. 1969, S. 394 f; *Deutsch* 1954, S. 118). Manchmal ist eine Schwangerschaft auch nur Ausdruck eines Versuches, von dominierenden infantilen Abhängigkeiten frei zu werden (*Straker* 1954, S. 510). Dabei wird versucht, die aus verschiedenen Abhängigkeits- und Dominanzkonflikten entstammenden Angstzustände zu vermindern oder gar aufzuheben. Resultieren die Beweggründe für eine Schwangerschaft aus solchen neurotischen Quellen, kann der schwangere Zustand sogar an die Stelle einer Symptomformation treten (*Greenberg* et al. 1959, S. 296). In einem Fall wurde sogar sechsmal hintereinander beobachtet, daß ein psychotischer Zustand durch eine Pseudoschwangerschaft beendet wurde (*Lerner* et al. 1967, S. 288).

In Fällen unzureichender Auseinandersetzung mit den eigenen Körperfunktionen, Schwierigkeiten mit der weiblichen Identitätsfindung und Minderwertigkeitsgefühlen als Frau, wird bisweilen der eigene Körper im schwangeren Zustand bevorzugt. Nicht immer wird dabei die Furcht vor Unfruchtbarkeit, mangelndes Selbstbewußtsein als Frau oder Unzufriedenheit mit der eigenen Person mit der Geburt eines Kindes bzw. über die spätere Identifizierung mit dem Kind überwunden. Vielmehr läßt sich eine Art Wiederholungszwang konstatieren, wobei durch rasch aufeinanderfolgende Schwangerschaften der mit ihrer eigenen Identität in Zwiespalt lebenden Frau ein Gefühl der Vollwertigkeit gegeben wird und in dem Kind ein „Penisersatz" und zugleich ein Erlöser vor der Furcht vor Unfruchtbarkeit gesehen wird (*Wenner* & *Ohaneson* 1967, S. 396; *Lerner* er al. 1967, S. 195; *Deutsch* 1954, S. 116). Nach der hier skizzierten psychoanalytischen Sichtweise hängt der Wunsch einer Frau nach einer Schwangerschaft wesentlich mit ihrer frühkindlichen ödipalen Situation zusammen, in der angeblich jede Frau ihre Existenz als „Mängelwesen" entdeckt. Es wurde allerdings zu recht darauf hingewiesen, daß die generelle Annahme nur dieses einen motivierenden Faktors ein Irrtum sei, der nur durch einen extrem egozentrisch-männlichen Standpunkt erklärbar ist (*Grimm* 1969, S. 129). Genauso falsch wäre es, wollte man die Persönlichkeitsentwicklung von Männern nur aus dem Gebärneid des Mannes heraus verstehen, der bei einigen nachweisbar ist. Es ist daher nicht verwunderlich, daß die symbolische Bedeutung einer Schwangerschaft als Substitut für einen „fehlenden" Penis meist nur bei deutlich neurotisch geprägten Frauen zu finden ist (*Wenner* et al. 1969, S. 394).

Selbstbestrafungsmotive werden besonders bei der Frage, welche Gründe eine ledige Frau zu einer Schwangerschaft führen können, diskutiert. Eine ledige Schwangerschaft wird dabei als Selbstgefährdung und Selbstbestrafung gedeutet, welche die in Zusammenhang mit der eigenen Sexualität entstandenen Schuldgefühle lösen soll. Die unbequemen Seiten der Schwangerschaft, die körperlichen Belastungen und die erlebte Geburtsangst werden dabei als absolutierende Erlebnisse eingestuft (*Biele* 1971, S. 749; *Lerner* et al. 1967, S. 296). Dabei soll keineswegs gesagt werden, daß dies der einzige Grund für eine illegitime Schwangerschaft sei. Die Ursachen können vielmehr von „sexueller Verwahrlosung über emotionelle Infantilität, Unaufgeklärtheit, Neugierde und triebhaftem Verhalten bis hin zur bewußten Annahme der Schwangerschaft" reichen (*Simon* & *Prill* 1965, S. 243), wobei die bewußte Mutterschaft ohne Partner heute für einige gesellschaftliche Subgruppen eine wesentliche Rolle spielt.

Letztlich wird eine Schwangerschaft auch als Versuch gesehen, die eigene Vergänglichkeit durch die Initiierung neuen Lebens zu überwinden. *Pollock* (1965, zit. n. *Flapan* 1969, S. 405) erwähnt in diesem Zusammenhang Gedanken an eine Wiedergeburt, die Fortsetzung von Verwandtschaftslinien, Eigentumsrechte an dem Kind sowie die Weitergabe und Perpetuierung des eigenen Namens. Von Männern werden solche Beweggründe öfter als von Frauen geäußert (*Infratest* 1972, S. 27). Kinder zu haben, bedeutet eine Fortsetzung des eigenen Lebens in eine weite Zukunft hinein.

Erwähnenswert sind noch Ergebnisse, die in bezug auf Männer gewonnen wurden, die sich ein Kind von ihren Lebensumständen her gesehen eigentlich gar nicht leisten könnten (*Lerner* 1975, S. 49). So findet man bei Körperbehinderten hinter dem Zeugungsakt die Demonstration, daß der Mann trotz seiner Behinderung nicht „kastriert" sei. Vaterschaft wird mit Männlichkeit und Leistungsfähigkeit gleichgesetzt und mangelnde körperliche Intaktheit damit kompensiert. Auch sexuelle Minderwertigkeitsgefühle werden durch das Publikmachen des Sexualverhältnisses in der Form einer Schwangerschaft wettgemacht. Dies gilt in gleicher Weise auch für Frauen, als Beleg für deren biologische Vollwertigkeit und Potenz (*Shainess* 1969;

Wenner & Ohaneson 1967; *Straker* 1954, S. 510). Bisweilen stehen hinter dem Sexualakt Aggressions- und Feindseligkeitstendenzen des Mannes. Ein schwaches Selbstbewußtsein kann schließlich allgemein durch den Nachweis, Leben zu zeugen, gestärkt werden. Durch die antizipatorische Identifikation mit dem Kind kann ein Mann seine eigenen Abhängigkeitsbedürfnisse befriedigen oder sich selbst über seine eigene Hilflosigkeit hinwegtäuschen, indem er sich sagt, „ich bin nicht hilflos, sondern es, das Kind ist es".

Insgesamt sind Schwangerschaftsmotive äußerst facettenreich. Je nach individueller Lebenslage und den umgebenden kulturellen Überzeugungs- und Wertsystemen sind die unterschiedlichsten Bedeutungen mit einer Schwangerschaft verbunden (*Flapan* 1969, S. 406). Die Beweggründe für die Elternschaft verändern sich zudem im Laufe der individuellen Lebensgeschichte, so auch mit jedem vorausgegangenen erfolgreichen oder nicht erfolgreichen Reproduktionsakt.

1.3. Die Auseinandersetzung der Eltern und ihrem ungeborenen Kind

Lange bevor ein Kind zur Welt kommt, erfolgen Weichenstellungen hinsichtlich der Bedingungen, unter denen ein Kind sich entwickeln wird. Die Qualität der Eltern-Kind-Beziehung, welche sicherlich für die frühe Entwicklung eines Kindes, eventuell sogar für sein ganzes Leben entscheidend ist, deutet sich dabei schon in der frühen Auseinandersetzung mit dem Ungeborenen an. Sie ist selbst wieder von der Lebensgeschichte beider Partner, der Art ihrer Beziehung zueinander und ihrer gegenwärtigen Lebenssituation in vielfältiger Weise bestimmt. Es ist naheliegend, daß hierbei nicht nur Elemente vorhanden sind, die in das sozial zulässige harmonistische Bild von Mutter- und Elternglück passen, sondern auch solche, die als konflikthaft und angstbesetzt erlebt werden. Man braucht dabei nicht nur an die Abtreibungsquoten denken, nach denen in der Bundesrepublik zur Zeit ca. 15%, unter Einbeziehung von Dunkelzifferschätzungen vermutlich aber über 25% aller eingetretenen Schwangerschaften ein frühzeitiges Ende gemacht wird (*Deutscher Bundestag* 1980 S.V), sondern auch Untersuchungen über einzelne Aspekte des Schwangerschaftserlebens machen dies deutlich. Für die Auseinandersetzung mit dem ungeborenen Kind, man könnte auch vom ersten Stadium des Aufbaues der Beziehung zwischen Eltern und Kind sprechen (*Grossmann* 1980), sind dabei Angaben über die Geplantheit, die Erwünschtheit und das Erleben der Fetalbewegungen indikativ.

1.3.1. Geplantheit einer Schwangerschaft

Aussagen über die Geplantheit einer Schwangerschaft geben Auskunft über Einstieg in die Schwangerschaft. Auf diesem Hintergrund sind die weiteren Momente des Erlebens einer Gravidität zu sehen.

Insgesamt zeigt sich, daß der Prozentsatz an geplanten Schwangerschaften nicht allzu hoch ist. Dabei sind jedoch sowohl epochale wie auch interkulturelle Unterschiede nachweisbar (vgl. Tab. 1.1).

Während in den frühen Untersuchungen geplante Schwangerschaften relativ selten waren, hat sich dieser Prozentsatz in der letzten Zeit deutlich erhöht. Die zunehmende Verbreitung und Anwendung antikonzeptioneller Mittel dürfte dazu wesentlich beigetragen haben.

Tabelle 1.1 Prozentsatz geplanter Schwangerschaften

Autor	Land	N	%
Hall & Mohr (1933)	USA	66	33
Thompson (1942)	USA	100	16
Pleshette et al. (1956)	USA	50	48
Winokur & Werboff (1956)	USA	124	44,4
Ferreira (1960)	USA	163	32
Patterson et al. (1960)	USA	83	57
Nilsson et al. (1967a)	Schweden	833	69
Nilsson (1970)	Schweden	152	42,7
Lukesch (1975)	Österreich	239 (Mütter)	43,6
		104 (Väter)	49,0
BfJFG (1975)	BRD	Repräsentativbefragung	32,0
DFG (1977)	BRD	7 870	25,6
Hyneck (1978)	BRD	112	64,3
Maspfuhl & Müller (1979)	DDR	274	42,5
Pelikan (1977)	Österreich	250	26,0

In Schweden ist der höchste Grad an geplanten Schwangerschaften zu finden (ca. 70%), nach den aussagekräftigen Untersuchungen in der Bundesrepublik dürfte er bei ca. 30% liegen. Daß in diesem Bereich des reproduktiven Verhaltens eine beträchtliche Diskrepanz zwischen Einstellung und Verhalten besteht, zeigt sich aus den Ergebnissen *Ferreiras* (1960, S. 561): mehr als zwei Drittel der von ihm befragten Mütter glaubten zwar an die Vorteile einer geplanten Schwangerschaft, aber nur die Hälfte davon hatte die vorliegende Schwangerschaft bewußt herbeigeführt.

Da eine Schwangerschaft beträchtliche Adaptationsleistungen erfordert, kann bei ungeplanten Schwangerschaften bereits zu Beginn der Schwangerschaft auf eine potentiell konflikthafte Situation geschlossen werden. Ungeplante Schwangerschaften stellen in weit größerem Ausmaß als geplante Anforderungen an die Reorganisationsfähigkeit der Frau, die sich nun ganz plötzlich und unvorbereitet anderen Dingen zuwenden muß. Pläne für die Zukunft (z.B. die Auseinandersetzung mit dem Wunsch nach Berufstätigkeit, eventuelle Aufgabe oder Einschränkung) müssen neu gefaßt und durchgesetzt werden, dies gelingt bei ungeplanten wesentlich seltener (*Nilsson* 1970). Bei ungeplanten Schwangerschaften waren so auch wesentlich häufiger Geburtsängste als bei geplanten zu finden, wobei Schuldgefühle gegenüber dem Kind hypothetisch dafür verantwortlich gemacht werden.

1.3.2. Erwünschtheit und Akzeptierung einer Schwangerschaft

Eine ungeplante Schwangerschaft ist aber keineswegs mit einer ungewollten gleichzusetzen. Bei ungeplanten findet man zwar einen geringeren Erwünschtheitsgrad als bei geplanten, ein beträchtlicher Teil von Frauen mit ungeplanten Schwangerschaften gibt aber an, das Kind dennoch zu wollen. In der DFG-Studie (1977, S. 27) war sogar bei 45,6% aller Frauen die Schwangerschaft zwar nicht geplant, aber dennoch erwünscht. Über die Häufigkeit erwünschter Schwangerschaften gibt Tabelle 1.2. Auskunft. Ergänzend sei noch erwähnt, daß in der Untersuchung von

Tabelle 1.2 Prozentsatz erwünschter Schwangerschaften

Autor	erwünscht	neutral	unerwünscht
Sears et al. (1956)	50	24	36
Cobliner (1965)	50		50
Nilsson (1970)	60	16,0	22
Lukesch (1975) Mütter	66,4	17,3	16,4
Väter	71,5	13,7	14,7
Pelikan (1977)	52,0		48,0
DFG (1977)	61,6		38,4
Hyneck (1978)	90,1		9,9

Hyneck (1978) zwar 83,9% der Frauen angesichts der Gewißheit schwanger zu sein Freude verspürten, aber immerhin 10,7% Ratlosigkeit und Verzweiflung (die restlichen 5,4% empfanden überhaupt nichts besonderes dabei).

Die Schätzungen über die Häufigkeit unerwünschter Schwangerschaften gehen sehr weit auseinander (10–50%), auf alle Fälle deutet sich hier ein beträchtliches soziales Problem an.

Diese Aussage ist noch dahingehend zu ergänzen, daß sich im Laufe der Schwangerschaft ein Anpassungsprozeß an die einmal eingetretenen Gegebenheiten konstatieren läßt, der sich in einem Ansteigen der Erwünschtheitsrate im letzten Schwangerschaftsdrittel bzw. der Erwünschtheit des Kindes in der Neonatalzeit dokumentiert (*Nilsson* 1970, S. 24; *Sears* et al. 1957, S. 51; *Pleshette* et al. 1956; *Winokur* & *Werboff* 1956; *Zemlick* & *Watson* 1953, S. 581).

Hinsichtlich der Beziehung zwischen Geplantheit und Erwünschtheit einer Schwangerschaft kann man feststellen, daß beide Angaben eng miteinander zusammenhängen (*Lukesch* 1975; *Winokur* & *Werboff* 1956). Bei Vätern ist der Zusammenhang sogar enger als bei Müttern. Dies legt die Vermutung nahe, daß bei den Vätern die Planung eine größere Rolle als bei den Müttern für die Akzeptierung des Kindes spielt. Die graduell geringere Abhängigkeit der Haltung gegenüber dem Kind bei den werdenden Müttern von rationalen Überlegungen kann vermutlich durch die direkteren Zugangsmöglichkeiten der Frau (z.B. körperliche Betroffenheit, Erleben der Kindesbewegungen) erklärt werden. Ferner kann man aus der Datenstruktur erkennen, daß die Geplantheit zwar eine hinreichende, aber keineswegs eine notwendige Bedingung für die Erwünschtheit eines Kindes darstellt (*Miller* 1974), sie begünstigt aber von vorne herein die Erwünschtheit des Kindes. Bei geplanten Schwangerschaften verändert sich außerdem auch später nur bei einem verschwindend geringen Teil die positive Haltung gegenüber dem Kind ins Negative (*Hall* & *Mohr* 1933).

1.3.3. Traumverhalten während der Schwangerschaft

„Womit einer wachend hantiert, damit pflegt einer gemeiniglich auch träumend vexiert zu werden . . . “ *Grimmelshausen* 1975 (1668), S. 489.

Gegenüber vorstrukturierten Befragungen und schriftlichen Auskünften über Gefühle, Einstellungen und Ängste, die im Laufe einer Schwangerschaft auftreten, läßt sich einwenden, daß hier nur das Oberflächengeschehen erfaßt werde, also das, was einer Frau bewußt zugänglich und verbalisierbar ist. Zusätzlich kann bei einem solchen methodischen Zugang die Frau auch eine Kontrolle über das ausüben, was sie gegenüber einem Untersucher zugeben oder verschweigen will. Diese Verfälschungstendenzen, seien sie nun in der Sache selbst gelegen oder durch den Probanden bedingt, haben dazu geführt, andere methodische Zugangsmöglichkeiten auszutesten, über die man Aufschluß über das Erleben einer Schwangerschaft erhalten könnte. Unter den verschiedenen indirekten und z.T. nichtreaktiven Verfahren nehmen Traumanalysen eine besondere Stellung ein. Dies nicht zuletzt deshalb, da psychoanalytische Forscher dem Schwangerschaftsgeschehen relativ früh ihr Interesse gewidmet haben und die Untersuchung von Träumen zu den Standardverfahren psychoanalytischen Vorgehens gehört.

Wie nicht anders zu erwarten, treten während einer Schwangerschaft solche Trauminhalte gehäuft auf, die mit einer Schwangerschaft zu tun haben. *Van de Castle* und *Kinder* (1968) fanden bei 100 Träumen von 14 im letzten Trimester schwangeren Frauen bei 35% der Träume einen Bezug zu Kindern oder Babys. Bei nicht-schwangeren Frauen traten solche Trauminhalte nur in 5% der Fälle auf (*Hall* & *Van de Castle* 1966, S. 164). Auch nach *Taylor* (1973) beträgt die Häufigkeit schwangerschaftsbezogener Themen in Träumen werdender Mütter ca. 33%. Als schwangerschaftsbezogene Trauminhalte traten dabei auf: Arztbesuche, Eßrestriktionen, physische Unbeholfenheit und eingeschränkte Bewegungsfähigkeit. Auch Befürchtungen über allgemeine und sexuelle Unattraktivität, zusammen mit dem Gefühl, der Mann finde andere Frauen anziehender, kamen vor. Abhängigkeitskonflikte, besonders in der Auseinandersetzung mit der eigenen Mutter und häufige angstbesetzte Gedanken über das Kind wurden ebenfalls berichtet. Das Kind wird oft als deformiert oder von unüblicher Größe geschildert; manchmal werden ihm im Traum besondere Fähigkeiten zugeschrieben, wie Gehen- oder Sprechen-Können bei der Geburt.

Gillman (1968) untersuchte die Trauminhalte von 44 Frauen während und nach der Schwangerschaft. Er wollte dabei untersuchen, (1.) ob sich die Schwangerschaftserfahrung im Traumleben widerspiegelt, (2.) ob eine Beziehung zwischen den Anpassungsproblemen im Traumleben und in der Wirklichkeit besteht und (3.) ob die manifesten Trauminhalte mit wichtigen Persönlichkeitsmerkmalen in Beziehung stehen. 40% der Träume wiesen einen Bezug zu Babys auf, womit bei einem Vergleich mit einer Studentinnengruppe, in welcher nur 1 % der Träume solche Inhalte besaßen, eine deutliche Auseinandersetzung mit diesem Entwicklungsabschnitt als Frau im Traumleben belegt ist. Aggressive Handlungsweisen kommen nicht öfter vor, allerdings ist mit 40% der Träume das Vorkommen von Unglücksfällen, Verletzungen und Bedrohungen aus der Umwelt deutlich erhöht. In 12% der Träume waren die Kinder verkrüppelt, deformiert oder bedroht. Oralitätssymptome (4%) und Regressionsphänomene (5%) traten nur sehr selten auf. Der Prozeß der Geburt selbst war nur äußerst selten in den Träumen weder in direkter noch in verklausulierter Form vertreten. Eine Beurteilung der Träume nach den Merkmalen Feindseligkeit und Masochismus hing nicht mit der Anpassung der Mutter, sechs Monate nach der Geburt, zusammen. Als Verhaltenskriterien waren dabei Beurteilungen über die Fähigkeit der Mutter, mit den körperlichen Bedürfnissen des Kindes fertig zu werden, die Fähigkeit im Umgang mit den emotionalen Bedürfnissen des Kindes, die vorherrschende Stimmung der Mutter, die Zufriedenheit mit der gegenwärtigen Situation und die Ehebeziehung verwendet worden. Die Traummerkmale

Feindseligkeit und Masochismus wurden letztlich zu Persönlichkeitszügen der Mutter in Beziehung gesetzt, wobei diese durch Mitglieder eines psychiatrischen Teams im siebenten Schwangerschaftsmonat für jede Mutter beurteilt worden waren. Emotionale Störungen, Verleugnung und Repression als Abwehrmechanismen korrelierten nicht mit den Traumvariablen. Hingegen hing die Abwesenheit von Masochismus signifikant mit der Gesamtbeurteilung der adäquaten Anpassung der Frau, der Fähigkeit der Frau, ihre eigenen Bedürfnisse zu befriedigen, und der Anwesenheit eines starken, aber nicht rigiden Über-Ichs zusammen.

Nach *Colman* (1969, S. 790) werden manche Schwangere durch ihre Träume auch im Alltagsleben stark beeinflußt; sie können durch die auftretenden Trauminhalte stark geängstigt und verstört werden. Befürchtungen um sich selbst, den Gatten oder das Kind können einander abwechseln. Bei den von ihm untersuchten Erstgebärenden traten zwar im letzten Schwangerschaftsabschnitt Geburtsträume auf, aber das Geburtserleben selbst (z.B. die Antizipation von Schmerzen) fehlte darin; das Kind war plötzlich da oder sie fanden es zu Hause vor, als sie aus der Klinik kamen.

Winget und *Kapp* (1972) analysierten die Träume von 70 erstgebärenden Frauen in einem fortgeschrittenen Schwangerschaftsstadium mit unauffälligem Schwangerschaftsverlauf und setzten die Ergebnisse mit der Dauer der Geburt in Beziehung. Dabei ließen sie sich während eines Interviews über die Schwangerschaft von den Frauen den letzten Traum erzählen, an den diese sich erinnern konnten. Die Träume wurden nach verschiedenen Kriterien in einem Blindversuch beurteilt. Als solche Merkmale wurden Angstthemen, Bedrohung, Feindseligkeit nach außen, Feindseligkeit auf die eigene Person, Kind-Geburts-Themen verwendet und zusätzlich ein durchschnittlicher Bewegungswert (Häufigkeit der im Traum geschilderten Bewegungen) gebildet. Setzt man diese Traummerkmale mit der Gesamtzeit der Entbindung in Beziehung, so haben Frauen mit kurzen Entbindungszeiten im Traum signifikant häufiger Ängste und Bedrohungen erlebt. Hinsichtlich der anderen Merkmale bestanden keine deutlichen Unterschiede, obwohl auch hier die Tendenz dahin ging, häufige Feindseligkeit, einen hohen mittleren Bewegungswert und seltener Kind-Geburts-Themen bei Frauen mit kurzer Entbindungszeit gehäuft zu finden. Eine weitere Bestätigung für dieses Ergebnis fand *Taylor* (1973). Nach seinen Resultaten gaben Frauen mit langer Gebärzeit während der Schwangerschaft bedeutend weniger Träume mit Angstinhalten an. Die Häufigkeit bedrohender Trauminhalte verteilte sich auf ähnliche Weise. Feindseligkeit, nach außen oder nach innen gerichtet, war am häufigsten bei Frauen mit kurzen Entbindungszeiten zu finden. Nach einem Bewegungswert war zu schließen, daß je öfter solche Situationen in Träumen vorkamen, die Gebärzeiten umso kürzer waren. Letzteres Ergebnis bestand allerdings nur der Tendenz nach. Insgesamt werden diese Resultate so interpretiert, daß in den Träumen eine Verarbeitungsmöglichkeit intensiver Konflikte gesehen wird. Kommen gegenwärtige oder antizipierte Ängste und Bedrohungen gehäuft vor, so können sie im Traum verarbeitet werden. Frauen, die solche Themen unterdrücken bzw. nicht über diese Verarbeitungsmöglichkeit verfügen, können die mit dieser Lebensspanne assoziierten Probleme nicht in gleicher Weise bewältigen. Dies drückt sich in verlängerten Gebärzeiten aus, die durch das plötzliche und unvorbereitete Auftauchen von Angst und Spannung während des Geburtsvorganges bedingt sind.

Epstein (1969) ließ 15 schwangere Frauen während der letzten sechs Wochen vor der Entbindung bis vier Wochen nachher täglich die Träume aufschreiben. Die

Häufigkeit der in den Träumen geäußerten Befürchtungen wurde mit dem Vorkommen von bewußten Schwangerschaftsängsten in Beziehung gesetzt und es zeigte sich, daß Frauen mit häufigen Ängsten auch im Traum solche Themen oft bearbeiteten. Bei einem Vergleich des erwarteten mit dem realen Geburtserlebnis zeigte sich, daß Frauen mit vielen Befürchtungen das reale Geburtserlebnis tendenziell als leichter beurteilten als das vorgestellte, während es bei denen mit geringen Sorgen genau umgekehrt war. Es ließ sich also auch hier eine Bewältigungsfunktion der Traumarbeit hinsichtlich der für eine Schwangerschaft wesentlichen Probleme nachweisen.

1.3.4. Erleben der Kindesbewegungen

Einen bedeutenden Schritt bei der Auseinandersetzung mit dem werdenden Kind stellt die Art des Erlebens der Kindesbewegungen dar. Einer zukünftigen Mutter kann dadurch viel Angst genommen werden, da sie nun unmittelbar weiß, daß das Kind lebendig ist. Der Schwangeren stellt sich aber auch eine neue Aufgabe, sie muß lernen, das Kind als selbständiges Wesen anzunehmen, zu akzeptieren, „daß ein selbständiger Organismus in ihr heranwächst, eine Person mit eigenen Rechten, unabhängig von ihr, mit der Tendenz, sich von ihr zu trennen" (*Simon & Prill* 1965, S. 244). Im allgemeinen wird durch das Auftreten der ersten Kindesbewegungen eine Änderung der Schwangeren-Kind-Beziehung in eine positive Richtung angenommen (*Mayer* 1967, S. 52), wobei heute schon zu einem wesentlich früheren Zeitpunkt eine Intensivierung der Beziehung über die Rückmeldung der fetalen Herztöne bzw. des Kindes selbst mittels Ultraschalltechnik herbeigeführt werden kann.

Fetalbewegungen sind ab der achten Schwangerschaftswoche mit Ultraschall nachweisbar (*Reinold* 1971). Der Zeitpunkt der subjektiven Wahrnehmung liegt allerdings erst zwischen der 18. und 22. Schwangerschaftswoche. Er hängt dabei mit einigen Merkmalen der Schwangeren zusammen: Mehrfachgebärende nehmen die Kindesbewegungen etwa zwei Wochen früher wahr als Erstgebärende (*Wenderlein* 1975, S. 381); verheiratete und geschiedene Frauen spüren die Kindesbewegungen signifikant früher als ledige (*Marsch* 1975, S. 47); Hausfrauen (und Ärztinnen) ebenfalls früher als berufstätige Frauen (a.a.O.).

Das Erleben der Fetalbewegungen gilt als wichtiger Indikator für die Einstellung der Frau zur Schwangerschaft insgesamt (*Shainess* 1963, S. 2927). Nach *Pleshette* et al. (1956, S. 438) haben die Kindesbewegungen bei 41% der Frauen zumindest einmal Schreck bei der Mutter ausgelöst. Die überwiegende Mehrzahl der Frauen empfindet die ersten Kindesbewegungen als Freude (85,2%) oder als Überraschung (11%) und nur selten (3,8%) mit Gleichgültigkeit oder Abneigung (*Lukesch* 1975, S. 190). Nach *Hyneck* (1978) werden die ersten Kindesbewegungen vorwiegend als Zeichen einer größeren Verbundenheit mit dem Kind erlebt (76,6%) oder als Hinweis, daß das Kind ein selbständiges Wesen ist (19,8%) bzw. als nichts besonderes (3,6%); Empfindungen der Ablehnung wurden in dieser Stichprobe durch die Fetalbewegungen nie ausgelöst. Auch bei *Hamilton* (1955) hatten die Fetalbewegungen bei 12 von 14 Frauen Gefühle der Freude ausgelöst; die beiden Frauen, welche darüber nicht erbaut waren, waren sexuell frigid, wobei in diese Kontingenz eine gewisse ätiologische Bedeutung hineingedeutet wurde.

Nach *Wenderlein* (1975) ist die Beurteilung der ersten Kindesbewegungen bedeutsam mit der Einstellung zur Schwangerschaft verbunden: den Fetalbewegungen wurde von den Frauen eine größere Bedeutung zugeschrieben, denen die Schwangerschaft zum gegenwärtigen Zeitpunkt erwünscht war, die häufiger geburtsvorbereitende Kurse besucht hatten und die mit ihrer Rolle als werdende Mutter zufrieden waren. Außerdem spielte auch die Qualität der Partnerbeziehung und die Wertschätzung der Sexualität dabei eine Rolle. Diese Ergebnisse fanden auch in einer anderen Untersuchung eine Bestätigung (*Lukesch* 1975, S. 190): Hier ging mit einer positiven Erstreaktion auf die Kindesbewegungen ein höherer Grad an Geplantheit und Erwünschtheit der Schwangerschaft einher. Bei einer negativen Erstreaktion zeigten sich im Wochenbett noch deutlich negative Einstellungen zur Schwangerschaft. Im einzelnen war die offene Ablehnung der Schwangerschaft bei diesen Frauen höher, das Stillen wurde häufiger abgelehnt, sie zeigten weniger Verletzungsangst gegenüber dem Kind und eine höhere Geburtsangst (*Lukesch & Lukesch* 1976, S. 25). Eine negative Erstreaktion wurde wiederum häufiger bei problematischen Partnerbeziehungen gefunden und bei einer großen Belastung durch die Schwangerschaft im allgemeinen.

1.3.5. Beeinflussungsfaktoren des Schwangerschaftserlebens

Geplantheit einer Schwangerschaft, Erwünschtheit bzw. Akzeptieren der Schwangerschaft sowie die Erstreaktion auf die Kindesbewegungen markieren wesentliche Stadien in der Auseinandersetzung mit dem werdenden Kind. Die vorhandenen Zahlen machen dabei deutlich, daß für einen beträchtlichen Teil der zukünftigen Eltern diese Stadien nicht konfliktfrei und unproblematisch erlebt werden: 84–31% der Schwangerschaften sind ungeplant, 50–10% der Schwangerschaften sind unerwünscht und in immerhin ca. 4% der Fälle wird auf die ersten Kindesbewegungen mit Gleichgültigkeit bzw. Abneigung reagiert.

Dabei ist ergänzend darauf hinzuweisen, daß diese Erlebnisweisen eng mit demographischen Merkmalen und der sozialen Lebenssituation der Schwangeren in Beziehung stehen:

(1) Bei Erstgebärenden findet man im allgemeinen einen höheren Grad an Erwünschtheit und Geplantheit der Schwangerschaft (DFG 1977; *Nilsson* et al. 1967a; *Heinstein* 1967; *Doty* 1967; *Grimm & Venet* 1966; *Cobliner* 1965; *Clifford* 1962; *Sears* et al. 1957; *Winokur & Werboff* 1956).

(2) In bezug auf das Alter der Frauen findet man die günstigsten Vorbedingungen bei Frauen der mittleren Altersgruppe, ungünstigere hingegen bei sehr jungen und relativ alten Schwangeren (DFG 1977; *Nilsson* et al. 1967 a). Eine Ausnahme machen dabei ältere Erstgebärende, bei denen der Wunsch nach einem Kind sehr akzentuiert auftreten kann.

(3) Bei Mehrfachgebärenden ist zudem der Abstand zum letzten Kind von Bedeutung: je kürzer die letzte Entbindung zurückliegt, desto seltener ist die eingetretene Schwangerschaft geplant bzw. das Kind erwünscht (DFG 1977; *Sears* et al. 1957, S. 40).

(4) Im Hinblick auf die Ehedauer ist ein besonders hoher Grad an Erwünschtheit der Schwangerschaft bei Frauen, die zwischen 2 und 5 Jahren verheiratet sind,

festzustellen (DFG 1977); *Nilsson* et al. (1967 b) fanden zusätzlich sehr kurz verheirateten Frauen, die schwanger waren, eine signifikante Häufung hinsichtlich psychischer Auffälligkeiten. Bei kurzer Ehedauer kann eine Schwangerschaft insofern eine große Belastung darstellen, als der Prozeß der Homöostasierung der Beziehung noch nicht abgeschlossen ist (*Lederer & Jackson* 1974).

(5) Eine Schwangerschaft stellt in unserer Gesellschaft eine wesentlich höhere Belastung für unverheiratete Frauen als für verheiratete dar. Dabei gehen mit dem Nichtbesitz eines Trauscheins eine Reihe weiterer Gegebenheiten einher, die bereits für sich genommen als Risikofaktoren zu beurteilen sind (niedriges Einkommen, jugendliches Alter, schlechtere Wohnverhältnisse, unregelmäßige Lebensführung usw.). Es verwundert daher nicht, wenn unter einer solchen Bedingungskonstellation immer wieder nachgewiesen werden konnte, daß ledige Frauen im Vergleich zu verheirateten einen geringeren Grad an Geplantheit der Schwangerschaft (*Lukesch* 1978; *Nilsson* et al. 1967 a; *Poffenberger* et al. 1952) und häufiger negative Reaktionen auf die Schwangerschaft (*Lukesch* 1978; *Nilsson* 1970; *Clifford* 1962; *McDonald* 1965 b; *Cobliner* 1965) äußern.

(6) In ähnlicher Weise lassen sich Differenzierungen nach der Zugehörigkeit zu sozialen Schichtungsgruppen treffen. Auch hier geht mit niedriger Sozialschichtzugehörigkeit ein geringerer Prozentsatz an Geplantheit der Schwangerschaft (*Lukesch* 1978; *Nilsson* et al. 1967 a; *Lukesch & Rottmann* 1976; *Hall & Mohr* 1933) und positiver Reaktionen gegenüber der Schwangerschaft einher (*Maspfuhl & Müller* 1979; *Lukesch* 1978; *Lukesch & Rottmann* 1976; *Nilsson* 1970; *Winokur & Werboff* 1956; *Doty* 1967; *Rosengren* 1961; *Davids & Rosengren* 1962; *Grimm & Venet* 1966). Dabei ist es keineswegs einfach, diese Beziehungen konsistent zu erklären. Neben der schichtgebundene Häufung von Belastungsfaktoren (*Despres* 1937), die in einem höheren Ausmaß an körperlichen und emotionalen Störungen zum Ausdruck kommen (*Doty* 1967; *Rosengren* 1961; *Scott* et al. 1965 a; Ausnahme: *Nilsson* et al. 1967 b), könnte ebenfalls eine Art anomischen Welterlebens, das ständig durch die Art der Lebensumstände bestätigt wird, dafür verantwortlich sein.

Hinweise dafür kann man beispielsweise in dem schichtspezifisch unterschiedlichen Informationsniveau über die Vorgänge während der Schwangerschaft, der Ausnutzung von Informationsquellen und der Schwangerenvorsorgemöglichkeiten sehen (*Lukesch & Schmidt* 1979; DGK 1973; *Scott* et al. 1956 b; *Baird & Scott* 1953).

(7) Die Berufstätigkeit einer Frau scheint sich global gesehen in eine positive Richtung auszuwirken (*Ringler* 1980 b; *Lukesch* 1978; *Rottmann* 1974; *Hyneck* 1978). Bei berufstätigen Frauen findet man nämlich im Vergleich zu „Nur"-Hausfrauen einen höheren Grad an Geplantheit der Schwangerschaft, weniger offene Ablehnung, mehr Vorbereitungsmaßnahmen auf das Kind und häufiger Phantasievorstellungen über das Ungeborene. Allerdings werden diese Unterschiede wieder in Abhängigkeit von der Schichtzugehörigkeit moderiert, d.h. besondere Vorteile weisen Frauen in Ober- und Mittelschichtberufen auf, also in Berufen, in denen die Selbstenfaltungsmöglichkeiten die Notwendigkeit des Geldverdienenmüssens überwiegen.

(8) Von den aktuellen sozialen Bezügen kommt der Partnerbeziehung für das Schwangerschaftserleben neben der Schichtzugehörigkeit die größte Bedeutung zu (*Helper* et al. 1968; *Wenner* et al. 1969; *Lukesch* 1975; *Rottmann* 1974; *Udden-*

berg 1974; *Nilsson* 1970; *Grimm & Venet* 1966; *Heinstein* 1967; *Sears* et al. 1957; *Uddenberg & Hakanson* 1972; *Nilsson & Almgren* 1970; *Hetzel* et al. 1961; *Hamilton* 1955; *Despres* 1937). Schwierigkeiten in der Partnerbeziehung besitzen dabei nachteilige Konsequenzen sowohl für das Schwangerschaftserleben selbst wie auch für die psychophysische Anpassung der Frau an die Schwangerschaft.

(9) Letztlich sei auch noch darauf hingewiesen, daß das elterliche Vorbild bzw. die in der Jugend selbst erfahrene Beziehung zwischen und zu den Eltern oder den Elternersatz für das Erleben der eigenen Schwangerschaft von Bedeutung sind (*Despres* 1937; *Frommer & O'Shea* 1973; *McDonald & Gynther* 1965; *Nilsson & Almgren* 1970; *Nilsson* 1970; *Nilsson* et al. 1971; *Newton* 1955).

Eine besondere Rolle spielt dabei die in der Jugendzeit gemachte Auseinandersetzung mit dem eigenen Körper (Aufklärungs-, Menstruations- und Sexualvorgeschichte), die wiederum eng von der Qualität der Beziehung zu den eigenen Eltern abhängt (*Despres* 1937; *Fisher* 1976; *Uddenberg* 1974; *Berry & McGuire* 1972; *Newton* 1955).

1.4. Zusammenfassung

Entgegen weitverbreiteter Idealvorstellungen sind mit einer Schwangerschaft bei einem beträchtlichen Teil der Frauen Probleme bei der Auseinandersetzung mit diesem Entwicklungsabschnitt vorhanden. Diese betreffen sowohl den Einstieg in die Schwangerschaft wie auch die weiteren Schritte bei der Auseinandersetzung mit dem ungeborenen Kind. Obwohl es im Laufe der Schwangerschaft zu einer Anpassung an die eingetretenen Umstände kommt, muß bei ca. einem Drittel der Kinder gerechnet werden, daß sie nicht unter Idealbedingungen in das Familiensystem aufgenommen werden. Die Auseinandersetzung mit dem Kind wird über diese generelle Tendenz hinaus durch eine Reihe von biographischen Gegebenheiten mitbestimmt, wobei diese je nach Qualität und Intensität für die Anpassung an die Schwangerschaft förderlich oder hinderlich sind.

2. Verbreitung von Schwangerschafts- und Geburtsängsten

Schon einleitend wurde der Lebensabschnitt Schwangerschaft als eine potentielle „Reifungs- und Entwicklungskrise" gekennzeichnet. Dabei verdienen neben den psychosomatischen Auffälligkeiten besonders die für diesen Lebensabschnitt charakteristischen Ängste genannt zu werden. Angst wird bereits im Alltag nur selten besprochen, sondern eher gegenüber anderen und sich selbst verborgen und verleugnet (*Fürntratt* 1974, S. 13). Zudem werden diese Probleme oft deswegen nicht genannt, da sie nicht in das sozial zulässige positive Bild einer Schwangerschaft passen (*Schenkel-Haas* 1977) bzw. weil man von einer Sensibilisierung bei der Auseinandersetzung mit solchen Inhalten unnötig negative Konsequenzen für eine Schwangere fürchtet. Ein Zudecken und Übergehen dieser Problematik ist aber selbst wieder nicht folgenlos, denn „es scheint in unserer Gesellschaft so zu sein, daß Frauen nicht nur Angst vor der Geburt erleben, sondern auch Furcht, diese Angst gegenüber anderen zu zeigen" (*Ostrum* 1972, S. 85). Die in der Folge davon entstandene Schranke ist vor allem gegenüber Angehörigen von Heilberufen vorhanden, da diese in besonderer Weise als Repräsentanten des gesellschaftlichen Normenmodells den Frauen gegenübertreten.

Ängste, Sorgen und Befürchtungen zu haben, ist selbstverständlich nicht an die Schwangerschaftsperiode gebunden. Ängste begleiten ganz allgemein das menschliche Leben und will man Kulturkritikern glauben, „so ist unser Jahrhundert geradezu durch ein Vorherrschen der Angst gekennzeichnet" (*Krohne* 1975, S. 9). Die Schwangerschaftszeit ist aber (besonders bei Erstgebärenden) ein Übergangsstadium von einer psychosozialen Position zu einer anderen. Mit solchen Veränderungen werden unbekannte, ungewohnte Anpassungsleistungen an die neue Situation notwendig. Solche Übergangsperioden im menschlichen Leben werden dabei häufig als bedrohlich erlebt und sind durch emotionale Labilität gekennzeichnet. Dabei prädisponiert die Antizipation einer neuen und unbekannten Situation, ihrer Anforderungen und die noch unerprobten Lösungsmöglichkeiten geradezu für die Entstehung von Ängsten.

Die Psychoanalytikerin *Helene Deutsch* (1954, S. 102) hat dabei recht drastisch auf solche Erlebnis- und Reaktionsweisen hingewiesen: „In *jeder* schwangeren Frau steigt von Zeit zu Zeit ein dunkles Gefühl auf, das an die alten Ängste und Aberglauben erinnert, daß der beglückende Besitz den Neid der übernatürlichen Kräfte, der Geister und der Götter erwecken wird. In den Märchen und Mythen ist es die böse Hexe, die das Kind wegzaubern will, bei der einfachen Frau verschiedener Völker der ‚böse Blick' der feindlichen Nachbarin, bei der gebildeten Frau in unserer Kultur eine ‚irrationale Sensation', die vielleicht einem sich im Unbewußten regenden Schuldgefühl entspricht, repräsentiert durch die eigene Mutter, die als drohende Macht die Stelle der Hexe einnimmt. Phantasien von Ungetümen, von Mißgeburt stören die Erwartungsfreude und erfüllen mit Ängsten. Sie sind typisch und über die ganze Welt verstreut; Frauen, die vorher nie abergläubisch waren, entwickeln jetzt Aberglauben, Angst vor magischen Kräften usw.".

2.1. Häufigkeit von Schwangerschafts- und Geburtsängsten

Das Auftreten von schwangerschaftsbezogenen Ängsten und Befürchtungen ist von vorne herein nicht als pathologisch zu werten, denn einmal sind die Grundlagen für ihre Entstehung sehr realitätsbezogen, zum anderen sind sie zu weit verbreitet, um als abweichend von der statistischen Norm zu gelten. Es wurde sogar behauptet, es gäbe gar keine Frau, die affektiv völlig unbelastet der Geburt des ersten Kindes entgegensieht (*Roemer* 1967, S. 636; *Klein* et al. 1950, S. 32). Nur von ganz jungen und unbefangenen Erstgebärenden wird bisweilen berichtet, daß sie aufgrund ihrer Unerfahrenheit gänzlich angstfrei gebären (*Mayer* 1956).

Es ist allerdings schwierig, zahlenmäßig zuverlässige Angaben über das Vorkommen von Schwangerschafts- und Geburtsängsten zu machen. Nach *Lukesch* (1975) meinen 64,2% der Frauen, die Schwangerschaft sei bei ihnen durch Geburtsängste belastet gewesen. Bei *Ferentzki* (1973) hatten 60,8% der Frauen angegeben, wegen der Schwangerschaft immer etwas in Sorge gewesen zu sein; erhebliche Sorgen hatten sich 4,7% gemacht und der Rest gab an, sich mehr oder weniger keine Sorgen gemacht zu haben, „da ja doch alles so kommt, wie es kommen soll". Nach *Nunnensiek* (1971) haben 75% der Frauen vor und während der Geburt Angst empfunden. Nur von *Medweth* und *Vierneysel* (1960, S. 1045) werden etwa um die Hälfte geringere Prozentsätze mitgeteilt: nach ihrer Befragung gaben nur 34,5% der Erst- und 39,3% der Mehrfachgebärenden an, bewußt vor der Geburt Angst empfunden zu haben. Aber auch hier ist zu vermuten, daß bei einer detaillierten Beurteilung von möglicherweise angstauslösenden Gegebenheiten ein wesentlich höherer Anteil von Frauen mit Schwangerschafts- und Gebärängsten nachweisbar ist.

Eine andere Möglichkeit, Aufschluß über das Vorkommen von Schwangerschaftsängsten zu erhalten, besteht in der Vorgabe von Einstellungsfragen. Gibt man solche Fragen in einer „Man-" Formulierung vor, so erhält man zwar nur das Bild, das sich Frauen sozusagen in der Expertenrolle von dem Vorkommen von Ängsten bei anderen machen, aus der Meinung, die eine Frau aber über andere äußert, lassen sich auch Rückschlüsse über ihre eigenen Ängste ziehen. In den Tabellen 2.1 und 2.2 sind die Ergebnisse eines solchen methodischen Vorgehens enthalten, dabei wurden neben Inhalten zum Bereich Geburtsangst auch sog. Verletzungsängste gegenüber dem Kind ausgewählt.

Wie man aus dem Vergleich der Antworten von Männern und Frauen sehen kann (*Lukesch & Lukesch* 1976), ist bei beiden Gruppen die gleiche Antizipation von möglichen Gefährdungen und Ängsten vorhanden. Nur in einigen unbedeutenden Fällen ergeben sich Unterschiede in den Antwortverteilungen (größere Verletzungsangst gegenüber dem Kind bei den Vätern). Dies bedeutet, daß auch zukünftige Väter mit denselben Problemen der Verarbeitung von bedrohlich erlebten Gefährdungen durch die Schwangerschaft konfrontiert sind. Diese Sorgen beziehen sich bei ihnen zwar nicht unmittelbar auf die eigene Person, nichtsdestoweniger stellen diese Erlebnisweisen eine Belastung dar, die bei zu ergreifenden Präventiv- und Korrektivmaßnahmen nicht unberücksichtigt bleiben dürfen. Außerdem läßt sich eine enge Beziehung zwischen dem Angstniveau der beiden Partner in Form signifikanter Korrelationskoeffizienten zwischen der unabhängig voneinander erfolgten Beantwortung dieser Skalen nachweisen (*Lukesch & Lukesch* 1976, S. 20). D.h. in dem System der beiden Partner besteht eine gegenseitig entsprechende Homöostasierung des Angstniveaus, wobei zwar nicht gesagt werden kann, wer dieses induziert hat, das aber gegenseitig aufrecht erhalten und stabilisiert wird. Ein weiteres

Tabelle 2.1 Beantwortung von Einstellungsfragen über Verletzungsängste gegenüber dem Kind. Angaben in Prozent.

		Rottmann (1974)				*Lukesch & Lukesch* (1976)					
Iteminhalt		–2	–1	+1	+2[a)]	–3	–2	–1	+1	+2	+3[b)]
Eine Mutter sorgt sich in der Schwangerschaft oft, sie könnte das Kind im Leib durch einen Sturz verletzen	w	6,5	7,9	25,2	60,4	2,8	4,2	8,9	30,0	27,7	26,3
	m					1,0	5,2	6,2	30,2	31,2	26,0
Alle jungen Mütter fürchten ihre Ungeschicklichkeit und Unwissenheit bei der Wartung des Kindes	w	16,6	24,5	35,3	23,7						
	m										
Eine gute Mutter achtet in der Schwangerschaft peinlich genau darauf, daß sie dem Kind nicht durch falsche Ernähung oder falsche Lebensweise einen Schaden zufügt	w	1,4	3,6	17,3	77,7						
	m										
Eine Frau hat oft Angst, das Ungeborene könnte durch den Geschlechtsverkehr während der Schwangerschaft geschädigt werden	w	18,0	24,5	27,3	30,2	11,6	15,3	18,6	23,7	18,1	12,6
	m					7,4	11,6	28,4	23,2	17,9	11,6
Eine Schwangere fürchtet nichts mehr, als daß durch den Geschlechtsverkehr das Kind weggehen könnte	w	30,9	31,7	20,1	17,3	18,4	23,6	23,1	17,0	12,0	5,7
	m					12,8	13,8	36,2	14,9	9,6	12,8
Mütter fürchten sich, daß sie ihr Baby beim Anfassen verletzen könnten	w	23,4	23,0	31,7	13,0	13,0	15,3	18,6	25,6	12,1	15,3
	m					15,2	19,6	29,3	16,3	13,0	6,5
Es gibt keine Entschuldigung für eine Mutter, wenn sich ihr Kind verletzt	w	15,8	54,7	12,2	17,3	17,8	19,6	26,6	15,9	8,4	11,7
	m					17,2	18,3	30,1	17,2	7,5	9,7
Die meisten Mütter sorgen sich, daß ihr Kind schwer erkranken könnte	w	2,2	13,7	40,0	44,6	2,3	3,7	12,6	23,7	27,0	30,7
	m					0,0	1,1	12,6	27,4	27,4	31,6
Eine Mutter hat größte Angst, ihrem Kind könnte in einem unbewachten Augenblick durch ihre Ungeschicklichkeit etwas passieren	w	5,8	18,0	38,9	37,4	1,4	3,8	7,1	24,2	32,7	30,8
	m					0,0	1,1	10,8	26,9	30,1	31,2
Mütter sorgen sich häufig, daß Personen, die mit ihrem Kind spielen, zu grob sein könnten	w	10,1	26,6	38,1	25,2	10,3	15,5	21,1	25,8	17,4	9,9
	m					3,1	10,4	26,0	33,3	14,6	12,5
Viele Frauen fürchten sich, daß sie eine Fehlgeburt haben könnten	w	5,8	18,0	48,2	28,1	4,2	4,7	12,7	34,7	22,1	22,6
	m					1,0	4,1	24,7	30,9	23,7	15,5
Jede Mutter ist besorgt, sie könnte vielleicht ein schwachsinniges Kind zur Welt bringen	w	6,5	27,3	37,4	28,8	4,3	6,2	17,7	24,9	23,0	23,9
	m					1,1	8,4	17,9	28,4	16,8	27,4
Die meisten Frauen glauben unerschütterlich, daß sie ein völlig gesundes Kind zur Welt bringen werden (–)	w	18,7	33,1	37,4	10,8	10,3	15,5	21,1	25,8	17,4	9,9
	m					3,1	10,4	26,0	33,3	14,6	12,5
Ich habe häufig Angst vor Blutungen, die meine und des Kindes Gesundheit zerstören könnten	w	18,7	29,5	30,2	21,6	3,7	2,8	7,5	28,5	22,4	35,0
	m					0,0	5,2	14,4	33,0	23,7	23,7
Eine Mutter, die in der Schwangerschaft gestürzt ist, macht sich ständig die größten Vorwürfe, daß das Kind einen Schaden davongetragen haben könnte	w	5,8	9,4	42,5	42,5						
	m										
Oft hat eine Mutter die Befürchtung, sie könnte ein totes oder mißgestaltetes Kind zur Welt bringen	w	7,2	25,9	36,7	30,2						
	m										
Mütter machen sich immerwährend Vorwürfe, wenn ihre Kinder durch Unfälle verletzt werden	w	4,3	11,5	35,3	48,9	0,9	3,3	6,1	27,8	31,6	30,2
	m					3,1	3,1	6,2	22,7	34,0	30,9
Man muß ein Baby beim Baden immer genau festhalten, weil es einem sonst in einem unbedachten Augenblick entgleiten könnte	w	1,4	2,9	20,1	75,5						
	m										
Eltern müssen bei Kindern schon geringste körperliche Beschwerden sehr ernst nehmen, da oft gefährliche Krankheiten dahinterstecken	w					4,2	5,2	9,9	21,7	21,7	37,3
	m					0,0	11,5	18,7	9,4	20,8	39,6
Eine Mutter kommt aus Angst, daß ihrem Kind etwas zustoßen könnte, nie richtig zur Ruhe	w					6,5	8,4	9,3	32,2	22,0	21,5
	m					0,0	11,7	16,0	26,6	25,5	20,2
Mit einem Kind kann man gar nicht oft genug zum Arzt gehen	w					5,6	6,0	17,2	26,0	21,4	23,7
	m					5,4	6,5	23,7	28,0	11,8	24,7
Oft hat eine Mutter die Befürchtung, sie könnte ein mißgestaltetes Kind auf die Welt bringen	w					6,1	7,1	11,3	34,4	25,9	15,1
	m					9,2	9,2	13,3	27,6	21,4	19,4

Fortsetzung *Tabelle 2.1*

Iteminhalt		Rottmann (1974) −2	−1	+1	+2[a)]	Lukesch & Lukesch (1976) −3	−2	−1	+1	+2	+3[b)]
Eine Mutter fürchtet nichts so sehr, als ein totes Kind auf die Welt zu bringen	w					5,2	5,2	8,5	20,3	20,3	40,6
	m					3,1	1,0	7,3	16,7	21,9	50,0
Mütter haben oft Angst, ihrem Kind durch eine falsche Lebensweise zu schaden	w					5,1	6,5	15,4	36,0	25,7	11,2
	m					4,1	4,1	23,7	41,2	15,5	11,3
Die meisten Eltern sorgen und ängstigen sich viel zu wenig um ihre Kinder	w					9,5	12,9	33,3	21,4	12,4	10,5
	m					3,1	13,5	34,4	32,3	5,2	11,5
Durch die Unwissenheit junger Mütter wird einem Kind oft geschadet	w					5,6	10,3	17,4	31,0	22,5	13,1
	m					6,2	6,2	25,8	32,0	19,6	10,3

a) −2: Ich finde das sehr falsch
−1: Ich finde das eher falsch
+1: Ich finde das eher richtig
+2: Ich finde das sehr richtig

b) −3: Ich finde das völlig unzutreffend
−2: Ich finde das unzutreffend
−1: Ich finde das eher unzutreffend
+1: Ich finde das eher zutreffend
+2: Ich finde das zutreffend
+3: Ich finde das völlig zutreffend

Tabelle 2.2 Beantwortung von Einstellungsfragen über Geburtsängste. Angaben in Prozent.

Iteminhalt		Rottmann (1974) −2	−1	+1	+2*)	Lukesch & Lukesch (1976) −3	−2	−1	+1	+2	+3*)
Die Wehen sind nicht so schlimm, wie die Frauen oft sagen (−)	w	28,1	33,8	23,0	15,1	39,2	15,6	21,2	13,2	4,7	6,1
	m					20,8	21,9	20,8	21,9	10,4	4,2
Oft überkommt es einen, daß man bei der Geburt sterben könnte	w	20,1	26,6	29,5	23,7	15,7	13,4	25,9	20,4	14,8	9,7
	m					11,7	11,7	28,7	8,5	10,6	28,8
Ich fürchte mich bereits sehr vor den Schmerzen bei der Geburt	w	28,1	26,6	24,5	20,9						
	m										
Es ist ganz normal, wenn sich eine Frau die größten Sorgen macht, ob ihre Geburt auch ohne größere Komplikationen ablaufen wird	w	2,9	15,1	28,8	53,2	9,7	6,6	10,8	18,3	25,8	33,8
	m					0,0	7,3	10,4	19,8	21,9	40,6
Schwangerschaftsgymnastik erleichtert die Geburt und verhindert unnötige Schmerzen	w	43,9	40,3	11,5	3,6	14,0	5,6	12,1	29,0	21,5	17,8
	m					4,3	5,4	12,9	22,6	23,7	31,2
Es zahlt sich aus, während der Geburt Schmerzen zu erleiden, und dafür völlig bewußt zu erleben, wie das Kind auf die Welt kommt (−)	w	51,1	32,4	13,7	2,9	5,7	5,7	11,5	23,4	29,2	24,4
	m					0,0	5,4	11,8	20,4	30,1	32,3
Alle Frauen haben große Angst vor der Geburt	w	18,7	33,1	29,5	18,0	5,6	15,3	17,2	17,2	20,5	24,2
	m					2,2	7,5	16,1	25,8	24,7	23,7
Es ist völlig sinnlos, wenn man bei der Geburt auch nur geringe Schmerzen erleidet, wo es doch bereits so viele Medikamente und medizinische Hilfsmittel (Narkose) gibt, die einem eine ganz und gar schmerzfreie Geburt ermöglichen	w	20,1	43,9	19,4	16,6	20,0	16,7	23,7	16,3	8,8	14,4
	m					17,2	19,4	25,8	15,1	4,3	18,3
Die Geburt ist ein normaler biologischer Vorgang, der einen kaum stört (−)	w	21,6	36,7	34,5	7,2	12,7	15,6	25,0	23,1	11,3	12,3
	m					8,6	10,8	26,9	29,0	10,8	14,0
Ich glaube, daß ich auf jeden Fall eine leichte und unkomplizierte Geburt haben werde (−)	w	22,3	41,0	26,6	10,1						
Es ist ganz und gar unnatürlich, daß die Geburt ein schmerzhaftes Erlebnis sein soll (−)	w	16,6	23,0	41,7	18,7	4,8	8,2	26,4	25,5	21,6	13,5
	m					3,2	7,4	25,3	31,6	13,7	18,9
Komplizierte Geburten sind häufiger als man denkt	w	6,5	38,9	37,4	17,3	4,3	5,3	18,7	29,2	24,9	17,7
	m					3,1	9,4	20,8	29,2	18,7	18,7
Sehr wenige Frauen haben bei der Geburt große Angst	w					5,1	6,0	17,2	26,0	21,4	23,7
	m					5,4	6,5	23,7	28,0	11,8	24,7
Die meisten Frauen glauben, daß sie auf jeden Fall eine leichte und unkomplizierte Geburt haben werden	w					13,2	14,2	22,6	28,3	14,6	7,1
	m					10,5	12,6	25,3	25,3	17,9	8,4

*) Legende siehe Tab. 2.1

Tabelle 2.3 Gebärängste: A) Hierarchie spezifischer Gebärängste nach Haas (1975, S. 36); B) Angstgrade nach Zettler & Müller-Staffelstein (1977).

		Schenkel-Haas (1977) N = 32				*Zettler & Müller-Staffelstein* (1977) N = 78				
		Angstgrad				Angstgrad				
Angstinhalt		stark	mäßig	kaum	gar-nicht	sehr stark	stark	mäßig	etwas	keine Angst
(1)	Angst vor Ärzten	0,0	0,0	6,3	93,7	2,6	1,3	2,6	25,6	67,9
(2)	vor der Nachgeburt	0,0	3,1	0,0	96,9	–	–	–	–	–
(3)	jungen Ärzten	0,0	0,0	9,4	90,6	–	–	–	–	–
(4)	Krankenschwestern	0,0	3,1	3,1	93,8	–	–	–	–	–
(5)	dem Ausziehen beim Arzt	0,0	0,0	15,6	84,4	1,3	3,8	3,8	16,7	74,4
(6)	vom Arzt angeschaut werden	0,0	3,1	12,5	84,4	–	–	–	–	–
(7)	der hellen Lampe über dem Gynäkologenstuhl	3,1	0,0	9,4	87,5	–	–	–	–	–
(8)	Gerüche im Kreißsaal	0,0	3,1	12,5	84,4	–	–	–	–	–
(8a)	Gerüche von Medikamenten	–	–	–	–	0,0	6,4	6,4	28,2	59,0
(9)	kranken Menschen	0,0	6,3	6,3	87,5	–	–	–	–	–
(10)	Hebammen	0,0	6,3	6,3	87,5	–	–	–	–	–
(11)	dem Gang vom und zum Gynäkologenstuhl	3,1	0,0	12,5	84,4	–	–	–	–	–
(12)	Geräuschen, z.B. dem Klappern von chirurgischen Geräten	0,0	6,3	9,4	84,4	–	–	–	–	–
(13)	von Fremden halbnackt gesehen zu werden	0,0	9,4	3,1	87,5	–	–	–	–	–
(14)	Berührung durch andere	0,0	9,4	6,3	84,4	–	–	–	–	–
(15)	Erbrechen	3,1	3,1	12,5	81,3	–	–	–	–	–
(16)	Geräuschen in der Klinik	6,3	6,3	0,0	87,5	–	–	–	–	–
(17)	schlecht auf die Geburt vorbereitet zu sein	0,0	6,3	18,8	75,0	0,0	5,1	6,4	42,3	46,2
(18)	Blut bei sich selbst	6,3	3,1	6,3	84,4	5,1	7,7	7,7	37,2	42,3
(19)	Übelkeit	6,3	0,0	15,6	78,1	0,0	3,8	6,4	42,3	47,4
(20)	Zuschauen, wie andere eine Spritze bekommen	3,1	6,3	12,5	78,1	–	–	–	–	–
(21)	Vorbereitungen zur Geburt (umgezogen werden etc.)	0,0	9,4	15,6	75,0	3,8	3,8	9,0	33,3	50,0
(22)	dem Gynäkologenstuhl	6,3	3,1	12,5	78,1	–	–	–	–	–
(23)	Zuschauen, wie andere auf Geburt oder Operation vorbereitet werden	0,0	12,5	12,5	75,0	–	–	–	–	–
(23a)	einer Operation zusehen	–	–	–	–	25,6	16,7	11,5	24,4	21,8

Fortsetzung *Tabelle 2.3*

	Angstinhalt	stark	mäßig	kaum	gar- nicht	sehr stark	stark	mäßig	etwas	keine Angst
(24)	Schmerzen bei der Untersuchung	0,0	6,3	28,1	65,6	2,6	3,8	10,3	42,3	41,0
(25)	offene Wunden bei sich	3,1	12,5	6,3	78,1	9,0	10,3	12,8	42,3	25,6
(26)	Untersuchungen in der Klinik	0,0	15,6	9,4	75,0	–	–	–	–	–
(27)	von vielen herumstehenden Menschen betrachtet werden	6,3	6,3	9,4	78,1	7,7	12,8	14,1	35,9	29,5
(28)	offene Wunden bei anderen	3,1	12,5	9,4	75,0	–	–			–
(29)	Blut bei anderen	6,3	6,3	12,5	75,0	–	–	–	–	–
(30)	Angst vor gynäkologischen Untersuchungen allgemein	6,3	3,1	21,9	68,8	3,8	6,4	2,6	37,2	50,0
(31)	Spritze zur Einleitung der Geburt	6,3	12,5	12,5	68,8	5,1	5,1	12,8	30,8	46,2
(32)	selbst Medikamente einzunehmen	12,5	6,3	3,1	78,1	–	–	–	–	–
(33)	dem ersten Anblick des Kindes	6,3	12,5	9,4	71,9	0,0	1,3	1,3	24,4	73,1
(34)	zum Kreißsaal gefahren bzw. gebracht werden	6,3	12,5	12,5	68,8	0,0	5,1	10,3	37,2	47,4
(35)	in den Kreißsaal eintreten	3,1	18,8	9,4	68,8	–	–	–	–	–
(36)	vor dem eigenen Tod	12,5	3,1	15,6	68,8	–	–	–	–	–
(37)	Spritzen (bekommen)	12,5	9,4	6,3	71,9	5,1	7,7	9,0	38,5	39,7
(38)	chirurgischen Instrumenten	6,3	15,6	12,5	65,6	1,3	5,1	16,7	30,8	46,2
(39)	spitzen und scharfen Gegenständen wie Messer, Scheren, Skalpelle etc.	9,4	15,6	3,1	75,0	6,4	2,6	17,9	24,4	48,7
(40)	Schreie anderer Gebärender hören zu müssen	6,3	12,5	18,8	62,5	7,7	11,5	20,5	34,6	25,6
(41)	Abfahrt von zu Hause in die Klinik	9,4	15,6	6,3	68,8	1,3	3,8	10,3	46,2	38,5
(42)	Betreten der Klinik	9,4	9,4	18,8	62,5	1,3	1,3	5,1	39,7	52,6
(43)	Angst vor bevorstehenden oder laufenden gynäkologischen Untersuchungen	9,4	9,4	21,9	59,4	–	–	–	–	–
(44)	selber zu schreien	12,5	12,5	6,3	68,8	1,3	10,3	16,7	34,6	37,2
(45)	Beklemmungsgefühlen	6,3	15,6	21,9	56,3	2,6	3,8	19,2	39,7	34,6
(46)	Endphase der Geburt, dem Pressen	9,4	15,6	18,8	56,3	2,6	5,1	16,7	47,4	28,2
(46a)	Nachgeburt	–	–	–	–	0,0	0,0	6,4	30,8	62,8
(47)	vor unerwarteter, plötzlicher Geburtseinleitung	15,6	9,4	15,6	59,4	–	–	–	–	–

Fortsetzung *Tabelle 2.3*

Angstinhalt	stark	mäßig	kaum	gar-nicht	sehr stark	stark	mäßig	etwas	keine Angst
(48) dem Kaiserschnitt (und vor einem eventuell erforderlichen Dammschnitt)	9,4	21,9	12,5	56,3	9,0	12,8	21,8	24,4	32,1
(48a) Dammschnitt	–	–	–	–	7,7	11,5	24,4	29,5	26,9
(49) Ausgeliefert-Sein	12,5	12,5	21,9	53,1	12,8	11,5	12,8	23,1	39,7
(50) allgemeine Angst bei der Vorstellung, daß die Geburt bevorsteht	3,1	25,0	28,1	43,8	3,8	6,4	11,5	39,7	38,5
(51) Gefühl der Ausweglosigkeit	18,7	12,5	21,9	46,9	6,4	6,4	10,3	26,9	50,0
(52) Wehen	12,5	21,9	25,0	40,6	0,0	9,0	16,7	41,0	33,3
(53) allein gelassen zu werden	6,25	21,9	12,5	59,4	9,0	14,1	15,4	26,9	34,6
(54) die Nerven zu verlieren	21,9	15,6	9,4	53,1	2,6	6,4	10,3	33,3	47,4
(55) Narkose	6,25	21,9	12,5	59,4	3,8	7,7	12,8	26,9	48,7
(56) körperlicher Schmerz	12,5	25,0	25,0	37,5	1,3	3,8	23,1	50,0	21,8
(57) Verlust der Selbstkontrolle	21,9	18,8	12,5	46,9	2,6	6,4	17,9	38,5	34,6
(58) das Kind zu verlieren, bzw. eine Frühgeburt zu haben	25,0	18,8	12,5	43,8	–	–	–	–	–
(59) vor einer langen Dauer der Geburt	18,8	34,4	15,6	34,4	6,4	20,5	17,9	39,7	15,4
(60) Komplikationen	21,9	34,4	15,6	28,1	21,8	11,5	21,8	33,3	11,5
(61) Mißbildungen beim Kind	28,1	34,4	15,6	21,9	30,8	21,8	16,7	20,5	10,3

Verfahren zur Erfassung von Geburtsängsten wurde von *Haas* (1975) entwickelt. Der von ihr erstellte Fragebogen enthält in einer nach dem Geburtsablauf strukturierten Form Situationen, die potentiell angstauslösend sind (vgl. Tab. 2.3). Schwangere, die sämtliche Situationen als angstfrei eingestuft hätten, wurden nach den Ergebnissen nicht gefunden.

2.2. Inhaltliche Aspekte von Schwangerschafts- und Geburtsängsten

Die vorhandenen Angstinhalte lassen sich nach Intensität und ihrer Vorkommenshäufigkeit ordnen. An der Spitze der Schwangerschaftsängste steht die Befürchtung, ein mißgestaltetes Kind auf die Welt zu bringen (*Haas* 1975). Auch bei der Einschätzung von möglichen Gründen, die zu einem Schwangerschaftsabbruch führen könnten, stand diese Befürchtung an erster Stelle (*Maspfuhl* 1977). Dazu ein Beispiel aus einem Interview:

Kindergärtnerin, 34 Jahre: „Während beider Schwangerschaften hatte ich große Ängste, ein deformiertes Kind zur Welt zu bringen. Ich hatte nie ganz aufgehört zu rauchen und lief noch im vierten Monat Ski. Vom dritten Schwangerschaftsmonat bis zur Narkose beim Dammschnitt hatte ich Angstträume, in denen mein Kind sich in nichts auflöste, ich es nicht ernähren konnte, es vom Balkon fiel, ich es nicht wiederfand oder ich mein Kind unter vielen nicht erkannte. Weitere Angst hatte ich vor eventuellem Sauerstoffmangel des Kindes unter der Geburt."

Einen ebenfalls bedeutenden Platz nimmt die Befürchtung ein, ein totes Kind zu gebären. Auch Angst, ein schwachsinniges Kind zu haben oder eine Fehlgeburt zu erleiden, sind wesentliche Inhalte, die während einer Schwangerschaft verarbeitet werden müssen. Hinzu kommen die Befürchtungen, durch die eigene Lebensweise, durch Unfälle, Krankheiten, Abtreibungsversuche oder der Verwendung von Antikonzeptiva („Pille") dem ungeborenen Kind geschadet zu haben. Genauso sind bei relativ vielen Frauen die zumeist völlig unbegründeten Befürchtungen vorhanden, das Kind konne durch den Geschlechtsverkehr während der Schwangerschaft geschädigt worden sein bzw. deshalb frühzeitig abgehen. Solche und ähnliche Angstinhalte werden auch von Frauen genannt, die an sich Furcht haben, schwanger zu werden (*Kutner* 1971, S. 267). Als Begründung für die Angst vor einer Schwangerschaft wurden zudem die Verantwortung für die Pflege des Kindes, finanzielle Belastungen durch die Schwangerschaft, Gesundheitsgefährdungen und mögliche eigene emotionale Reaktionen während der Schwangerschaft (z.B. Depressionen) erwähnt. Seltener wird hingegen ein körperlich unangenehmer Zustand und eine mögliche Ablehnung der Schwangerschaft durch den Partner als Begründung genannt.

In ähnlicher Weise wie die Schwangerschaft selbst ist auch der Geburtsvorgang mit Ängsten besetzt. Todesfurcht, Angst vor den Schmerzen bei den Kontraktionen, vor einer überlangen Geburtsdauer, Angst vor Komplikationen sowie allgemeine Angst vor dem Vorgang der Geburt stehen dabei im Vordergrund. Dazu kommt die Befürchtung, die Selbstkontrolle zu verlieren, während der Geburt alleingelassen zu werden und das Gefühl des Ausgeliefertseins an einen nicht mehr selbst steuerbaren biologischen bzw. medizinischen Vorgang. Dazu wieder einige Beispiele:

Ärztin, 34 Jahre alt: „Ich habe ganz einfach Angst gehabt vor überwältigenden Schmerzen, die ich nicht mehr beherrschen könnte. Ein bißchen Angst hatte ich, weil ich mir nicht vorstellen konnte, wie ich die Geburt erleben würde. Also Angst vor dem Unbekannten."

Medizinisch-technische Assistentin, 34 Jahre: „Angst hatte ich bei dem Einsetzen der ersten Wehe zu Hause, weil man der Situation ausgeliefert ist und nichts daran ändern kann. In der alltäglichen Routine des Krankenhauses verging das aber sehr schnell, als ich merkte, daß ich nicht die einzige bin, die ein Kind zur Welt bringt."

Lehrerin, 30 Jahre: „Meine Angstgefühle waren sehr allgemeiner Art. Angst vor dem Neuen – dem ‚Ungewissen'."

Mangelnde Information über den Geburtsvorgang äußert sich bisweilen in der Befürchtung mancher Frauen, das Kind werde die Mutter bei der Geburt „zerreißen". Für manche Frauen ist es überhaupt unvorstellbar, wie das Kind durch den engen Geburtskanal kommen könne (*Klein* et al. 1950, S. 45).

Bei Mehrfachgebärenden spielt auch die Befürchtung eine Rolle, wieder ein Mädchen anstatt des ersehnten „Stammhalters" zu gebären (*Lukas* 1959, S. 35).

Auch Ängste vor medizinischen Eingriffen (Dammschnitt, Kaiserschnitt) und ärztlichen Maßnahmen (Spritzen, Infusionen, Narkose) nehmen einen relativ hohen Rangplatz innerhalb der mit einer Geburt in Zusammenhang stehenden Angstinhalte ein.

Tabelle 2.4 Ängste und Befürchtungen während der Schwangerschaft, Wochenbett und sechs Wochen nach der Entbindung bei 50 verheirateten Erstgebärenden (*Pleshette* et al. 1956). Angaben in Prozent der Bejahungen

Schwangerschaftsbefragung	
Haben Sie sich Sorgen wegen der Gewichtszunahme gemacht?	52
Hat Sie ihr Doktor verängstigt, daß Sie zu dick seien?	50
Haben Sie sich Gedanken über ihre Figurveränderungen gemacht?	34
Befürchten Sie, daß Sexualverkehr ihr Kind verletzen kann?	48
Glauben Sie, durch Geschlechtsverkehr kann das Kind abgehen?	30
Glaubt ihr Gatte an diese Möglichkeit?	22
Befürchten Sie, ihr Kind könnte im Mutterleib sterben?	44
Waren Sie über Blutungen während der Schwangerschaft erschrocken?	30
Hat Sie jemand wegen des Kinderbekommens geängstigt?	30
Haben Sie etwas gelesen, das Sie deswegen ängstigte?	4
Fürchten Sie, daß die Schmerzen schlimm werden?	60
Fürchten Sie sich, allein im Krankenhaus zu sein?	18
Sorgen Sie sich, daß die Ärzte nicht freundlich sein könnten?	24
Sorgen Sie sich wegen der Krankenschwestern?	14
Haben Sie Angst vor Zerreißungen oder vor Einschnitten, wenn das Kind geboren wird?	68
Sorgen Sie sich, ob das Kind normal sein wird?	50
Haben Sie eine Krankheit gehabt, derentwegen Sie glauben, daß es schwierig sein wird, das Kind zu bekommen?	8
Fürchten Sie, daß ein Sturz das Kind verletzen kann?	66
Haben Sie sich wegen Übelkeit Sorgen gemacht?	12
Haben Sie sich wegen des Erbrechens Sorgen gemacht?	18
Wochenbettbefragung	
Waren Sie unsicher, wann die Geburtswehen begannen?	54
Waren Sie unsicher, wann Sie in das Spital zu gehen hatten?	52
Haben Sie sich gefürchtet, als Sie im Krankenhaus waren?	30
Wurden Sie sehr alleine gelassen?	6
Hätten Sie gerne einen Verwandten bei der Entbindung gehabt?	36
Haben die Ärzte oder die Krankenschwestern etwas gesagt, was Sie verstört hat?	2
Haben Sie die ärztlichen Untersuchungen erschreckt?	18
Hat Sie das Klistier verletzt oder erschreckt?	18
Waren die ärztlichen Untersuchungen schmerzhaft?	40
Haben Sie sich gefürchtet, ihr Kind könne nicht normal sein?	46
Hatten Sie Angst, während der Geburt zu sterben?	14
Hatten Sie Angst, durch die Geburt zerrissen zu werden?	28
Hatten Sie Angst vor überstarken Blutungen nach der Entbindung?	18
Möchten Sie ein weiteres Kind haben?	45
Nachuntersuchung	
Haben Sie zur Zeit irgendwelche Ängste?	21
Möchten Sie ein weiteres Kind haben?	53

Die in Tabelle 2.3 angeführte Reihenfolge von spezifischen Gebärängsten wurde retrospektiv von einer Gruppe Frauen, die zumindest einmal geboren hatten, aufgestellt (*Haas* 1975). Diese Rangreihe konnte aber auch bei einer Gruppe von Frauen, bei denen die Geburt bevorstand, bestätigt werden (*Zettler & Müller-Staffelstein* 1977). Ähnliche Inhalte wurden auch bei einer Untersuchung von *Pleshette* et al. (1956) gefunden (vgl. Tab. 2.4). Z.T. dauerten die während der Schwangerschaft geäußerten Befürchtungen auch nach der Entbindung noch an (z.B. hinsichtlich der

Normalität des Kindes). In der späteren Post-partum-Phase war dort ein deutlicher Rückgang von Ängsten zu finden, der in einer positiveren Einstellung gegenüber Kindern, u.zw. in Form eines vermehrten Kinderwunsches, zum Ausdruck kommt.

Schließlich beziehen sich die während einer Schwangerschaft auftretenden Ängste auch auf den Umgang mit dem Kind nach der Geburt. Angst, mit dem Kind nicht zurecht zu kommen, es durch Ungeschicklichkeit oder Unachtsamkeit zu verletzen, spielt dabei allgemein eine Rolle (vgl. Tab. 2.1). Dazu kommt die Angst, bei der späteren Erziehung des Kindes zu versagen. Befürchtungen hinsichtlich der Gesundheit des Kindes sind als weiterer Belastungsfaktor nachzuweisen. Je nach den sozialen Umständen kommen noch spezifische Befürchtungen hinzu, z.B. die nicht unbegründeten Sorgen von ledigen Müttern, nach der Geburt in soziale und materielle Not zu geraten, Berufsschwierigkeiten zu bekommen oder keine Pflegemöglichkeit für ihr Kind zu finden. Allgemein ist somit die Angst vor der neuen Verantwortung zu erwähnen (*Deutsch* 1954, S. 164) und die Befürchtung, sich ein Kind aus finanziellen Gründen nicht leisten zu können (*Lawson* 1960, S. 162).

2.3. Angstphänomene während der Entbindung

Angst kann sich in vielfältiger Weise äußern. Im allgemeinen werden Reaktionen auf der verbal-erlebnismäßigen Ebene, der physiologischen und der motorischen unterschieden (*Birbaumer* 1973; *Fliegel* 1978, S. 8). Obwohl manchmal nur die Reaktionen auf einer Ebene auffallen, müßte man eigentlich alle drei beachten, um das vollständige Bild einer Angstreaktion zu erhalten.

Von *Erbslöh* (1968) wurden Beobachtungen über Angstreaktionen während der Geburt gesammelt, die hier unter Berücksichtigung der drei Reaktionsebenen wiedergegeben werden sollen. Auf der verbal-erlebnismäßigen Ebene sind alle *Formen leichten Wehklagens bis hin zu lautem Schreien* zu beobachten. Durch die besondere Situation bei der Geburt fallen bei einem Teil der Frauen die Hemmungen, die der ansonst ungewohnten Äußerung von Emotionen entgegenstehen. Neben direktem Ausdruck von Schmerz wird damit Hilfeverlangen und ein Bedürfnis nach Schutz signalisiert. Es wurde darauf hingewiesen, daß das Schreien auch einen aggressiven Charakter haben kann und die Einschüchterung oder Vertreibung personifiziert erlebter Angst- und Schmerzauslöser bewirken soll. Eine weitere Äußerungsweise von Angst kann das *Singen* sein. *Erbslöh* (a.a.O.) berichtet von einer Frau, die mit dem Geburtsbeginn spontan zu singen begann. Ihre Stimmstärke nahm mit den Wehen zu, um dann mit dem Abklingen der einzelnen Kontraktion ebenfalls wieder geringer zu werden. Eine weitere zu beobachtende erlebnismäßige Form ist die totale *Verleugnung* des eigenen Zustandes. Es ist bekannt, daß bisweilen Schwangerschaften – trotz aller entsprechender Anzeichen – lange nicht erkannt werden. In Extremfällen kommt es sogar vor, daß nicht einmal die Anzeichen der einsetzenden Geburt richtig gedeutet werden. Die Verleugnung des eigenen Zustandes und die damit verbundene psychotische Entstellung der Realität kann soweit gehen, daß das geborene Kind – wie ein Exkrement – achtlos liegengelassen wird.

Auf der Ebene physiologischer Reaktionsmuster sind hauptsächlich solche zu erwähnen, durch welche ein Ausweichen vor der Realität durch Veränderung des Bewußtseinsgrades gegeben ist. Eine Form ist dabei, sich in den *Schlaf* zu flüchten. Bisweilen gelingt es wegen der Wehenschmerzen nicht, tatsächlich einen Schlafzustand herbeizuführen. Als Ersatz tritt die Verhaltensweise auf, einen Schlaf zu simulieren, d.h. die Augen während des ganzen Geburtsvorganges geschlossen zu halten und gegenüber den anderen Personen einen Scheinschlaf zu demonstrieren. Eine nur selten vorkommende Angstreaktion ist der *Kollaps*. Berichte über solche Reaktionsweisen unter der Geburt sind aber äußerst rar, was an sich verwunderlich ist, da bereits bei kleineren medizinischen Eingriffen Ohnmacht als typische Angstreaktion öfters auftritt. Eine Extremform physiologischer Reaktion ist der *Tod* als Folge der Angstemotion. Ein physiologischer Tod als Folge der Angstreaktion (Notfallreaktion) konnte bei Entbindungen nicht beobachtet werden. Jedoch sind Suizidhandlungen, die durch den Geburtsschmerz motiviert sind, in etlichen Fällen dokumentiert.

Auf der Ebene motorischer Reaktionen kommen als Ausdruck von Angst *Fluchttendenzen* vor. D.h. es gibt Frauen, die Versuche unternehmen, aus der Entbindungsstation oder sogar dem Kreißsaal zu fliehen. In weniger dramatischen Fällen treten die entsprechenden verbalen Äußerungen auf („ich will nach Hause", „ich will weg"). Solche Reaktionsweisen sind manchmal auch bei Patienten, die auf andere Operationen vorbereitet werden, vorfindbar. Die gegenteilige Reaktion ist die der *Aggression* gegenüber den bei der Geburt anwesenden Hebammen und Ärzten. Hebammen sind dabei einem größeren Risiko ausgesetzt, direkt tätlich angegriffen zu werden. Bisweilen äußern sich diese Aggressionen nur auf der verbalen Ebene, wobei sie auch gegen andere Personen (z.B. den Ehemann, „der ja an allem schuld ist") gerichtet werden. Eine weitere motorische Angstreaktion ist das *Einkoten*. Dies ist allerdings relativ selten zu beobachten, da bei Frauen vor dem Beginn der Entbindung eine Darmentleerung herbeigeführt wird. Eine letzte Gruppe von Reaktionen besteht in scheinbar sinnlosen *grobmotorischen Bewegungen*, wie Manegebewegungen des Kopfes, Schlagen mit dem Oberkörper oder wiederholtes Heben und Fallenlassen von Armen und Beinen. Auch ungeregelte Motorik in Form allgemeiner Unruhe, planloser Lageveränderungen, des sich Aufrichtens und Fallenlassen u.a.m. kommt vor. Diese Bewegungen können so intensiv ausgeführt werden, daß die Frau den Geburtsvorgang selbst nicht mehr unterstützt, sondern Muskelkontraktionen ausführt, welche dem Geburtsgeschehen entgegengerichtet sind (Zusammenpressen der Oberschenkel, Verriegelung des Beckenausgangs, nach „oben" statt nach „unten" pressen). Diese Erscheinungen sind im Sinne eines Nicht-mehr-Dabeisein-Wollens und Nicht-mehr-Mitmachen-Wollens zu interpretieren, z.T. auch als aktiver Versuch, sich einer als unerträglich empfundenen Situation entgegenzustellen und sie eventuell sogar noch aufzuhalten.

Durch Besonderheiten des Geburtsablaufes können in der Situation eine Reihe von Ängsten auftreten, die der tatsächlich bedrohlichen Situation entsprechen, dazu die folgenden Illustrationen:

Hausfrau, 31 Jahre: „Auch bei der zweiten Entbindung hatte ich Ängste während der Austreibungsphase, da niemand zugegen war (zweite Entbindung nebenan) und ich deutlich das Hinabgleiten des Kindes verspürte."

Krankengymnastin, 32 Jahre: „Ich hatte die schlimmsten Angstgefühle (Verlassensein, Beklemmungen, Todesangst) während ich im Vorraum des OPs darauf wartete, daß nun endlich etwas passiert. Ärzte und Schwestern zogen sich um, wuschen sich, lachten, niemand sprach mit mir. Meine Liege stand an einer Wand, ich fühlte mich abgestellt. Sicher spielte viel Selbstmitleid mit, aber ich möchte mich niemals mehr in einer Situation befinden, einem Fachmann (Frau) ausgeliefert zu sein, dessen (deren) Interesse ausschließlich auf den Routinefall gerichtet ist. Ich hoffe, daß ich niemals mehr so einsam sein muß und ich möchte das auch niemandem wünschen."

Wissenschaftliche Assistentin, 29 Jahre: „Der Geburt sah ich völlig unbelastet und angstfrei entgegen. Während des Geburtsvorganges wurde wahrscheinlich eine Spritze versehentlich doppelt gesetzt, so daß die Herztöne des Kindes nicht mehr hörbar waren und ich fast kollabierte. Als dann in Windeseile, Chef, Oberarzt etc. um mich herumstanden, bekam ich Angst vor Schädigungen beim Kind. Vielleicht tritt es auch bei anderen Frauen auf, daß erst durch Komplikationen während des Geburtsvorgangs Angst entsteht."

Selbst eine gut vorbereitete und angstfreie Frau kann stark beeinträchtigt und verunsichert werden, wenn sie z.B. nach der Einlieferung in die Klinik mit dem Stöhnen und Wehklagen anderer, weniger stabiler Kreißender konfrontiert wird. Besonders wenn es wegen der räumlichen Verhältnisse nicht möglich ist, in einem schallgeschützten Raum das Kind zu bekommen (Kreißsaal mit Entbindungskojen), hängt es von den zufälligen Umständen ab, in welche Richtung eine entbindende Frau durch die anderen beeinflußt wird.

Angst und Angstäußerungen können also während der Geburt zu- oder abnehmen. Nach den Beobachtungen *Matthews* (1961, S. 869) an 348 Erst- und 313 Mehrfachgebärenden zeigte sich folgendes: Von den Erstgebärenden, die zu Beginn der Geburt einen ruhigen Eindruck gemacht hatten, zeigte beinahe die Hälfte während der Entbindung deutliche Angstzeichen, bei den Mehrfachgebärenden jedoch nur ein Drittel. Von den Erstgebärenden, die zu Beginn ängstlich waren, beruhigen sich fast die Hälfte während der Geburt, bei einem Viertel verschlimmert sich der Zustand. Der psychische Zustand von Mehrfachgebärenden scheint sich nicht in gleichem Ausmaß zu ändern, nur bei einem Viertel der zu Geburtsbeginn ängstlichen ließ sich eine Abnahme der Angstsymptome feststellen, bei etwa einem Drittel nehmen diese noch zu. Daraus ist aber auch ersichtlich, daß der Zustand unmittelbar vor der Entbindung einen gewissen prädiktiven Wert für das Verhalten unter der Geburt besitzt.

Erbslöh (1968) weist darauf hin, daß Angstreaktionen, die in archaischer Art auftreten, vom Geburtshelfer und der Hebamme oft verkannt werden. Sie werden als Unarten oder Infantilitäten angesehen, die man am besten übergeht. Da solche Reaktionen aber nicht der willkürlichen Beherrschung unterliegen, wäre es völlig falsch, sich deswegen persönlich angegriffen zu fühlen und in der Folge davon zu Drohungen („dann lassen wir Sie alleine") Zuflucht zu nehmen, wie es leider bisweilen berichtet wird. Man muß aber auch sehen, daß Hebamme und Geburtshelfer durch eine schreiende, aggressive Frau beträchtlichen Belastungen ausgesetzt sind. Bei Interaktionsvorgängen im Alltagsleben besteht bereits die Tendenz, auf Aggression in gleicher Weise zu reagieren. Für das geburtshilfliche Team stellt sich aber die Aufgabe, nicht in einer symmetrischen Kommunikationsform zu antworten, sondern trotz möglicher Anwürfe und Verweigerungen sich selbst weiterhin unter Kontrolle zu haben.

2.4. Psychische Veränderungen im Verlauf von Schwangerschaft und Wochenbett

Man kann nicht davon ausgehen, daß das Angstniveau während einer Schwangerschaft eine Konstante im Sinne eines überdauernden Persönlichkeitsmerkmales darstellt. Ganz im Gegenteil, die situationalen Bedingungen, angefangen von physiologischen Gegebenheiten bis hin zu den sozialen, sind beträchtlichen Veränderungen unterworfen, die nicht ohne Folgen für den psychischen Zustand einer Schwangeren bleiben. Welche Veränderungen werden nun am häufigsten genannt?

Bei schwangeren Frauen treten gehäuft Anzeichen erhöhter Irritabilität (*Colman* 1969; *Tobin* 1957) und Stimmungsschwankungen auf, bei denen einmal Ängste, leichtere Depressionen, dann wiederum das Gefühl der Erfüllung und Freude im Vordergrund stehen (*Pines* 1972, S. 334; *Simon & Prill* 1965, S. 248). Besonders deutlich sticht die Überreaktion gegenüber Dingen und Ereignissen hervor, welche eine Frau sonst kaum berührt hätten. Dabei ist es den Frauen zumeist nicht möglich, Gründe für ihre Reaktionen anzugeben (*Colman* 1969). Nach *Tobin* (1957) sind depressive Gefühle bei 84% der Schwangeren vorhanden (in einer Kontrollgruppe nichtschwangerer Frauen aber nur in 26%), unerklärbare Weinanfälle traten bei 68% der Schwangeren auf (KG: 5%) und extreme Irritabilität war bei 61% zu finden (KG: 18%). *Grimm* (1961 S. 523) fand eine kontinuierliche Zunahme an psychischer Spannung während des Schwangerschaftsverlaufes.

Von psychoanalytischer Seite werden als Ursache für diese Stimmungsschwankungen zwei einander entgegengesetzte Strömungen im mütterlichen Erleben verantwortlich gemacht: einerseits stellt die Schwangerschaft eine Erweiterung in psychischer und physischer Hinsicht dar, andererseits eine Einschränkung, ausgedrückt durch das Gefühl, sowohl psychisch wie auch physisch immer für etwas anderes, nämlich das Kind, da sein zu müssen. So bewegt sich „das innere Erleben der Schwangeren zwischen unendlicher Erweiterung, ‚Ich bin die Welt', und unendlicher Schrumpfung, ‚Ich bin gar nichts' " (*Deutsch* 1954, S. 129). Andererseits hat es auch zahlreiche Versuche gegeben, die während einer Schwangerschaft auftretenden psychischen Veränderungen mit den hormonellen Umstellungen zu erklären. Obwohl sich auch hier manche signifikante Korrelationen zeigen (*Treadway* et al. 1969), bleibt ihre Interpretation fragwürdig.

Eine weitere schwangerschaftsspezifische Veränderung ist in der Zunahme von Abhängigkeitsbedürfnissen zu sehen (*Schaefer & Manheimer,* zit. n. *Barclay* 1972, S. 16; *Doty* 1967), die sich z.B. in dem vermehrt auftretenden Wunsch nach körperlichem Kontakt ausdrücken (*Hollender & McGhee* 1974). Damit werden Bedürfnisse nach Schutz, Trost, Beistand, Zuwendung und Geliebt-werden gestellt und es ist so den Frauen leichter möglich, Einsamkeits- und Verlassenheitsgefühle zu bewältigen. Besonders das Anlehnungsbedürfnis an den Ehemann, das bereits zu Beginn der Schwangerschaft erhöht ist, nimmt in den folgenden Schwangerschaftsabschnitten noch weiter zu (*Schneider* 1976, S. 97), wobei zu bedenken ist, daß auch die Häufigkeit aggressiven und gereizten Verhaltens gegenüber dem Ehemann ansteigt. Für den Partner kann sich in diesen Fällen eine etwas problematische Situation ergeben, da er zugleich Hauptquelle emotionaler Bedürfnisbefriedigung sein soll und auch Zielscheibe von Aggressionen der Schwangeren ist. Der übertriebenen Rücksichtnahme der sozialen Umwelt gegenüber den erhöhten Ansprüchen der Schwangeren kann ein verstärkender Effekt für die Aufrechterhaltung dieses Verhaltens im Sinne eines sekundären Krankheitsgewinnes zugeschrieben werden.

Während der Schwangerschaft soll es auch zu einer Zunahme an Beeindruckbarkeit und Suggestibilität kommen (*Deutsch* 1954, S. 102; *Wasman* 1947). Dafür verantwortlich kann aber nicht die Abnahme der intellektuellen Fähigkeiten gemacht werden (*McDonald & Christakos* 1963; *Davids & De Vault* 1962), sondern eine zunehmend stärkere Konzentration der Wahrnehmungen und Gefühle der Frau auf sich selbst, die Geburt und deren Folgen. Diese Fokussierung der Interessen hat angeblich eine größere Indifferenz gegenüber Ereignissen in der äußeren Umwelt zur Folge (*Bibring* et al. 1961, S. 15; *Deutsch* 1954, S. 125).

Für den Schwangerschaftsverlauf ist weiterhin charakteristisch, daß sich Perioden erhöhter Krisenanfälligkeit und Symptombelastung mit Beruhigungsphasen abwechseln. Dabei werden besonders der Beginn und das Ende des Schwangerschaftsverlaufes als besonders konflikthaft beschrieben, während der mittlere Schwangerschaftsabschnitt bzw. die Wochenbettphase als eher ausgeglichene Perioden gelten.

Die Stimmungsschwankungen der letzten Schwangerschaftsphase reichen von einer großen Vorfreude auf das Kind bis zu einer sich steigernden Angst vor der Geburt, welche bisweilen auch als Furcht vor dem Tod interpretiert wird. *Deutsch* (1954) nimmt z.B. eine Todesahnung bzw. Todesangst bei jeder Frau an und sieht diese im Zusammenhang mit dem Ablösungsprozeß von dem Kind, da die Mutter ihr Kind ja aus der vollkommenen Einheit entlassen muß und damit einen Teil ihrer selbst verliert, „wodurch Lebengeben auch zum Lebenverlieren wird" (a.a.O., S. 130). Im allgemeinen warten jedoch Schwangere recht ungeduldig auf den Moment der Geburt, was einmal durch die Zunahme an korperlichen Beschwerden, zum anderen durch die wachsende Neugierde auf das Kind bedingt ist. In bezug auf die Geburt haben diese Veränderungen eine wichtige Funktion, da sie zu einer aktiven Beteiligung am Geburtsvorgang führen, die imstande ist, die Ängste vor der Geburt zu überdecken (*Pines* 1972, S. 336 f.).

Diese bimodale Häufung von Anzeichen psychischer Spannung und emotionaler Unausgeglichenheit wurde empirisch mehrmals bestätigt (*Schneider* 1976; *Lubin* et al. 1975; *Erickson* 1969; *Poffenberger* et al. 1952). Besonders wurde dabei ein kurvilinearer Verlauf von Ängsten, der Angstintensität und -häufigkeit gefunden (*Lubin* et al. 1975; *Erickson* 1969), wobei dies sowohl für die Frauen wie auch ihre Partner gilt (*Schneider* 1976, S. 96); hieraus wird wiederum der Systemcharakter von Familien bzw. von Partnerbeziehungen deutlich. Die erste stark symptombeladene Phase liegt zwischen viertem und fünftem Schwangerschaftsmonat, die zweite im letzten Monat vor der Entbindung (*Erickson* 1969). Emotionale Beeinträchtigungen sind zu Beginn der Schwangerschaft am häufigsten bei Frauen zu finden, die eine Schwangerschaft eigentlich vermeiden wollten. Im weiteren Schwangerschaftsverlauf verlieren sich jedoch diese Unterschiede, d.h. die Anpassungsleistungen an die Schwangerschaft sind wesentlicher als der ursprüngliche Wunsch nach der Schwangerschaft (*Poffenberger* et al. 1952, S. 628). Bei Frauen, bei denen sich die Unerwünschtheit der Schwangerschaft nicht geändert hat bzw. bei denen sich Erwünschtheit in Unerwünschtheit gewandelt hatte, sind psychische Beschwerden gehäuft zu finden (*Nilsson & Almgren* 1970, S. 80).

Der kurvilineare Verlauf von Angst und anderen psychischen Auffälligkeiten (Irritabilität, Depressivität, Schlaflosigkeit) ist als erste Reaktion auf eine unbekannte oder zumindest doch wiederum neue Situation zu verstehen, der ein Adaptionsstadium folgt, in welchem ein gewisses Äquilibrium erreicht wird, das gegen Ende der Schwangerschaft durch die Antizipation des Geburtsereignisses beeinträchtigt wird. Durch diesen spezifischen Verlauf ist es auch verständlich, warum manche Untersucher keine Unterschiede zwischen schwangeren und nicht-schwangeren Frauen finden konnten. Das von *McDonald* und *Christakos* (1963) gefundene gleiche Angstniveau (MAS) von Schwangeren im sechsten Monat und einer studentischen Stichprobe ist offensichtlich durch den für die Untersuchung gewählten Zeitpunkt bedingt, der in eine Phase relativer Angepaßtheit fiel, die aber keineswegs für den ganzen Schwangerschaftsverlauf typisch ist.

Die im Laufe einer Schwangerschaft vor sich gehenden Persönlichkeitsänderungen dürfen in ihrer Schwere keineswegs überschätzt werden. Untersuchungen mit dem MMPI haben zwar bei schwangeren Frauen im achten Monat bei der Mehrzahl der Skalen statistisch signifikante Unterschiede im Vergleich zur Eichpopulation gezeigt (*Hooke & Marks* 1962; *McDonald & Christakos* 1963), Werte, die auf pathologische Persönlichkeitszüge hinweisen, wurden aber nicht häufiger als bei nichtschwangeren Frauen gefunden.

Letztlich ist festzuhalten, daß die zu Beginn einer Schwangerschaft festgestellten Persönlichkeits- und Einstellungsmerkmale sowie die psychosomatische Beschwerdehäufigkeit die Ausprägung dieser Merkmale in den nachfolgenden Schwangerschaftsabschnitten bzw. der Wochenbettperiode recht gut vorhersagen (*Grimm & Venet* 1966, S. 43; *Nilsson* et al. 1967 b, S. 328). Ein Zustand psychischer Instabilität ist also prädiktiv für das emotionale Gleichgewicht während der Schwangerschaft und das Gelingen der postpartualen Wiederherstellung des psychischen Äquilibriums (*Nilsson & Almgren* 1970, S. 83).

Im Vergleich zum letzten Schwangerschaftsabschnitt stellt die Wochenbettphase bzw. die nachfolgende Zeit eine Periode zunehmender psychischer und psychosomatischer Konsolidierung dar. Die Frauen werden dabei vor allem stabiler und angstfreier (*Hirst & Strousse* 1938; *McDonald & Parham* 1964; *Edwards* 1969; *Treadway* et al. 1969; *Jarrahi-Zadeh* et al. 1969; *Nilsson* 1970; *Maspfuhl & Müller* 1979). Das später feststellbare Angstniveau ist zwar weitgehend von den sozialen und familiären Lebensumständen abhängig, eine Verringerung ist aber trotz Gleichbleibens dieser Gegebenheiten bei allen sozialen Gruppen im Vergleich der Prä- und Post-partum-Werte zu finden (*Hirst & Strousse* 1938).

Als auffällig werden bei Wöchnerinnen bisweilen vorkommende Depressionsneigungen (*Robin* 1962; *Tobin* 1957; *Treadway* et al. 1969) und Weinanfälle (*Yalom* et al. 1968) genannt. Solche Reaktionsweisen kommen scheinbar sehr häufig vor (die Angaben schwanken zwischen 76% und 63%), dürfen in ihrer Schwere aber nicht überschätzt werden. Nur relativ wenige (7,4% nach *Dalton* [1971] bzw. 10,8% nach *Pitt* [1968]) entwickeln tatsächlich eine Wochenbettdepression. Von einer „Dritten-Tages-Depression“ kann man dabei nicht sprechen, denn depressive Verstimmungen und Weinanfälle sind ungefähr gleich häufig über die Wochenbettzeit verteilt (*Yalom* et al. 1968). Möglicherweise ist in dieser als zumeist „gutartig“, da leicht verschwindend, bezeichneten Auffälligkeit auch nur eine Reaktion auf die für die damalige Zeit gebräuchliche getrennte Unterbringung von Mutter und Kind zu sehen, die für die Mütter keineswegs zuträglich ist. An Rooming-in-Stationen ist die Häufigkeit solcher Depressionsanzeichen wesentlich geringer (*Gordon* et al. 1965; *Hallatt* 1964, S. 48).

Erwähnenswert ist auch die Abnahme hinsichtlich Feindseligkeit und Aggressivität zwischen Schwangerschaft und Wochenbettperiode (*Edwards* 1969). Bereits von *Janis* (1958, S. 54) war die Hypothese aufgestellt worden, daß Gefahren, welche den Organismus bedrohen, emotionale Erregungen (Aktivierung) auslösen, welche sich je nach der Einschätzung der Gefahr in Angst- oder Aggressionszuständen äußern können. Da von einigen Frauen die schwangerschaftsbedingten Veränderungen als Bedrohung angesehen werden, ist bei ihnen eine Aggressionserhöhung wahrscheinlich und auch nachweisbar (*Schneider* 1976). Als weitere Faktoren können der vermutete Verlust der eigenen Anziehungskraft, die durch den Schwangerschaftszustand vermehrt geforderte soziale Abgeschlossenheit oder die zunehmenden Anstrengungen wegen der körperlichen Veränderungen zu einer Erhöhung des Aggressionsniveaus beitragen (*Weiss & English* 1949). Die Reduktion der Aggressionswerte in der Wochenbettphase kann als Beleg für die Richtigkeit dieser Vermutung betrachtet werden. In Übereinstimmung damit bezeichnen sich Frauen mit abnormen Geburtsverläufen in der Wochenbettphase häufiger als dominant und als feindselig (*McDonald & Gynther* 1965, S. 34), fühlen sich also durch den Geburtsablauf noch immer stärker bedroht.

Schließlich kommt es auch in der Wochenbettphase zu einem bedeutsamen Anstieg hinsichtlich psychischer und motorischer Aktivität (*Huttel* et al. 1972, S. 90) und die Zuwendung nach außen, zur sozialen Umwelt wird wieder deutlicher (*Venezia* 1972).

Die hier geschilderten Veränderungen in Richtung zunehmender Angepaßtheit und Selbstsicherheit setzen sich der Tendenz nach in der weiteren, der Wochenbettperiode folgenden Zeit fort. Das Angstniveau (MAS) nimmt weiterhin ab (*Davids* et al. 1961 a, b), wobei Frauen mit Geburtskomplikationen auch nach der Geburt mehr Ängste äußern als solche ohne Komplikationen. Überhaupt ist die Geburtserfahrung sehr wesentlich für die Anpassung an die veränderte Situation zu Hause, die Bewältigung der neuen Aufgaben und die Interaktion mit dem Kind (*Larsen* 1965). Zudem hängt die psychische Anpassung während der Post-partum-Periode mit der Akzeptierung der weiblichen Rolle und der Rolle als Mutter zusammen (*Klatskin & Eron* 1970); Streßfaktoren, die sich aus der gegenwärtigen Rollenproblematik der Mutter ergeben, sind dabei stärker mit emotionaler Fehlanpassung verbunden als weiter zurückliegende biographische Erfahrungen (*Gordon* et al. 1965).

3. Zur Genese von Schwangerschafts- und Geburtsängsten

Bevor auf die Darstellung der Genese von Schwangerschafts- und Geburtsängsten eingegangen wird, sollen kurz einige Unterscheidungen und Ergebnisse aus der Angstforschung im allgemeinen rekapituliert werden.

3.1. Exkurs zur Angstforschung

3.1.1. Begriffliche Unterscheidungen

Als kleinsten gemeinsamen Nenner psychoanalytischer, lern- und kognitionstheoretischer Auffassungen wurde vorgeschlagen, Angst als „einen als hochgradig unangenehm erlebten Erregungsanstieg angesichts der Wahrnehmung bestimmter Gefahrenmomente" zu definieren (*Krohne* 1976, S. 8).

Im Rahmen der Persönlichkeitspsychologie hat es sich dabei als nützlich erwiesen, zwischen Ängstlichkeit als Persönlichkeitsmerkmal und Angst als situationsgebundener Reaktion zu unterscheiden. *Ängstlichkeit oder Furchtsamkeit* (trait anxiety) bezeichnet eine Eigenschaft oder Disposition eines Individuums, zeit- und situationsübergreifend Angstreaktionen zu zeigen (*Levitt* 1971, S. 21 u. 117). Hinsichtlich dieses Merkmals läßt sich aufgrund tierexperimenteller Untersuchungen auch eine genetische Komponente als wirksam nachweisen (*Graumann* 1969, S. 71). Änglichkeit oder Angst als Eigenschaft ist „die erworbene Verhaltenstendenz eines Individuums, die es dazu disponiert, Umweltereignisse relativ häufig als Gefahrenreize zu kognifizieren. Ängstliche Personen werden daher mehr subjektive, verhaltensmäßige oder physiologische Angstreaktionen zeigen als nicht ängstliche" (*Flemming* 1977, S. 6). Im Gegensatz dazu wird *Angst im Sinne eines kurzfristig bestehenden Zustandes* (state anxiety, acute anxiety) „als eine subjektive (emotionale, physiologische und motorische) Reaktion auf einen ‚bestrafenden' Reiz betrachtet. Ein aversiver Reiz wird operational als Bedingung definiert, der ein Lebewesen zu entkommen versucht, also eine Bedingung, die es zu beenden oder zu vermeiden versucht" (*Birbaumer* 1973, S. 4).

Bisweilen wird auch zwischen *Angst und Furcht* zu differenzieren versucht, wobei beide als gefahrenbezogene Emotionen verstanden werden. Furcht bezieht sich auf Situationen, in denen die Gefahrenquelle eindeutig und klar auszumachen ist; Angst hingegen auf Situationen, in denen Reize komplex, mehrdeutig und unbestimmt sind, so daß die Person nicht in sinnvoller Weise auf die in den Gefahrenreizen angezeigten Bedrohungen reagieren kann (*Krohne* 1975, S. 11). In ähnlicher Weise hat *Seligman* (1975) die Begriffe Angst und Furcht nach der Vorhersagbarkeit und Bewältigungsmöglichkeit der aversiven Situation zu differenzieren versucht. Von Furcht spricht man, wenn die aversive Situation vorhersehbar und zu bewältigen ist, von Angst bei unvorhersehbaren und nicht zu bewältigenden Situationen (*Fliegel* 1978, S. 5).

Steigt die situationsbezogene Angst über ein bestimmtes Maß hinaus, so spricht man von einer *Phobie.* Eine Phobie ist demnach eine übermäßige Furcht vor einem bestimmten Objekt oder Ereignis, wobei die Wahrscheinlichkeit, daß dem Betreffenden durch die Konfrontation mit dem Objekt oder dem Ereignis Schaden zugefügt wird, in Relation zu einer emotionalen Reaktion gering ist (*Levitt* 1971, S. 16).

Unrealistische und unangepaßte Ängste werden auch der Klasse der neurotischen Verhaltensstörungen zugeordnet, da sie gemäß der Neurosendefinition von *Eysenck* und *Rachman* (1973) gelernte, fehlangepaßte Verhaltensweisen eines Individuums darstellen.

Die unterschiedlichen Wahrnehmungen und Bewertungen von Gefahrenmomenten während einer Schwangerschaft oder gegenüber der Geburt (Abort, Verletzung, Schmerzen) lösen mehr oder weniger starke Ängste aus, die alle genannten Formen der Angst annehmen können, z.B. Furcht vor einem Dammschnitt, Angst bei Erstgebärenden gegenüber der Unvorhersehbarkeit des Geburtsverlaufes. Kommt Ängstlichkeit als Disposition bei Schwangeren hinzu, so kann die erlebte Angst neurotische bzw. phobische Ausmaße annehmen.

3.1.2. Reaktionsebenen der Angst

Die aktuelle Angstreaktion stellt ein typisches Reaktionsmuster auf drei verschiedenen Verhaltensebenen dar (*Rachmann & Bergold* 1976; *Krohne* 1975; *Birbaumer* 1973):

(a) auf einer verbal-subjektiven (synonym: kognitiven) Ebene,
(b) auf einer physiologischen Ebene und
(c) auf der verhaltensmäßig-motorischen Ebene.

Die erste Reaktionsebene kommt im Erleben von Spannung und Panik zum Ausdruck, in Gedanken der Bedrohung, Hilflosigkeit und des Versagens, in Befürchtungen vor körperlichen und geistigen Schäden usw. Auf der physiologischen Seite läßt sich eine Erregungssteigerung im sympathischen Teil des autonomen Nervensystems bei gleichzeitigen Hemmungsprozessen im parasympathischen Teil nachweisen. Dies wirkt sich in schnellerer Atmung, Zittern, Herzjagen, Schweißausbrüchen Magendruck usw. aus.

Auf der motorischen Ebene lassen sich Flucht- und Vermeidungsreaktionen beobachten, die durch Veränderungen der Mimik oder Gestik bei der Suche nach Hilfe und in verbal-motorischen Äußerungen zum Vorschein kommen (*Fliegel* 1978, S. 8). Nach *Butollo* (1979, S. 102) tritt auf der motorischen Ebene als Kennzeichen von Angst eine Inhibition auf, die sich in einer unspezifischen peripheren Muskelanspannung äußert, in „Verkrampfung", in unregelmäßiger, insbesonders flacher Atmung, begleitet von einem subjektiven Gefühl des Erstarrens.

Zwischen diesen drei Reaktionsebenen besteht nur eine geringe Kovarianz. Die Annahme, daß sich die Angst auf allen drei Ebenen gleich deutlich bzw. gleichzeitig äußert, konnte nur selten bestätigt werden. Zumeist wurde festgestellt, daß auf den drei Reaktionsebenen zeitlich verschoben auf angstauslösende Stimuli reagiert wird. Die Berücksichtigung unterschiedlicher Latenzzeiten bei den einzelnen Reaktionskomponenten ergibt höhere Korrelationen (*Fliegel* 1978, S. 12 ff.).

3.1.3. Ursachen und Folgen von Angst

Von *Krohne* (1975, S. 20 u. 53) wurde ein Schema entwickelt, das eine Einordnung von Befunden zur Angstforschung erlaubt (vgl. Abb. 3.1).

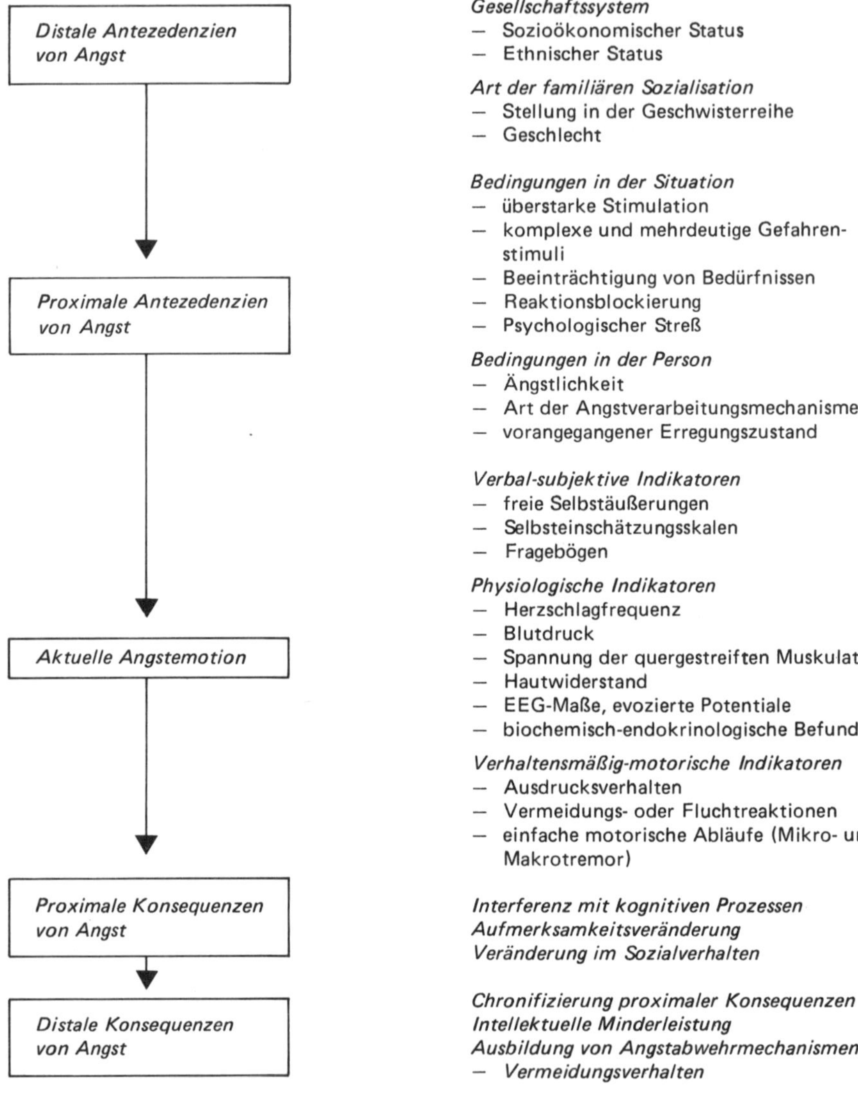

Abb. 3.1 Aspekte der Angstreaktion sowie deren Ursachen und Auswirkungen (nach *Krohne* 1975, S. 20 und 53).

Angstreaktionen werden zwar in bestimmten Situationen ausgelöst, sie sind aber eingebettet in die Lerngeschichte eines Individuums zu sehen. Z.B. hängt es auch von der Art des Gesellschaftssystems ab, wieviele angstauslösende Situationen ein Mensch erleben wird. Repressive politische Systeme werden mehr Angstquellen enthalten als nicht repressive. Sodann wird durch die Art der familiären Sozialisation bestimmt, welche Gegebenheiten als angstauslösend erlebt werden. Rollenspezifische Erwartungen lassen hier z.B. geschlechtsspezifische Differenzierungen entstehen. Letztlich heißt dies nichts anderes, als daß durch die individuelle Lebensgeschichte Art und Ausmaß von aktuellen Angstreaktionen vorgeformt werden (*Cohen* 1971, S. 27).

Unmittelbar angstauslösend wirken bestimmte Reize einer Situation, wobei man bei einer Liberalisierung der lerntheoretischen Position auch internen Reizen einer Person (z.B. Selbstwahrnehmungen) angstauslösende Funktion zuschreiben muß. Primär angstauslösend wirken Situationen, die einen starken Aktivierungsanstieg in der Person bewirken (z.B. Schmerz, Überstimulation) und in denen die Reaktionsmöglichkeiten der Person restringiert sind. Komplexe und mehrdeutige Situationen, die bedrohlich erscheinen, wirken ähnlich. Auch hierbei ist wiederum ein Wechselspiel zwischen situationalen Faktoren und solchen, die im Individuum selbst liegen, festzustellen. Z.B. wird die Stärke der Angstreaktion von der allgemeinen Ängstlichkeit des Individuums abhängen, seiner Erfahrung im Umgang mit den spezifischen angstauslösenden Situationen oder den ihm zur Verfügung stehenden Angstverarbeitungsmechanismen.

Die Folgen einer Angstreaktion können in unmittelbare (proximale Konsequenzen) und spätere Effekte (distale Konsequenzen) aufgeteilt werden. Unmittelbar kommt es zu einer Beeinträchtigung von kognitiven Vorgängen, die auch in weiteren Verhaltensbereichen (Leistungs- und Sozialverhalten) nachweisbar sind. Zusätzlich können sich Dauerschädigungen oder -beeinträchtigungen einstellen, und zwar sowohl auf der Verhaltensebene (Vermeidungsverhalten, Phobien) als auch auf der physiologischen Ebene (psychosomatische Symptome).

3.1.4. Sicherheit als Angstantagonist

Während Angstphänomene einen intensiv untersuchten Bereich darstellen, ist dies für die gegensätzliche Emotion, nämlich Sicherheit, nicht der Fall (*Fürntratt* 1974, S. 29). Konsequenterweise müßten aber gerade die Bedingungen für diese Reaktion erforscht werden, da sie den Zielzustand von Angstbewältigungsstrategien ausmachen. In genetischer Hinsicht gelten für Sicherheit ähnliche formale Bedingungen wie für Angst (vgl. Tab. 3.1):

- Sicherheit kann durch Reize ausgelöst werden und als Zustand (Stimmung) fortdauern.
- Sicherheit ist ein spezifischer emotionaler Zustand, beschreibbar auf drei Reaktionsebenen, der mehr ist als die Abwesenheit von Angst, denn dazwischen gibt es noch einen Bereich emotionaler Indifferenz,
- Sicherheit ist qualitativ eigenständig zu bestimmen, ein Angstzustand als vorhergehende Bedingung ist nicht nötig, genausowenig wie die umgekehrte Abfolge zur Bestimmung von Angst nicht notwendig ist (nach *Fürntratt* a.a.O.).

Tabelle 3.1 Auslösung von Angst und Sicherheit (*Fürntratt* 1974, S. 47)

	Angst kann ausgelöst werden . . . unbedingt	bedingt
direkt – durch Auftreten eines (Angst-) Reizes	z.B. durch Schmerzreize, plötzlichen Lärm, rasche Annäherung eines Gegenstandes, Atemnot	z.B. durch schmerzavisierende Signale, Drohung oder Verlassen
indirekt – durch Verschwinden oder Ausbleiben eines vorhandenen bzw. erwarteten (Sicherheits-) Reizes	z.B. durch plötzlichen Verlust von körperlichem Kontakt, Verlust eines vertrauten Gegenstandes, Nicht-Antreffen einer geliebten Person	Anm.: Alle diese Auslöser können auch als Vorstellungen auftreten und wirksam sein

	Sicherheit kann ausgelöst werden . . . unbedingt	bedingt
direkt – durch Auftreten eines (Sicherheits-) Reizes	z.B. durch körperlichen Kontakt, Saugen, Lächeln	z.B. durch Stimme der Pflegeperson, freundliche Worte, Erscheinen eines „Retters in der Not"
indirekt– durch Verschwinden oder Ausbleiben eines vorhandenen bzw. erwarteten (Angst-) Reizes	z.B. durch plötzliches Aufhören von Schmerz, Verschwinden einer Bedrohung	Anm.: Alle diese Auslöser können auch als Vorstellungen auftreten und wirksam sein

Betrachtet man die in Tabelle 3.1. enthaltenen Bedingungen für das Auftreten von Sicherheit, dann wird deutlich, warum die Milieusanierung im Krankenhaus, die Einbeziehung einer vertrauten Person während der Geburt, das Kennenlernen der Klinik und aller medizinischer Möglichkeiten eine so große Rolle bei der Bewältigung einer Geburt spielen.

3.2. Die Entstehung von Schwangerschafts- und Geburtsängsten

3.2.1. Strukturell angstauslösende Momente der Schwangerschaft

Das Schwangerschaftsgeschehen besitzt an sich einige Merkmale, die im allgemeinen für Situationen, die stark angstprovozierend wirken, charakteristisch sind (vgl. Tab. 3.2). Das bedeutet also, daß die Situation einer Schwangerschaft bereits an sich angstauslösend erlebt werden kann.

So kann es bei anderen angstauslösenden Situationen entlastend sein, sich einfach der Situation und ihren möglicherweise realen oder auch nur eingebildeten Gefährdungen zu entziehen. Ist eine Schwangerschaft aber einmal eingetreten, kann man nicht mehr einfach aussteigen, sieht man von der Möglichkeit eines Schwangerschaftsabbruches einmal ab. Diese Blockierung der Reaktionsmöglichkeit ist aber an sich eine angstauslösende Bedingung.

Durch eine Schwangerschaft ist eine Frau direkt körperlich betroffen. Sollten sich Komplikationen ergeben, so ist sie unmittelbar gefährdet, auch wenn die reale Gefährdung wegen der vorhandenen medizinischen Möglichkeiten äußerst gering ist. Gegen auftretende Todesbefürchtungen, mögliche Komplikationen in bezug auf sich selbst und das Kind hat die Schwangere selbst keine ausführbaren Maßnahmen zur Verfügung, sie ist ausgeliefert den Interventionen anderer und diese strukturelle Gegebenheit kann Ängste bzw. Ängstlichkeit entsprechend verstärken.

Tabelle 3.2 Vergleich zwischen allgemein angstauslösenden Situationen und schwangerschaftsspezifischen Gegebenheiten

Merkmale allgemein angstauslösender Situationen (*Krohne* 1976, S. 104; *Fürntratt* 1974, S. 50)	Schwangerschaftsspezifische Gegebenheiten
Reaktionsblockierung, Ausführbarkeit alternativer Maßnahmen, situative Zwänge	Ausweglosigkeit des Schwangerschaftsgeschehens: die Frau muß z.T. passiv den Ablauf des Schicksals über sich ergehen lassen
Primäre Überstimulation, Stärke der Gefahrenreize im Verhältnis zur Gegenkraft des Individuums, Grad der Unmittelbarkeit der Gefährdung	Direktes körperliches Geschehen, Todesbefürchtungen, Komplikationen, Kindesgefährdungen
Neue Reize, jede Veränderung der Reizsituation	Erstmaliges Erleben von schwangerschaftsspezifischen Körperempfindungen bei primiparen Frauen
Stimulusunsicherheit, Lokalisierbarkeit der Gefahrenquelle	Unsicherheit hinsichtlich möglicher Komplikationen und adäquater Verhaltensweisen
Kognitive Inkongruität, Mangel an Kenntnissen und Fähigkeiten	Ungenügende Aufklärung über das Schwangerschaftsgeschehen, mangelnde realistische Einschätzung von Gefährdungen Tabuierung von Schwangerschaftsproblemen
Vorangehender Erregungszustand, Ängstlichkeit	Lange Dauer der schwangerschaftsspezifischen Vorgänge, sozialer Rollendruck

Bei Schwangeren ist zudem bei ungenügender Aufklärung über die Vorgänge während der Schwangerschaft und den Ablauf der Geburt bzw. bei der mangelnden Ausnützung von Vorbereitungsmöglichkeiten eine inadäquate Einschätzung ihrer Situation zu vermuten. Hinzu kommt, daß wegen der Tabuisierung von negativen Erlebnisweisen während der Schwangerschaft eine realitätsgerechte Auseinandersetzung verhindert wird. Selbstverständlich sind hier beträchtliche Unterschiede je nach der individuellen Situation der Schwangeren festzustellen.

Durch die lange Dauer der Schwangerschaft ist weiters die Möglichkeit eines sich langsam aufstauenden Erregungszustandes und die Erhöhung der Ängstlichkeit gegeben, besonders im letzten Schwangerschaftsabschnitt, in dem die erwartete Geburt unausweichlich immer näher kommt. Die Schwangere ist dabei zusätzlich einem sozialen Rollendruck ausgesetzt, denn das Geburtsereignis sollte ja für jede Frau den Abschluß ihrer Identitätsfindung darstellen (*Eicher* 1979). Implizit knüpft sich daran die Forderung an die Gebärende, sich auf die Mutterschaft zu freuen und sie zu bejahen. Man spricht auch von einer Geburt als einem „freudigen Ereignis". Jede Frau muß aber dieses Ereignis erst einmal bewältigen, ganz abgesehen davon, ob sie in dem Kind auch wirklich das Ziel ihres Lebens sieht. Aber allein der soziale Druck, jetzt ihre weibliche und biologische Potenz wirklich zu beweisen, kann wiederum zur Verstärkung der Angst der Schwangeren beitragen.

3.2.2. Lerngelegenheiten von Schwangerschaftsängsten

Im Rahmen der Lentheorie wird die Entstehung von Angst und Angstreaktionen durch klassische und operante Konditionierungsvorgänge zu erklären versucht (*Birbaumer* 1973, S. 4 f.).

Beobachtungslernen, d.h. die Beobachtung einer anderen Person in solchen Situationen, kann dabei stellvertretend für die am eigenen Leib erlebte Erfahrung wirken.

Nach dem Paradigma des klassischen Konditionierens genügt die ein- oder mehrmalige raum-zeitliche Paarung eines zuerst neutralen Reizes (konditionaler Stimulus) mit einem aversiven Reiz (unkonditionaler Reiz), um auch auf den neutralen Reiz dieselbe Angstreaktion (konditionierte Reaktion) auszulösen wie auf den aversiven Reiz (unkonditionierte Reaktion).

Schmerzreize können in bestimmten Situationen (unkonditionierter Reiz) Angstreaktionen (unkonditionierte Reaktion) auslösen. Nach dem mehrmaligen Auftreten von Schmerzreiz und Angstreaktion können auch Merkmale der Situation (konditionale Reize), in der diese Reiz-Reaktionspaarung auftrat, Angstreaktionen bewirken (konditionierte Reaktion). Es kann auch zu einer Ausbreitung des Auftretens von Angstreaktionen auf ähnliche Reize erfolgen, wie sie bei dem Konditionierungsvorgang präsent waren. Diese Ausbreitung der gelernten Reaktion wird als Generalisation bezeichnet. Der dem Konditionierungsvorgang inverse Vorgang heißt Extinktion oder Löschung.

Nach den Prinzipien des operanten Konditionierens werden Angstreaktionen aufgrund der diesen Reaktionen unmittelbar folgenden Konsequenzen gelernt oder verlernt. Handelt es sich um belohnende Konsequenzen – dabei muß es keineswegs um äußerlich-materielle Belohnungen gehen, sondern es genügen auch interne Belohnungsstrategien (z.B. subjektiv verspürte Erleichterung) – so steigt die Wahrscheinlichkeit, daß Angstreaktionen in den entsprechenden Situationen öfter gezeigt werden.

Charakteristika der Situation, in deren Gegenwart verstärkt wird, werden diskriminative Reize genannt. Reaktionen auf solche Reize, die Stimuluskontrolle über die Angstreaktion haben, können auch durch andere Reize, die dem ursprünglichen ähnlich waren, ausgelöst werden. Man spricht in diesem Fall von einem Vorgang der Stimulusgeneralisation. Allgemein läßt sich sogar sagen: „Jeder beliebige Reiz, der mit angst- oder schmerzauslösenden Ereignissen gekoppelt wurde, kann selbst angstauslösende Wirkung erlangen" (*Cohen* 1971, S. 10).

Die hier beschriebenen Vorgänge können auch ausgelöst werden, wenn eine Person klassische oder operante Konditionierungen bloß bei anderen Personen beobachtet (Modell-, Imitations- oder Beobachtungslernen). Ein Kleinkind kann z.B. beim Besuch eines Krankenhauses sehen, wie andere Kinder Angstreaktionen in Gegenwart von Personen in weißen Kitteln zeigen. Ohne daß dieses Kind selbst konditioniert worden ist, kann es sein, daß es später gegenüber diesen Personen ebenfalls Angstreaktionen zeigt (*Tausch & Tausch* 1971, S. 128).

Es wurde immer wieder darauf hingewiesen, daß in unserer Kultur Schwangerschaft und Geburt mit Schmerzen assoziiert sind. Die wohl ausführlichste Zusammenstellung solcherart kulturell tradierter Vorstellungen, mit denen Schwangere oftmals auf drastische Weise konfrontiert werden, stammt von *Grantly Dick-Read* (1958). Einige der wesentlichsten Tradierungsmöglichkeiten von Schwangerschaftsängsten sollen in Anlehnung daran aufgezeigt werden. In einer Bibelstelle (1. Mos., 3,16) wird gesagt, daß als Folge des Sündenfalles das Kindergebären mit Schmerzen verbunden ist: „Gott der Herr sprach zum Weibe: Ich will dir viel Schmerzen schaffen, wenn du schwanger wirst; du sollst unter Schmerzen Kinder gebären." Diese Bibelstelle wurde bis in die jüngste Zeit von kirchlichen Autoritäten als Rechtfertigung der Opposition gegen jede Schmerzlinderung bei Frauen unter der Geburt verwendet. Erst am 8. Januar 1956 wurden von Papst Pius XII. Schwangerschaftsvorbereitungsmethoden gutgeheißen, die eine Angst- und Schmerzlinderung mit sich bringen (*Mitchell* 1976, S. 18).

Es scheint eine Ironie des Schicksals zu sein, daß die genannte Bibelstelle ursprünglich gar nicht die Bedeutung besaß, die ihr der Bibelübersetzer gegeben hatte. Eigentlich hätte der mit „Schmerzen" übersetzte Begriff mit „Mühe, Beschwerden, Mühsal, Arbeit" übersetzt werden müssen. Der mittelalterliche Übersetzer der Bibel hatte aber – scheinbar aus seiner oder der Erfahrung seines Kulturkreises heraus – diese andere Bedeutung gewählt, mit der jahrhundertelang das Schmerzerleben unter der Geburt als natürlich und gottgewollt dargestellt werden konnte. Auch der Ausdruck „Wehmutter" (= Hebamme) – der ja auch Geburtsschmerzen suggeriert – scheint erst von Martin Luther geprägt worden zu sein, denn vor 1540 ist diese Wortbildung nicht nachweisbar.

Aus den verschiedensten Beweggründen heraus werden Geburten oft in der schrecklichsten Art und Weise ausgemalt oder dargestellt. In Filmen oder Büchern wird dieses Thema gerne aufgenommen, um Spannung und Dramatik zu erzeugen; beispielsweise in dem älteren Film „Vom Winde verweht" bis hin zu „Pretty Baby". Da man damit auf ein gesellschaftlich präformiertes Gedankengebilde trifft, hat ein solches Unterfangen zumeist Erfolg; daß dadurch die negativistischen Erwartungshaltungen gegenüber dem Geburtsgeschehen wiederum bestärkt werden, kümmert den jeweiligen Autor oder Regisseur wenig. In ähnlicher Weise können Schwangere von ihrer engsten Umgebung, ihren Müttern, Freundinnen oder Ehemännern beeinflußt werden. Schwierigkeiten bei eigenen Geburten werden oft in drastischer Weise dargestellt. Dazu kommen Berichte über mißgebildete oder geburtsgeschädigte Kinder etwa in der Nachbarschaft, im Familien- oder Freundeskreis. Diese negative Beeinflussung beschränkt sich nicht nur auf die Schwangerschaftsperiode, sondern auch auf die Zeit unmittelbar vor oder während der Geburt, wenn die Frau durch eine aufgeregte und unsichere Atmosphäre weiter verängstigt wird.

Bisweilen erhält man aus „Frauengesprächen" den Eindruck, daß manche Frauen, aus welchen Gründen auch immer, in geradezu sado-masochistischer Weise auf Probleme ihres Körpers, auf Krankheiten, Schwierigkeiten der Geburt etc. fixiert sind. Dabei macht es für einige auch wenig aus, ob es sich tatsächlich um bemerkenswerte Probleme oder um im statistischen Sinne ganz „normale" Veränderungen und Ereignisse handelt. Solchen negativen Berichten wird leider wieder von anderen Frauen ein wesentlich höherer Informationswert beigemessen als Erzählungen über unproblematische Geburtsverläufe, die weiter nichts Sensationelles an sich haben.

Auch unverarbeitete Eindrücke, die eine Frau bei den Besuchen beim Gynäkologen erhalten hat, können angstauslösend wirken. Unverstandene Fachtermini, nonverbal vermittelte Gefährdungshinweise durch Arzt oder Krankenhauspersonal und die unvorhersehbar daran anknüpfenden Gespräche der Frauen darüber können insgeheim gehegte Befürchtungen bestärken. Da zwischen Arzt und Patient bisweilen eine aus Respekt und Eingeschüchtertheit errichtete Mauer besteht, ist es oft schwierig, daß Frauen von sich aus durch direkte Fragen an den Arzt sich Sicherheit über gemachte Andeutungen verschaffen. Ein Beispiel, durch welche subtilen Gegebenheiten die Gefühlswelt einer werdenden Mutter beeinträchtigt werden kann, ist bei folgendem Vorfall aus einer Vorsorgeuntersuchung zu sehen: Auf dem Protokoll über eine Ultraschalluntersuchung hatte eine Schwangere ein Fragezeichen hinter der Angabe des kindlichen Kopfdurchmessers gesehen und sich aber nicht getraut, den Arzt daraufhin anzusprechen. Dieser Vorfall hat äußerst beunruhigend auf die Klientin, Teilnehmerin bei einem Desensibilisierungsprogramm, gewirkt.

Weiter kann man darüber spekulieren, daß für die Geburt eventuell unangenehme Erfahrungen, die anläßlich früherer Klinikaufenthalte gemacht worden sind, auf die Entbindung übertragen oder generalisiert werden (*Haas* 1975, S. 45). D.h. es ist mit den speziellen Ängsten zu rechnen, die allgemein mit einem Krankenhaus zusammenhängen.

3.2.3. Psychoanalytische Sichtweisen von Schwangerschaftsängsten

Die mit den bisherigen Ausführungen z.T. inkongruenten, z.T. ergänzenden psychoanalytischen Hypothesen zur Angstentstehung wurden mehrmals zusammenfassend dargestellt (*Krohne* 1976, S. 11; *Levitt* 1971, S. 22). Danach unterscheidet *Freud* drei Arten der Angst, die eine unterschiedliche Genese besitzen, und zwar *Realangst, neurotische Angst* und *moralische* („Über-Ich-") *Angst.* Realangst entsteht, wenn das Ich Vorgänge in der Umwelt wahrnimmt, von denen es aufgrund der bisherigen Erfahrungen des Individuums wahrscheinlich ist, daß es dadurch beeinträchtigt oder geschädigt wird. Diese antizipierten Beeinträchtigungen oder Bedrohungen können vorweggenommene Verletzungen des Organismus oder das Fehlen von Mitteln zur Befriedigung der Bedürfnisse des Organismus sein. Diesen signalisierten Gefahren kann sich der Organismus durch Flucht- oder Vermeidungsverhalten entziehen, wobei im Falle der Realangst Einsicht in die Motive der Flucht- oder Vermeidungshandlungen besteht.

Neurotische Angst entsteht durch die Wahrnehmung von Triebregungen aus dem Es, deren Verwirklichung aufgrund frühkindlicher Erfahrungen eine Beeinträchtigung des Organismus als wahrscheinlich erscheinen lassen. Bei den „gefahrvollen“ Triebregungen des Es handelt es sich um gesellschaftlich tabuierte Triebe, zumeist sexueller Art. Die antizipierte Beeinträchtigung stellt bei männlichen Personen die Kastration und bei weiblichen der Verlust des Liebesobjektes dar. Die dadurch ausgelöste Reaktion ist die Verdrängung der inneren Triebregungen. Dieser Vorgang erfolgt un- oder vorbewußt. Gelingt die Verdrängung nicht, so kommt es zu Symptommanifestationen (Phobien, Zwangsneurosen, Hysterie) bzw. der überstarken Ausbildung bestimmter Angstabwehrmechanismen.

Moralische oder Über-Ich-Angst entsteht, wenn das Ich Gedanken und Vorstellungen erlebt, die mit den Geboten und Verboten des Über-Ich, d.h. der moralischen Instanz einer Person, nicht im Einklang stehen. Moralische Angst wird nicht als Furcht, sondern als Scham- oder Schuldgefühl erlebt. Die antizipierte Gefahr ist auch hier wieder die der Kastration bzw. des Verlustes an sozialem Kontakt. Als mögliche Reaktion steht dem Ich eine Anpassung an die Forderungen des Über-Ichs bzw. die verschiedenen Angstabwehrmechanismen zur Verfügung.

Reimann-Hunziker (1962) hat darauf hingewiesen, daß Versager bei den psychoprophylaktischen Vorbereitungskursen ein gestörtes Verhältnis zu ihrer Sexualität aufweisen. Die sexuelle Erziehung ist immer noch eng an die Moralvorstellungen der Kirchen gebunden, nach denen alles Sexuelle „sündhaft“ ist. Eine Geburt steht mit dem sexuellen Bereich in mehrfacher Beziehung. Die Abwehr- und Schuldgefühle, die dadurch auch auf das Geburtsgeschehen übertragen werden, machen es für die werdende Mutter schwierig, die Geburt ihres Kindes frei von Angst und als ein natürliches und glückliches Geschehen zu erleben. Die Geburtsschmerzen werden geradezu als eine Strafe zur Sühnung des „Fehltrittes“ erwartet und herbeigesehnt. Eine adäquate Sexualerziehung in der Jugendzeit wäre damit eine Voraussetzung für einen leichten Geburtsverlauf. Ähnliches meinte auch *Friedman* (1972b, S. 34): „Neun Monate ist zu wenig und zu spät, um mit einem lebenslangen Prozeß an Gehirnwäsche fertig zu werden. Aufklärung über die Geburt muß erfolgen, sobald die Sexualerziehung beginnt.“ Daß diese an Einzelfällen gewonnene Beobachtung auch generellere Bedeutung hat, geht aus dem Zusammenhang zwischen einer positiven Einstellung zur Sexualität und einem hohen Entspannungsgrad während der Geburt hervor (*Lukesch & Lukesch* 1976, S. 38).

Von *Helene Deutsch* (1954) wurde vom psychoanalytischen Standpunkt aus eine ganze Reihe von möglichen Gründen für Schwangerschafts- oder Gebärängste aufgewiesen. Dabei wird die bisher aufgezeigte Wirksamkeit realer Lerngelegenheiten von Ängsten nicht in Frage gestellt, sondern nur die Bedeutsamkeit der internen psychischen Verarbeitungsprozesse besonders betont. Ein mögliches Motiv für das Entstehen von Schwangerschaftsängsten sieht *Deutsch* (a.a.O., S. 119) in alten Schuldgefühlen der eigenen Mutter gegenüber und in daran anschließenden masochistischen Selbstbestrafungstendenzen der Frau. Derentwegen kann die antizipierte Gefährdung überstark erlebt werden. „Bei diesen Frauen nimmt die optimistische Zukunftsidee: ‚Ich werde ein Kind haben‘ den Charakter eines ekstatischen Erlebnisses an, dem sich sofort die pessimistische Neigung ‚ich werde, ich darf keins haben, ich werde es verlieren, ich werde es mit dem Tode bezahlen‘ entgegenstellt“. Auch andere Schuldgefühle können während einer Schwangerschaft auftauchen. *Deutsch* konnte zum Beispiel beobachten, „wie sehr die Mutterschaft dadurch belastet wurde, weil die vom geliebten Manne verlassene ‚Andere‘ wie ein Schatten das Glück der Erwählten begleitete. Der neue und der alte Schatten verbündeten sich zum mütterlichen Fluche."

Bei unerwünschten Schwangerschaften wären die Ängste um das Kind sogar als Resultat von Schuldgefühlen dem Kind gegenüber zu sehen, die aus nicht eingestandenen Todeswünschen resultieren. Diese Interpretation unterlegt vor allem *Rottmann* (1974, S. 373) der von ihm konstruierten Skala zur Messung der „Furcht, das Kind zu verletzen". Zumindest in unbewußter Feindseligkeit der Mutter gegenüber dem Kind sieht auch *Ferreira* (1960, S. 559) die psychologische Bedeutung der mütterlichen Verletzungsangst. Den durch Information über die zur Zeit äußerst geringe Gefahr, daß eine Mutter bei der Entbindung stirbt, nicht zu beseitigenden Todesängsten von Schwangeren unterlegt *Deutsch* (a.a.O., S. 130) eine tiefere Bedeutung: „um (das Kind) zu dem Wesen zu machen, das außerhalb ihr *ist,* muß sie es aus dem Tiefsten hergeben und entledigt sich dadurch *nicht seiner allein,* sondern *ihrer selbst* mit ihm. Sie verliert nicht nur es, sondern sich selbst mit ihm. Das scheint mir im Tiefsten das Wesen jener Todesangst und Todesahnung zu sein, die *jede* schwangere Frau in sich trägt und wodurch *Lebengeben* auch zum *Lebenverlieren* wird."

An anderer Stelle spricht Helene *Deutsch* davon, daß die Trennung des Kindes von der Mutter dem Tod gleichzusetzen sei „und erst, wenn durch die Mutterliebe das Kind neu empfangen wird, werden die Todesgeister verscheucht" (a.a.O., S. 131). Die Todesangst der Mutter wäre demnach eigentlich eine verschobene „Trennungsangst". Diese Trennungsangst muß dabei nicht nur „ich verliere das Kind" heißen, sondern kann auch „das Kind verliert mich" bedeuten. D.h., diese Befürchtung kann auch durch die während der Schwangerschaft erfolgte Identifikation mit dem Kind motiviert sein (a.a.O., S. 165). Bei anderen Frauen soll hingegen durch die bevorstehende Trennung von dem Kind der Kastrationskomplex neu belebt werden.

Ein interessantes Detail aus einer empirischen Untersuchung soll hier angeführt werden, da es im Rahmen der psychoanalytischen Sichtweise interpretiert werden kann: *Ringler* (1980 b) fand, daß zwei Gruppen von Frauen vor der Geburt ihre Angst bedeutsam erhöhten, und zwar Raucherinnen und übergewichtige Frauen. Während aber bei den Raucherinnen das Angstniveau im Wochenbett wieder deutlich absank, blieb es bei adipösen Frauen weiterhin erhöht. Diese Beobachtung läßt sich an dieser Stelle insofern anführen, als bei Raucherinnen das Vorhandensein einer Realangst vermutet werden kann (die möglichen Schädigungen des Kindes durch Rauchen der Mutter sind hinlänglich bekannt), die zurückgeht, wenn die Befürchtung sich als nicht bestätigt erweist und das Kind gesund ist. Bei übergewichtigen Frauen scheint jedoch der Aspekt der ängstlichen Überbesorgtheit zu dominieren, der durch die Geburt des Kindes noch weitere Nahrung bekommt.

3.2.4. *Kognitive Erklärungsversuche*

Eine dritte Gruppe von Theorien über die Entstehung und Veränderung von Ängsten betont die kognitiven Prozesse, die eine Angstreaktion begleiten und diese modifizieren. Zentral für diese Theorien sind die Prozesse der Erwartungsbildung und der Bewertung von angsterzeugenden Reizen. Die Stärke und Richtung von Angstreaktionen wird als das Produkt dazwischengeschalteter kognitiver Verarbeitungsprozesse nach der Wahrnehmung angsterzeugender Stimuli angesehen. Durch diese Theorien kommt eine Vielzahl von angstauslösenden Faktoren sowie an Möglichkeiten der Angstverarbeitung in das Blickfeld, die bei den anderen Angsttheorien nicht thematisiert werden.

Lazarus und *Averill* (1972) verstehen Angst als eine Emotion, die wie andere Emotionen auch auf einer kognitiven Bewertung einer Bedrohung beruht. Der kognitive Bewertungsprozeß vermittelt zwischen situativen sowie dispositionalen Bedingungen auf der einen und emotionalen Reaktionen auf der anderen Seite. Angst entsteht, wenn die Bewertung so ausfällt, daß sich das Individuum nicht mehr fähig fühlt, in sinnvoller Weise mit einer Bedrohung fertig zu werden.

Die Bewertung beruht auf symbolischen, antizipatorischen und ambivalenten (unsicheren) Elementen. (a) *Symbolische Elemente:* eine Situation wird dann als bedrohlich beurteilt, wenn aufgrund subjektiver Erfahrungen und Dispositionen, die die Wahrnehmung und Interpretation einer Situation determinieren, die Integrität der kognitiven Schemata einer Person, wie z.B. ihre Werte, Normen und Selbstkonzepte, durch die die äußere und innere Umwelt strukturiert und mit Sinn erfüllt werden, gefährdet erscheint. (b) *Antizipatorische Elemente:* Das Bedrohungserlebnis konstituiert sich aus der gedanklichen Vorwegnahme (Erwartung) einer Beeinträchtigung (Beachtung und entsprechende Interpretation von Hinweisreizen). (c) *Mehrdeutige Elemente:* Die Bewertung ist mit Unsicherheit verbunden, d.h., es besteht sowohl hinsichtlich der Art der Bedrohung als auch der möglichen Abwehrreaktion Unsicherheiten.

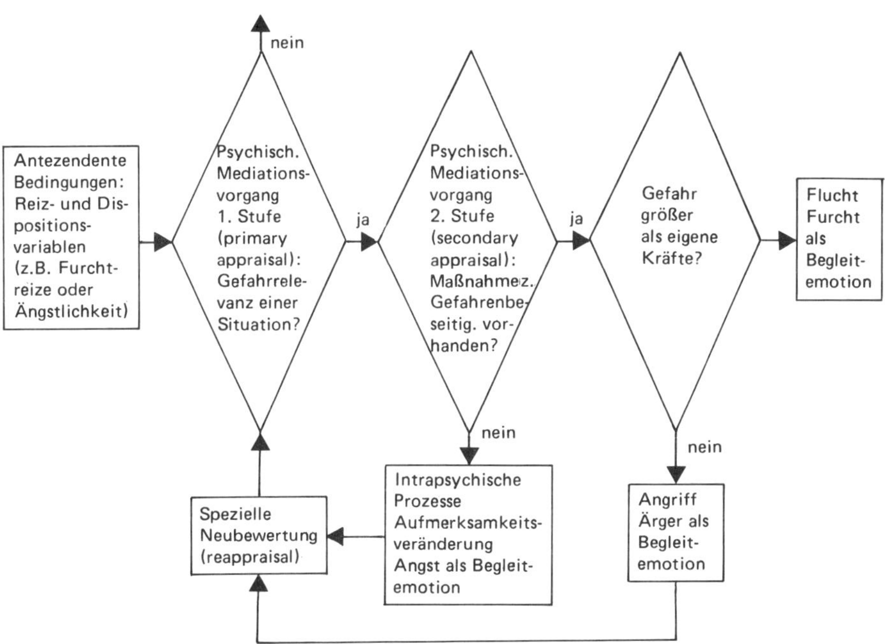

Abb. 3.2 Schema der Angstauslösung und -verarbeitung nach der Theorie von *Lazarus* (1966; übersetzt von *Krohne,* 1976, S. 98)

Die kognitiven Prozesse der Bewertung stellen die Vermittler zwischen der umgebenden (Gefahren-)Situation und der emotionalen Reaktion (auf allen Ebenen) dar. Das Angstgeschehen läßt sich als mehrphasiger Bewertungsprozeß darstellen, der auch die Suche nach der Ausführung sinnvoller Bewältigungsstrategien einschließt. Der Bewertungs- oder Mediationsvorgang umfaßt dabei drei Bewertungsphasen (vgl. Abb. 3.2):

(a) In der ersten Phase (primary appraisal) wird eine Situation auf ihre Relevanz und ihre wahrscheinliche Konsequenz (Nützlichkeit oder Schädlichkeit) beurteilt. Das Ergebnis dieses wie auch der anderen Bewertungen ist abhängig von Situations- und Dispositionsvariablen. Zu den ersteren zählt etwa das Verhältnis der Gefahrenstimuli im Vergleich zu den aktivierbaren Gegenkräften des Individuums und die zeitliche Distanz zur Gefährdung, zu den letzteren etwa dominante Motive, intellektuelle Fähigkeiten oder Erwartungshaltungen (Ängstlichkeit).

(b) In der zweiten Phase (secondary appraisal) erfolgt eine Analyse der Möglichkeiten zur Situationsbewältigung (Coping-Strategien). Ging es im ersten Bewertungsprozeß um die Diagnostizierung einer Gefahr, so werden nun Maßnahmen zur Bedrohungsbewältigung gemacht. Auch dabei sind wieder Situations- und Dispositionsvariablen bedeutsam, z.B. die Lokalisierbarkeit der Gefahrenquelle; Normen, die prinzipiell mögliche Abwehrmaßnahmen in bestimmten Situationen verbieten; dominante Motive, deren Verletzung eine Beeinträchtigung erwarten läßt, Ichstärke und Impulskontrolle; individuelle Bevorzugung von Abwehrmechanismen. Ergibt die zweite Bewertung, daß keine direkte Handlung möglich ist, so reagiert das Individuum mit Angst und in der Folge mit psychischen Abwehrmechanismen. Eine Möglichkeit besteht dabei in der Aufmerksamkeitsveränderung. Bei *vigilanter Angstabwehr* beschäftigt sich die Person verstärkt mit den bedrohlichen Komponenten einer Situation. Dadurch wird eine Verdeutlichung der Situation mit der Konsequenz erreicht, daß das Individuum wieder handlungsfähig ist. Bei *defensiver Angstabwehr* wird eine Mehrdeutigkeitsreduktion durch Abwendung von den angstinduzierenden Komponenten einer Situation bzw. deren Interpretation als ungefährlich erreicht. Je nach Art der Aufmerksamkeitsveränderung kommt es bei diesem Bewertungsvorgang zu einer defensiven oder realistischen Neubewertung der Situation.

(c) In einer letzten Phase, dem Neu- bzw. Wiederbewertungsprozeß (reappraisal) wird eine Neubewertung der Situation vorgenommen. Diese Bewertung beruht auf einer veränderten Evaluationsbasis: den angeführten Handlungen und ihren Auswirkungen; Reflexionen über die Bedingungen, aufgrund derer die ursprünglichen Einschätzungen erfolgten; Feedback der emotionalen Reaktion als Stimulus. Wird bei dieser Neubewertung festgestellt, daß durch die ausgeführten Reaktionen die angstauslösenden Ursachen beseitigt sind, so ist der Bewertungsprozeß abgeschlossen. Andernfalls werden die einzelnen Stufen des psychischen Mediationsvorgangs erneut durchlaufen.

Ergebnis dieser Bewertungsprozesse kann sein:

- eine direkte Aktion (all das, wofür sich die behavioristisch orientierte Psychologie interessiert, z.B. Angriff)
- oder ein intrapsychischer Prozeß (der in der klinischen Psychologie interessiert, z.B. Wiederbewertung, Aufmerksamkeitsveränderungen, wunscherfüllende Phantasien, Abwehrmechanismen), wobei die Frage nach der Natur der *intrapsychischen Prozesse* für *Lazarus* der eigentliche Gegenstand der Angst- und Angstverarbeitungsforschung ist. „Intrapsychische Prozesse werden dann in Gang gesetzt,

wenn eine Person keine direkten Handlungsmöglichkeiten zur Vermeidung bzw. Beseitigung einer Bedrohung sieht. Intrapsychische Prozesse stellen somit *kognitive Formen der Beseitigung* eines Konflikts dar, der dadurch entstanden ist, daß einerseits auf der Stufe des primary appraisal eine Situation als bedrohlich bewertet wurde, auf die andererseits beim secondary appraisal keine adäquaten Beantwortungsarten gefunden werden konnten. Angst kann als das emotionale Korrelat dieses Konflikts angesehen werden" (*Krohne* 1976, S. 84 f.).

Die Nachteile der kognitiven Ansätze liegen in der mangelnden empirischen Absicherung und einer meist vieldeutigen Interpretierbarkeit der Ergebnisse (*Fliegel* 1978, S. 73).

Es besticht aber gegenüber der Reiz-Reaktions-Theorie die „breite, differenzierte und verhältnismäßig ‚lebensnahe' Thematisierung der Angst. Sie wird aber erkauft um den Preis eines Verlusts an Durchsichtigkeit der Zusammenhänge, Explizitheit der Ableitung und Eindeutigkeit der Interpretation" (*Krohne* 1976, S. 103), eindeutig bedingt durch die große Zahl von Parametern, zwischen denen auch noch relativ komplexe Formen von Wechselwirkungen angenommen werden (z.B. zwischen Gefährlichkeit des Stimulus und Dispositionsvariablen).

Dennoch zählt der kognitive Ansatz zu den brauchbarsten der neueren Angst- und Angstabwehrforschung (*Krohne* 1976, S. 103), denn er „stellt sich insgesamt als der differenzierteste und umfangreichste dar; er berücksichtigt Angst auf allen drei Reaktionsebenen, er umfaßt auf kognitiver Ebene sowohl die Bewertung von Situationen als auch von Bewältigungsmöglichkeiten, er postuliert ein Rückkoppelungsmodell, das zu einer Überprüfung der Bewältigungsreaktionen führt und schließlich auch zu einer Neubewertung der Situation, er differenziert zwischen Angst, Furcht und Phobie" (*Fliegel* 1978, S. 72 f.). Dadurch wird ferner versucht, eine differenzierte Form der Verbindung zwischen den Konzepten der Angst und der *Angstabwehr* herzustellen und dies ermöglicht über das Konzept der Bewertung, die Genese und Ausübung unterschiedlicher Formen der Angstabwehr zu erklären (*Krohne* 1976, S. 103 f.).

Ein interessanter Versuch, die Schwächen des kognitiven Ansatzes in den Griff zu bekommen, stellt der neue Entwurf einer Aufmerksamkeits-Perseverations-Theorie der Angstdifferenzierung (APTAD) von *Butollo* (1979, S. 103) dar. *Butollo* (1979, S. 103) gibt an, in seinem „Mikromodell" hypothetische Prozesse zu beschreiben, die im Streßbewältigungsmodell nach *Lazarus* (1966) vorwiegend den Schritten der kognitiven Streßbewältigung entsprechen. Gemeinsam ist beiden Modellen, daß sie den kognitiven Prozessen bei der Angstentstehung und Bewältigung, also der Informationsverarbeitung, große Beachtung schenken und ein Rückkoppelungsmodell postulieren. Anders als bei *Lazarus*, ist jedoch nicht die Kognition Vermittler zwischen Situation und emotionaler Reaktion, sondern jede abrupte Änderung einer autonom-nervösen Aktivierung löst Kognitionen zur Suche nach den Signalreizen und Bewältigungsstrategien aus. Im Falle einer aversiven Aktivierungsänderung (Schmerz, Schreck usw.) ist die *Begleitemotion* dieser Vorgänge Angst (*Butollo* 1979, S. 119). Bei *Lazarus* dagegen wird Angst erst durch kognitive Prozesse bedingt, die einen komplexen Bewertungsprozeß beinhalten. Dies scheint der entscheidenste Unterschied dieser Modelle zu sein. Eine weitere Unterscheidung besteht darin, daß für *Butollo* (1979, S. 104) Angst eine „sekundäre Mischemotion" ist. Sie ist eigentlich das Ergebnis der Blockierung nicht abgeleiteter Emotionen wie Ärger, Furcht (vgl. den Begriff „unentschiedene Furcht" bei *Epstein* 1977, S. 242).

Ziel der Angstbewältigung ist eine Differenzierung der Angst durch kognitive Prozesse in diese primären Gefühle. Diese Gefühle werden bereits weniger aversiv empfunden als Angst. Sie sind die Voraussetzung für eine realitätsgerechte Suche nach Bewältigungsmöglichkeiten. Wird eine Angstreduktion auf direktem Weg angezielt, d.h. durch Abwehr der Angst, so wirkt diese Reduktion zwar kurzfristig erleichternd und so verstärkend, sie führt aber auf lange Sicht zu einer realitätsunangemessenen, voreiligen Auswahl einer Bewältigungshandlung. Auf die Dauer tritt bei diesem einseitig angstvermeidenden Verhalten wieder die Begleitemotion Angst auf und führt zu einem Circulus vitiosus (zu chronischer Angst).

Die kognitiven Prozesse der Informationsverarbeitung beschreibt *Butollo* (a.a.O.) auf der Basis der Psychologie der Aufmerksamkeit, des Assoziationslernens und des Verstärkungslernens. Er bewegt sich damit in einem präziseren Begriffsschema als *Lazarus,* wenngleich hier wiederum die Gefahr besteht, daß komplexe Phänomene nicht angemessen erfaßt werden.

Will man mit *Fliegel* (1978, S. 52 u. S. 72) die Angst-Theorien mit Hilfe des Kriteriums bewerten, inwieweit die Komplexität der drei Angstreaktionsebenen berücksichtigt wird, läßt sich folgendes Resümee ziehen: Während sich die lerntheoretischen Ansätze gemäß ihrem Anspruch “to restrict their analysis and operations to discrete and blantly observable phenomena” (*Mahoney* 1974) besonders auf die motorische und physiologische Ebene konzentrieren, aber die Versuche, kognitive Variablen zu erfassen, im Rahmen der klassischen Lerntheorie fehlschlugen, genügen die kognitiven Ansätze schon eher diesem Anspruch, wenngleich sich ihre Aussagen nur schwer belegen lassen.

3.3. Empirische Ergebnisse über Beeinflussungsfaktoren der Angstausprägung während der Schwangerschaft

Schwangerschaftsängste sind in ein Feld komplexer sozialer Wechselbeziehungen eingebettet, die als distale Antezedenzien der Angstausprägung angesehen werden können. Obzwar es letztlich auf die individuellen Erfahrungen mit Angstinhalten und die im Laufe der Zeit aufgebauten Angstbewältigungsmechanismen ankommt, sind eine Reihe sozialer Konstellationen aufweisbar, die über diese individuellen Aspekte hinaus angstprovozierend wirken.

3.3.1. Parität

Vielfach wird angeführt, Erstgebärende seien stärker als Mehrfachgebärende durch Schwangerschaftsängste gekennzeichnet. Dies stimmt allerdings nicht mit den sehr heterogenen Befunden überein. Nach *Zettler* und *Müller-Staffelstein* (1977, S. 122) sind in der Gruppe Schwangerer mit hoher situationsbezogener Angst signifikant mehr multipare als primipare Frauen vertreten. *Winokur* und *Werboff* (1956) hatten aufgrund von kurzen schriftlichen Mitteilungen über die Gefühle werdender Mütter solche identifiziert, die wegen der Schwangerschaft oder hinsichtlich des Kindes ängstlich-besorgt waren. In dieser Gruppe, die 22,6% aller Frauen ausmachte, waren multipare häufiger zu finden als primipare. *Nilsson* (1970, S. 35) hatte in seiner Untersuchung unter den Mehrfachgebärenden wesentlich häufiger solche mit Geburtsangst gefunden als unter den Erstgebärenden.

Gerade entgegengesetzte Befunde teilte *Ferreira* (1960, S. 557) mit; die von ihm befragten Erstgebärenden erreichten auf der Skala „Verletzungsangst gegenüber dem Kind" höhere Werte als die Mehrfachgebärenden, was er auf die größere Unerfahrenheit dieser Müttergruppe, die im letzten Schwangerschaftsmonat getestet worden war, zurückführte. Auch *Doty* (1967, S. 206) fand bei Erstgebärenden ein höheres Ausmaß an Schwangerschafts- und Geburtsängsten als bei Mehrfachgebärenden.

Keine Unterschiede in Abhängigkeit von der Parität hatte wiederum *Heinstein* (1967, S. 222) in bezug auf Angst um sich selbst bzw. Angst um das Kind gefunden. Ebenso traten in den Untersuchungen von *Lukesch* und *Lukesch* (1976, S. 28) sowie *Lukesch* und *Rottmann* (1976, S. 11) keine Mittelwertsunterschiede zwischen multi- und primiparen Frauen (und deren Männer) hinsichtlich Geburts- und Verletzungsangst auf. *Schmidt* (1978) konnte keine Unterschiede in bezug auf situationsbezogene Ängste bei Frauen im letzten Schwangerschaftsdrittel finden, ebenso *Pavelka* et al. (1980), welche drei Mal Angstwerte wahrend der Schwangerschaft und im Wochenbett erhoben hatten.

Die empirischen Resultate zu diesem Bereich sind also äußerst widersprüchlich. Erklärungen, etwa wegen unterschiedlicher methodischer Vorgehensweisen, lassen sich nicht eindeutig finden. Vermuten läßt sich aber, daß Parität ein Faktor ist, der sehr Unterschiedliches bedeuten kann, z.B. Unerfahrenheit und deshalb Unsicherheit bei Erstgebärenden, möglicherweise negative Erlebnisse bei früheren Geburten Mehrfachgebärender, unterschiedliche Erwünschtheits- und Geplantheitsgrade des Kindes (und über diesen Umweg nach psychoanalytischer Interpretation also mehr Ängste bei Mehrfachgebärenden) oder temporäre Unterschiede in bezug auf Aufklärung und Wissen über Schwangerschaftsvorgänge und den Geburtsablauf. Damit soll gesagt sein, daß vermutlich nicht der Faktor Parität von ausschlaggebender Bedeutung ist, sondern andere, jeweils in individueller Weise mit Parität gekoppelte Bedingungen.

3.3.2. Zivilstand

Bereits in Kap. 1.3.4. wurde darauf verwiesen, daß in unserer Gesellschaft eine Schwangerschaft für eine nichtverheiratete Frau eine wesentlich höhere Belastung darstellt als für eine verheiratete. Dies kommt in vermehrt auftretenden negativen Erlebnisweisen während der Schwangerschaft zum Ausdruck. Nach *Lukesch* (1978, S. 103) geben zwar ledige Mütter einen geringeren Grad an Erwünschtheit der Schwangerschaft an, sie sind wegen der Schwangerschaft stärker belastet und sie zählen mehr schwangerschaftsbedingte Verzichte auf; Unterschiede zu verheirateten Müttern in bezug auf Geburtsangst oder Verletzungsangst gegenüber dem Kind waren nicht vorhanden. Ähnliche Ergebnisse wurden auch in einer früheren Untersuchung von *Lukesch* und *Rottmann* (1976, S. 11) gefunden.

Hingegen zeigte sich, daß einmal geschiedene und nicht mehr verheiratete Frauen sich deutlich von anderen absetzen, und zwar durch deutlich erhöhte Geburtsangst (*Lukesch* & *Lukesch* 1976, S. 28) und durch eine starke Ablehnung des Stillens (*Lukesch* & *Rottmann* 1976, S. 11).

Unterschiede in bezug auf Ängstlichkeit bzw. Geburtsangst sind also bei einem Vergleich zwischen ledigen und verheirateten Frauen nicht festzustellen (*Schmidt* 1978; *Zuckerman* et al. 1963), obwohl sich bei Betrachtung anderer Kriterien (Geplantheit, Erwünschtheit, Morbidität) recht deutliche Differenzen zeigten. Eventuell ist auch hier zu vermuten, daß andere Bedingungen (wie die Qualität der Partnerbeziehung) von ausschlaggebender Bedeutung sind bzw. die Variable Zivilstand überlagern.

3.3.3. Sozialstatus

Eine eindeutige Beziehung ist hingegen zwischen den verschiedensten Kriterien zur Feststellung der Zugehörigkeit zu sozialen Schichtungsgruppen und Schwangerschaftsängsten festzustellen. Mit Zugehörigkeit zu schlechter gestellten sozialen Schichtungsgruppen steigen sowohl Geburts- als auch Verletzungsängste gegenüber dem Kind an (*Lukesch* & *Lukesch* 1976, S. 29; *Lukesch* 1978; *Hyneck* 1978, S. 105, *Wenderlein* 1978, S. 325), und dies sowohl bei Frauen wie auch deren Männern. Es macht dabei auch wenig aus, ob man als Einteilungskriterien die Höhe des Einkommens, das schulische Qualifikationsniveau oder das Berufsprestige verwendet.

Diese Beziehung hat sich auch in anderen Untersuchungen bestätigt. So wurde von *Helmbrecht* (1974, S. 59 f.) gefunden, daß die Häufigkeit von Sorgen und Befürchtungen wegen der Schwangerschaft sowohl in Abhängigkeit von niedriger Schulbildung wie auch geringem Berufsprestige zunimmt. Bei *Haas* (1975, S. 85) korrelierten hohe Angstwerte zu den verschiedenen Zeitpunkten der Schwangerschaft mit der Zugehörigkeit zu unteren sozialen Schichten, ebenso bei *Schmidt* (1978).

Bei *Heinstein* (1967, S. 222) wurde von schwangeren Frauen aus der unteren Sozialschicht (blue collar Berufe) während der Schwangerschaft ein höherer Grad an Angst um die eigene Person angegeben; hinsichtlich der Angst um das Kind wiesen die Werte zwar in dieselbe Richtung, erreichten jedoch nicht das Niveau der statistischen Signifikanz. Zusätzlich war bei Frauen mit einer kürzeren Schuldauer das Ausmaß der erlebten psychosomatischen Angst während der Schwangerschaft höher als bei Frauen mit einer besseren schulischen Ausbildung. Auch bei *Lubin* et al. (1975, S. 144) nahm in Abhängigkeit von der Dauer des Schulbesuches die mittels verschiedener Testverfahren festgestellte Angst während der Schwangerschaft signifikant ab. *Ferreira* (1960, S. 557) fand eine Abnahme der Verletzungsangst gegenüber dem Kind bei werdenden Müttern mit einer längeren Schulausbildung. Von *Davids* und *Rosengren* (1962) wurde schließlich gefunden, daß die Unzufriedenheit mit dem eigenen sozialen Status mit einem hohen Angstniveau (MAS) korreliert ist.

Es muß noch betont werden, daß ein Teil der Schwangerschaftsängste direkt auf die ökonomischen Lebensumstände der Schwangeren und ihrer Familien bezogen sind. Bei *Hirst* und *Strousse* (1938) war dies bei 75% der Frauen der Fall. Im Vergleich dazu waren Befürchtungen wegen des Gatten (7%), anderer Familienmitglieder (10%) oder Gesundheitsproblemen bei sich bzw. dem Kind (16%) als relativ unbedeutend anzusetzen.

Dies heißt also, daß der sozio-ökonomische Status, sei er nun durch objektive oder subjektive Kriterien gemessen, mit Ängstlichkeit bzw. schwangerschafts- und geburtsbezogenen Ängsten in konsistenter Weise zusammenhängt. Man müßte nun nach Erklärungen für diese Beobachtungsergebnisse suchen.

Eine erste Möglichkeit könnte in dem unterschiedlichen Informationsstand über schwangerschaftsspezifische Vorgänge liegen, der zusätzlich durch die geringeren Möglichkeiten an sachgerechter Aufklärung, und zwar wegen der größeren Distanz zu Ärzten und objektiven Informationsquellen, aufrechterhalten wird. Für die Richtigkeit dieser Vermutung sprechen die vorhandenen Untersuchungen über die Schichtspezifität des Wissens über Schwangerschaftsvorgänge, die Ausnutzung der Vorsorgemöglichkeiten, der Vorbereitungsmaßnahmen auf die Geburt und die Qualität der Informationsquellen, die bei auftretenden Fragen konsultiert werden (*Lukesch & Schmidt* 1979; DGK 1973). Es ist bedauerlich, daß sich diese seit langem bekannten Zusammenhänge bis heute wenig geändert haben.

Eine weitere Erklärungsmöglichkeit für die Zusammenhänge zwischen Schichtzugehörigkeit und Angstniveau kann in der allgemein höheren sozio-ökonomischen Belastung von Angehörigen sozial niedriger Schichten gesehen werden. Durch die Kumulation von Streßbedingungen (z.B. Berufsunsicherheit, geringes Einkommen usw.) erscheinen auch andere Lebensaufgaben als schwieriger lösbar und werden deshalb als verunsichernd und angstauslösend wahrgenommen.

Schließlich ist noch auf die Tendenz hinzuweisen, wie die Welt im allgemeinen von Angehörigen der sozialen Unterschicht erlebt wird, nämlich eher in der Art und Weise eines sich Ergebens in die einmal eingenommene Situation und soziale Lage. Diese „Schicksalsergebenheit“ bzw. die Machtlosigkeit, dagegen konstruktiv etwas unternehmen zu können, wird beispielsweise durch die Situation am Arbeitsplatz nahegelegt (*Lukesch* 1978, S. 106; *Lukesch* 1975). Überträgt man dieses Welterleben nun auf die Schwangerschaftssituation, so werden hier weniger Handlungsmöglichkeiten zur aktiven Bewältigung der Lebenslage erkennbar, die Frau findet sich passiv-erleidend mit ihrer Rolle als Gebärende ab; die schichtspezifischen Ausnützungsraten an den Schwangerschaftsvorbereitungskursen sind ein Ausdruck dafür, aber auch die Tatsache, daß eine Schwangerschaft bei Angehörigen der sozialen Unterschicht eher als eine Krankheit eingeschätzt wird (*Rosengren* 1961).

3.3.4. Partnerbeziehung

Als ein weiterer wichtiger Komplex von Einflußfaktoren auf die Intensität von Gebärängsten ist die Partnerbeziehung anzusehen. In der Tat ließen sich wiederum einige statistisch signifikante Beziehungen finden (*Lukesch & Lukesch* 1976, S. 31 f.): So ist einmal die Stabilität der Beziehung selbst wesentlich, d.h. Frauen, die angeben, sie selbst bzw. ihre Männer wären wahrscheinlich mit jemand anderem glücklicher geworden bzw. solche, die eigene Scheidungsgedanken zugeben oder beim Partner vermuten, weisen jeweils einen höheren Angstgrad auf. Auch bei den Ehemännern wiederholen sich diese Beziehungen. Recht deutlich wird dieser Zusammenhang auch, wenn man die Angaben über die Zukunftserwartung mit den Schwangerschaftsängsten in Beziehung setzt: Frauen mit Angst vor der Zukunft zeigen die höchste Verletzungs- und Geburtsangst; dies bestätigte sich auch in der Untersuchung von *Hyneck* (1978). Die Beurteilung, ob der Partner einen Belastungsfaktor für die Schwangerschaft dargestellt habe, steht wiederum bei den Männern in einer systematischen Beziehung zu den Schwangerschaftsängsten; auch hier fallen die Ergebnisse in der erwarteten Richtung aus, d.h. mit einem hohen Belastungsgrad geht auch ein hoher Angstgrad einher. Neben diesen Aspekten, welche eher die Stabilität und z.T. auch die emotionale Seite der Partnerbeziehung betreffen, lassen sich solche unterscheiden, welche die Aufgabenteilung oder Rollenverteilung in der Beziehung zum Inhalt haben. Hier ist es so, daß mit einseitiger Entscheidungsdominanz des anderen Partners (bzw. bei offen zugegebenen Konflikten) höhere Angstwerte einhergehen.

Nach einer anderen Untersuchung (*Lukesch & Rottmann* 1976, S. 12) hing die Geburtsangst der Frau deutlich mit der Reaktion des Partners auf die Schwangerschaft zusammen; wenn die Männer der Schwangerschaft gleichgültig oder ablehnend gegenüberstanden, war bei den Frauen ein hoher Grad an Geburtsangst zu finden. Auch in Abhängigkeit von der Frage, ob sich die Partnerbeziehung durch die Schwangerschaft verändert habe, ließen sich bei einzelnen Angstfragen ähnliche Zusammenhänge finden, d.h. Frauen, die eine Verschlechterung festgestellt hatten, reagierten immer in Richtung erhöhter Geburts- und Verletzungsangst. Schließlich fand noch *Hyneck* (1978), daß Frauen, die den Partner bei der Entbindung dabei haben wollen, weniger Verletzungsängste gegenüber dem Kind und weniger Geburtsängste äußern.

Aus all diesen Ergebnissen kann geschlossen werden, daß für die Entstehung von Ängsten der Art der Partnerbeziehung, der gegenseitigen Unterstützung, der Art der innerfamiliären Aufgabenteilung und der damit in Zusammenhang stehenden Kommunikationsstruktur für die Verarbeitung von Schwangerschaftsängsten, sei es nun in positiver oder negativer Richtung, ein beträchtlicher Einfluß zukommt.

3.3.5. Die Einbettung von Schwangerschaftsängsten in das Erleben einer Schwangerschaft

Die vielfachen schwangerschaftsbezogenen Gefühle und Selbstwahrnehmungen sind voneinander nicht unabhängig, sondern bilden ein zusammengehöriges kognitiv-emotionales System, eine strukturierte Ganzheit, die mehr oder minder aus miteinander in Einklang stehenden, teilweise hierarchisch geordenten Elementen zusammengesetzt gedacht werden kann.

Als Beleg für diese These läßt sich auf die vielfältigen Beziehungen hinweisen, die zwischen den verschiedenen Erlebniskomponenten einer Schwangerschaft gefunden werden können. So wurde von *Zettler* und *Müller-Staffelsein* (1977, S. 121) ein Zusammenhang zwischen den situationsspezifischen Gebärängsten mit der mittels des S-S-G gemessenen Verletzungsangst gegenüber dem Kind, der Geburtsangst sowie einer negativen Einstellung zur Sexualität gefunden. Auch das allgemeine Angstniveau der hier untersuchten schwangeren Frauen (gemessen mit dem Spreen-Test) war bei Frauen, die deutliche Schwangerschaftsängste angaben, erhöht. *Heinstein* 1967, S. 223) fand zahlreiche Korrelationen zwischen zwei Angstskalen und anderen Aspekten des Schwangerschaftserlebens (vgl. Tab. 3.3). Die ängstlichen Frauen zeigten vermehrt Abhängigkeitsgefühle, Depressionsneigung, psychosomatische Angst, Schlafstörungen und eine geringere Ausprägung von mütterlichen Gefühlen. Der Wunsch nach einer Schwangerschaft war mit der Ausprägung der Ängste nicht korreliert.

Die enge gegenseitige Abhängigkeit der verschiedenen Aspekte des Schwangerschaftserlebens wird auch aus anderen Untersuchungen, in denen mehrere Kriterien des Schwangerschaftserlebens festgehalten worden sind, deutlich (vgl. Tab. 3.4).

Tabelle 3.3 Zusammenhänge zwischen Ängsten während der Schwangerschaft und anderen Aspekten des Schwangerschaftserlebens (*Heinstein* 1967, S. 223).

Aspekte des Schwangerschaftserlebens	Furcht um sich selbst	Furcht um das Baby
Furcht um das Baby	.55**	
Abhängigkeit	.51**	.56**
K-Skala (MMPI)	–.38**	–.44**
Psychosomatische Angst	.32**	.34**
Depression	.30**	.28**
Schlafstörungen	.26**	.26**
Mütterliche Gefühle	–.19*	–.08
Erwünschtheit der Schwangerschaft	–.15	.11
L-Skala (MMPI)	–.07	–.20*

** sign. 1%, * sign. 5%

Tabelle 3.4 Zusammenhänge zwischen der Geburtsangstskala des S-S-G und anderen Aspekten des Schwangerschaftserlebnis

	Lukesch & Lukesch (1976, S. 20)		*Lukesch & Rottmann* (1976, S. 9)	*Hyneck* (1978, S. 68)
	Frauen	Männer	Frauen	Frauen
Offene Ablehnung	.49**	.43**	.56**	.41**
Verletzungsangst	.54**	.57**	.41**	.42**
Ablehnung des Stillens	.26**	.19*	.45**	.27**
Repressive E.z.Sex.	.31**	.42**	–	.29**
Autoritäre Erziehung	–	–	.26**	–

** sign. 1%, * sign. 5%

In analoger Weise korreliert die Häufigkeit situationsbezogener Ängste mit diesen Merkmalen des Schwangerschaftserlebens (*Kochenstein* & *Lukesch* 1979). Bei *Haas* (1975) fanden sich noch Beziehungen über eine längere Zeit hinweg; so korrelierte die im letzten Drittel der Schwangerschaft erfaßte Häufigkeit situationsspezifischer Ängste mit Aggressivität, psychosomatischer Angst und Hemmung in der Wochenbettphase.

4. Schwangerschaftsspezifische Folgen von Angst und anderen Aspekten des Schwangerschaftserlebens

Untersuchungen über Veränderungen des Angstniveaus während der Schwangerschaft oder das Auftreten spezifischer Schwangerschafts- und Geburtsängste stellen zum einen ein Abbild des psychischen Zustandes Schwangerer (und ihrer Partner) dar, zum anderen sind solche negativen und belastenden Erlebnisweisen nicht nur auf innerpsychisch ablaufende Prozesse beschränkt, sondern haben Folgen für den Schwangerschaftsverlauf, den Geburtsverlauf, die pränatale Kindesentwicklung und den Aufbau der Mutter-Kind-Beziehung. Die in diesem Bereich angesammelte empirische Evidenz erlaubt zwar nicht eindeutig auf die Verursachung von Schwangerschaftsproblemen aufgrund von Schwangerschaftsängsten bzw. anderen negativen Erlebnisweisen zu schließen, – im Humanbereich sind faktisch nur korrelative Beziehungen aufweisbar, die für eine kausale Interpretation eigentlich nicht hinreichend sind –, einige konsistente Beziehungen lassen sich dennoch belegen.

4.1. Psychosomatische Auffälligkeiten während der Schwangerschaft

Einschränkend sei darauf verwiesen, daß in dem vorliegenden Kontext nur auf die „kleineren" psychosomatischen Schwangerschaftsprobleme eingegangen werden kann und Probleme aus dem psychopathologischen Bereich (z.B. habitueller Abort, Frühgeburtlichkeit, Hyperemesis gravidarum u.a.m.), bei denen auch eine Psychogenese diskutiert wird, ausgeklammert werden. Es läßt sich nachweisen, daß die Häufigkeit der während einer Schwangerschaft auftretenden emotionalen und psychosomatischen Symptome mit dem Angstniveau während der Schwangerschaft (*Zemlick & Watson* 1953; *Brown* 1964; *Zuckerman* et al. 1963; *Lubin* et al. 1975) bzw. mit der Intensität von schwangerschaftsbezogenen Befürchtungen, Verletzungs- und Geburtsängsten (*Doty* 1967; *Heinstein* 1967; *Zuckerberg* 1974; *Rottmann* 1974) positiv korreliert sind.

Bei psychisch konflikthaften Schwangerschaften (Ungeplantheit, Unerwünschtheit, Ablehnung der Rolle als Mutter etc.) ist die Häufigkeit somatischer Symptome ebenfalls erhöht (*Patterson* et al. 1960; *Doty* 1967; *Hetzel* et al. 1961; *Zuckerberg* 1974; *Heinstein* 1967; *Nilsson* et al. 1967; *Kaij* et al. 1967; *Uddenberg* 1974). Es ist hier allerdings nicht gelungen, Merkmale des Schwangerschaftserlebens zu identifizieren, die in völlig konsistenter Weise für das Vorliegen eines Konfliktes indikativ sind.

Das Vorkommen somatischer Schwangerschaftsbeschwerden hängt ferner mit einer belastenden Menstruations- und Sexualvorgeschichte zusammen (*Lubin* et al. 1975; *Zuckerman* et al. 1963), wobei dies wiederum in vielfältiger Weise durch frühe Lernbedingungen in der Herkunftsfamilie determiniert ist.

Schwangerschaftsängste und konflikthaftes Schwangerschaftserleben stehen zudem mit der Häufigkeit psychiatrischer Symptome vor, während und nach der Schwangerschaft in Verbindung (*Nilsson* et al. 1967; *Kaij* et al. 1967; *Uddenberg* 1974). Außerdem sind Beziehungen zu Persönlichkeitsmerkmalen, z.B. Neurotizismus, nachweisbar (*Doty* 1967; *Heinstein* 1967), welche die Verwobenheit von Schwangerschaftsängsten mit der Persönlichkeitsstruktur der Frau deutlich machen.

Obwohl eine kausale Verkettung zwischen Schwangerschaftsängsten, konflikthaftem Schwangerschaftserleben und dem Auftreten körperlicher Symptome angenommen wird, muß diese Interpretation der Beziehung zwischen den empirischen Indikatoren hypothetisch bleiben. Körperliche Symptome können zwar allgemein als Manifestation eines psychischen Konfliktes oder als Hilferuf an die soziale Umgebung angesehen werden, andererseits kann die Wahrnehmung von primär physiologisch bedingten Beschwerden und Symptomen psychische Irritation und Ängste auslösen, so daß zumindest eine sekundäre Verstärkung der Symptomatik durch reaktiv entstandene Ängste und Streßzustände denkbar ist. Beide Möglichkeiten sind zudem auf dem Hintergrund gegebener Persönlichkeitsstrukturen zu sehen, welche z.B. in der unterschiedlichen Verarbeitung psychischer und somatischer Symptome bestehen können.

4.2. Beziehungen zum Geburtsverlauf

Neben dem Schwangerschaftsverlauf selbst ist es in besonderer Weise der Ablauf der Geburt, der neben zahlreichen biologischen und physiologischen Faktoren (vgl. Tab. 4.1) auch von psychischen beeinflußt wird. Gerade dort, wo die physiologisch-anatomischen Gegebenheiten den spezifischen Ablauf der Geburt nicht zu erklären vermochten, wurde vermutet, daß psychische Besonderheiten von Bedeutung sein könnten. Es wurde sogar behauptet, während einer Geburt zeige sich der wahre Charakter einer Frau (*Jones* 1942, S. 695). In der Tat können sich Reaktionen in einer Krisensituation von dem Verhalten absetzen, das üblicherweise gezeigt wird. Die situative Bestimmtheit von Verhaltensweisen macht es aber schlechterdings unmöglich, auf *die* Persönlichkeitsstruktur oder den *wahren* Charakter eines Menschen aufgrund der Kenntnis seines Verhaltens in einer solchen Situation zu schließen.

Tabelle 4.1 Schematische Darstellung der den Geburtsverlauf beeinflussenden Faktoren (nach *Hüter* 1966, S. 74).

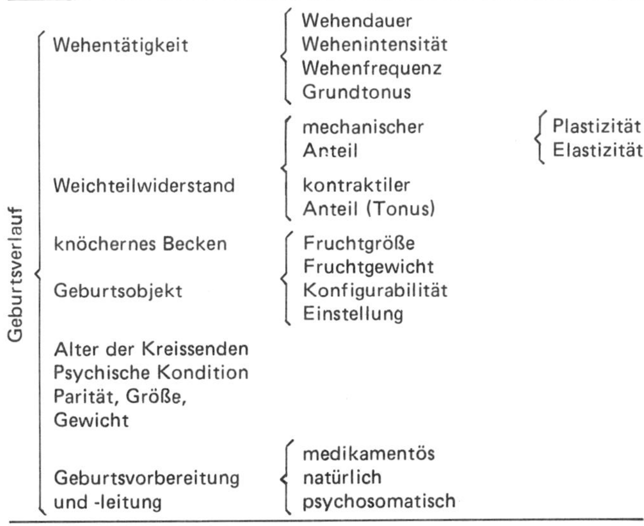

Geburtsverlauf	Wehentätigkeit	Wehendauer Wehenintensität Wehenfrequenz Grundtonus	
	Weichteilwiderstand	mechanischer Anteil	Plastizität Elastizität
		kontraktiler Anteil (Tonus)	
	knöchernes Becken		
	Geburtsobjekt	Fruchtgröße Fruchtgewicht Konfigurabilität Einstellung	
	Alter der Kreissenden Psychische Kondition Parität, Größe, Gewicht		
	Geburtsvorbereitung und -leitung	medikamentös natürlich psychosomatisch	

4.2.1. Psychische Korrelate des verzögerten Geburtsverlaufes

Die Frage, welche Unterschiede in psychischer Hinsicht bei Frauen mit überlanger Geburtsdauer im Vergleich zu solchen mit durchschnittlicher vorhanden sind, stand häufig im Mittelpunkt von Untersuchungen. Bei den Arbeiten wurden jeweils bestehende physiologisch-anatomische Geburtshindernisse, wie z.B. enges Becken, Mißverhältnis zwischen dem Kopf des Kindes und dem Beckendurchmesser oder „Riesenkinder" ausgeschaltet. Nur an solchen bereinigten Stichproben ist es aufschlußreich, nach psychologischen Unterschieden im Vergleich zu Normalgebärenden zu suchen. *Kapp* et al. (1963) stellten in ihrer Untersuchung eine Gruppe, bestehend aus 18 Frauen mit verlängerter Geburtsdauer ($\overline{X}$ = 23,9 Stunden), einer zweiten von 43 Frauen mit normaler Geburtsdauer ($\overline{X}$ = 10,8 Stunden) gegenüber. In beiden waren Fälle mit Mißverhältnisse zwischen Kopf- und Beckendurchmesser ausgeschlossen. Aus post-partum erhobenen Interviews wurden von zwei Auswertern in einem Blindversuch Beurteilungen hinsichtlich 10 psychologischer Aspekte getroffen, wobei sich bei allen Merkmalen signifikante Differenzen zwischen beiden Gruppen ergaben. Im einzelnen wies die Gruppe mit verlängertem Geburtsverlauf folgende Merkmale auf: eine schlechtere Mutterbeziehung, negative Kindheitserinnerungen, eine furchtsame und verstimmte Einstellung gegenüber der Menses, zurückweisende Haltungen gegenüber Sexualität und Ehe, eine schlechtere Anpassung an die Schwangerschaft, praepartual eine größere Besorgtheit hinsichtlich des Geburtsverlaufs, eine ablehnende Haltung gegenüber der Mutterschaft, habituelle Ängste und Sorgen, habituelle körperliche Sorgen und Beschwerden sowie ambivalent-ablehnende Haltungen gegenüber dem Kindesvater. Die größten Unterschiede bestanden hinsichtlich der Einstellung zur Mutterschaft, der Mutterbeziehung und der habituellen Angst. Aufgrund der Kenntnis eines über diese zehn Merkmale hinweg gebildeten Summenwertes ließ sich bei einem willkürlich gewählten Cut-off-Punkt die überwiegende Mehrzahl der untersuchten Frauen korrekt in eine der beiden Gruppen einordnen.

In einer Untersuchung von *Cramond* (1954) über psychogene Aspekte uteriner Dysfunktion wurden zwei Gruppen von je 50 Frauen miteinander verglichen. Die Länge der Geburt wurde dabei wieder als Einteilungskriterium verwendet; beide Gruppen waren nach den Merkmalen Alter, Größe und soziale Klasse parallelisiert. Die mittels eines Interviews durch den betreuenden Arzt erhobenen Informationen erbrachten bei einer Gegenüberstellung nur geringe Unterschiede: bei der Gruppe mit dysfunktionalen Geburtsabläufen traten häufiger Symptome von Magengeschwüren auf, seltener offene Angst in ungewohnten Situationen, es wurde seltener von Zittern und Schwitzen als Angstsymptome berichtet und aufgrund der höheren Werte der L-Skala aus dem MMPI wurde von dem Untersucher auf eine Tendenz zu rigid-konventionellen und sozial erwünschten Verhaltensweisen geschlossen. Diese einzelnen Symptome wurden zu einem Syndrom zusammengefaßt, das mit „dysfunktionalem Temperament" (Unterdrückung von Spannungsgefühlen) bezeichnet wurde. Bei Frauen mit dysfunktionalen Geburtsverläufen konnte dies in 54% der Fälle, bei den anderen nur in 12% festgestellt werden.

Scott et al. (1956 a, b) brachten in ihrer Untersuchung an erstgebärenden Frauen Besonderheiten des Geburtsverlaufes mit Persönlichkeitsmerkmalen von Frauen in Zusammenhang. Von den Frauen wurde während der Schwangerschaft ein Neurotizismusfragebogen (MMQ) ausgefüllt und ihre psychische Stabilität wurde von einem Psychologen nach einem Interview beurteilt. Hinsichtlich des Geburtsverlaufes wurde das Vorkommen von operativen Entbindungen und die Dauer der Geburt festgehalten. Frauen, die als psychisch instabil beurteilt worden waren, wiesen einen signifikant höheren Anteil an überlangen Geburten auf; die Beziehungen zwischen den anderen Maßen wiesen zwar tendenziell in die gleiche Richtung, erreichten aber nicht das Niveau der statistischen Signifikanz. Kombiniert man die psychologische Beurteilung der Frauen mit ihren Selbstauskünften aus dem Fragebogen, so findet man das auffälligste Gebärverhalten bei solchen Frauen, die als instabil beurteilt worden sind, die aber selbst nicht allzu viele neurotische Symptome an sich feststellen konnten. Dieses Resultat bestätigt das Ergebnis von *Cramond* (1954), wonach Frauen, die objektiv zwar symptombelastet sind, dies aber zu unterdrücken versuchen, zu uteriner Dysfunktion neigen.

Rosengren (1961) setzte die Haltung von Schwangeren gegenüber ihren Zustand in Beziehung zur Entbindungsdauer. Dabei unterschied er zwischen Müttern, die ihre Schwangerschaft als normalen physiologischen Vorgang ansahen, und solchen, die in der Schwangerschaft eine Krankheit sahen. Bei der letzteren Gruppe war eine signifikante Verlängerung der Geburtsdauer festzustellen ($r= .27$; $p = 0.01$). Eine ebensolche Beziehung war hinsichtlich der Übereinstimmung mit dem betreuenden Gynäkologen festzustellen, d.h. wenn Frauen mit ihrem Arzt hinsichtlich der Definition der Schwangerschaft als „normal“ oder als „krank“ übereinstimmten, so hatten sie schnellere Geburten. Längere Entbindungszeiten waren auch bei Frauen zu finden, die erst in späteren Schwangerschaftsmonaten zum ersten Mal einen Arzt aufgesucht hatten.

Von *Watson* (1959) wurde eine Gruppe von Frauen mit idiopathisch verlängerter Geburtszeit genauer untersucht, wobei in keinem Fall anatomische Ursachen für die Geburtsverzögerung verantwortlich gemacht werden konnten. Nach seinen Erfahrungen können diese Frauen durch eine negative Mutter- und positive Vaterbeziehung charakterisiert werden. Obwohl die Mütter durchaus als gewissenhaft und fair beschrieben wurden, war es der Vater, der als Ratgeber bei Sorgen fungierte. Auffallend waren die negativen Sexualerfahrungen dieser Frauen; beinahe alle litten an sexuellen Störungen bis hin zur Frigidität. Bei zwei Frauen war dies so stark, daß sie sogar an eine Scheidung dachten, nur um den sexuellen Annäherungen ihrer Männer zu entgehen. Die Entbindung wurde trotz ihrer Dauer von den Frauen nicht als so unangenehm erlebt, wie sie ursprünglich gedacht hatten. Sie waren vielmehr von einem Gefühl mysteriösen Triumphes über die gelungene Geburt erfüllt. Währen der Schwangerschaft hatten sie allerdings unter Todesbefürchtungen hinsichtlich des Kindes und ihrer selbst gelitten. Die sich hier zeigende psychische Konstellation wird zusammenfassend als die Wirkung von Schuldgefühlen aus sexuellen Gründen, daraus resultierenden Aggressionstendenzen gegenüber dem Kind, neuerlichen Schuldgefühlen, Angst um die eigene Person und schließlich dem Entschluß, nicht zu gebären, beschrieben.

Bei *Winokur* und *Werboff* (1956) hing die im letzten Drittel der Schwangerschaft abgegebene Beurteilung der Frauen als wenig ängstlich mit einer positiven Beurteilung des Verhaltens der Frau während der Entbindung zusammen. Letztere Urteile waren durch den jeweils betreuenden Gynäkologen getroffen worden, was den Wert der Ergebnisse unterstreicht, da es sich um eine voneinander unabhängige Erhebung von Prädiktor- und Kriteriumsmerkmalen handelt.

Hetzel et al. (1961) fanden bei Frauen mit überlanger Geburtsdauer folgende Auffälligkeiten: einen höheren Prozentsatz an körperlichen Symptomen während der Schwangerschaft (Verdauungsstörungen, Herzklopfen, Tremor, starkes Schwitzen und Kopfschmerzen); Schwangerschaft, ökonomische, berufliche Umstände und allgemeine Komplikationen wurden häufiger als streßbesetzte Lebenssituationen genannt; während und nach der Schwangerschaft wurde häufiger eine ablehnende Haltung gegenüber der Schwangerschaft eingenommen; Vorbereitungskurse und Entspannungstraining wurden seltener besucht.

Von *Lukesch* und *Lukesch* (1976, S. 38) wurden verschiedene Einstellungen, in denen sich das Schwangerschaftserleben niederschlägt, mit Merkmalen des Geburtsverlaufs in Beziehung gesetzt. Die Unterscheidung, ob es sich um eine komplikationsfreie oder eine mit Komplikationen behaftete Geburt handelte, hing mit keinem Einstellungsbereich zusammen. Enge Beziehungen waren hingegen zwischen der Beurteilung des Gebärverhaltens als entspannt oder verkrampft und den Einstellungsbereichen zu finden. Frauen, die sich bei der Geburt nach eigenen Angaben stark verkrampften, zeigten eine erhöhte Ablehnung der Schwangerschaft, eine stärkere Ablehnung des Stillens, eine erhöhte Geburtsangst und eine negative Haltung gegenüber der Sexualität. Wegen der retrospektiven Art der Datenerhebung muß bei der Untersuchung die Interpretation im Sinne einer Verursachung aufgrund negativer Haltungen offen bleiben. Es könnte sowohl möglich sein, daß Frauen wegen eines entspannten Gebärverhaltens positive Einstellungen zeigen, aber auch, daß sie entspannt sind, weil sie dem Schwangerschaftsgeschehen gegenüber positiv eingestellt sind.

Nach *Zettler* und *Müller-Staffelstein* (1977, S. 121) ist ein hohes Ausmaß an schwangerschaftsbezogenen Ängsten, gemessen im letzten Schwangerschaftsdrittel, mit einer niedrigen Entspannung der Frau während der Entbindung und einem starken Schmerzerleben verbunden. Bei hochängstlichen primiparen Frauen kam es darüber hinaus gehäuft zu Komplikationen während der Geburt und zu schlechten ph-Werten beim Kind.

Kartchner (1950) stellte in einer frühen Untersuchung Beziehungen zwischen dem vor der Entbindung diagnostizierbaren psychischen Zustand und dem Geburtsverlauf fest. Dazu wurden 500 Frauen, die zur Entbindung in das Krankenhaus kamen, über ihre Schwangerschaftseinstellungen und -ängste befragt. Das Verhalten unter der Geburt wurde nach dem Grad der Schmerzäußerung und weiterer Indikatoren für angepaßtes Verhalten in vier Erfolgsgruppen geteilt. Während der Wochenbettperiode wurde eine weitere Befragung über das Geburtserleben durchgeführt. 88% der Frauen hatten die Geburt erfolgreich und ohne größere Schwierigkeiten erlebt, 12% mußten als „Versager“ klassifiziert werden. Unter den erstgebärenden Frauen mit einem problematischen Geburtsverlauf waren doppelt so viele, welche vor der Geburt Ängste geäußert hatten, bei den mehrfachgebärenden sogar dreimal so viele. Von den erstgebärenden Frauen waren in der Gruppe mit einem positiven Geburtsverlauf deutlich mehr, welche über Schwangerschaft und Geburt informiert waren; bei den Mehrfachgebärenden spielte dieses Merkmal klarerweise keine Rolle. Dafür konnte bei ihnen eine deutliche Abhängigkeit zu dem früheren Verlauf einer Geburt gefunden werden, denn der Prozentsatz früherer schwieriger Geburten war wiederum in der Gruppe mit einem schlechten Geburtserlebnis verdoppelt. Bei den Mehrfachgebärenden war der Wunsch nach einer aktiven Teilnahme an der Entbindung in der Gruppe der Versager wesentlich seltener vertreten als in der anderen. Einleuchtenderweise war auch die post-partum vorgenommene subjektive Einschätzung des Geburtserlebnisses bei den Frauen mit problemlosem Geburtsverlauf wesentlich besser als bei den Versagern. Das Schmerzerleben unter der Geburt kann nach den Erfahrungen des Autors nicht allein auf das Vorkommen von Ängsten zurückgeführt werden, sondern es sind auch organische Ursachen dafür verantwortlich (vgl. Kap. 4.3.1.).

Bei *Zemlick* und *Watson* (1953) korrelierte eine schlechte Anpassung während der Geburt signifikant mit der Häufigkeit emotionaler Auffälligkeiten und psychosomatischer Symptome während der Schwangerschaft. Die mittels psychologischer Tests in der frühen und späten Schwangerschaftsphase gemessenen Indikatoren für Angst, subjektiv erlebte psychosomatische Symptome und Zurückweisung der Schwangerschaft konnten in signifikanter Weise ein unangepaßtes Verhalten während der Geburt vorhersagen. Die sechs Wochen nach der Entbindung erhobenen Testmaße wiesen fast keinen Zusammenhang mehr mit dem Geburtsverhalten auf, was auf die Wirksamkeit der postpartual erfolgenden psychischen Wiederherstellung der Frau hinweist.

Zuckerman et al. (1963, S. 327) setzten die Dauer der Geburt und das Ausmaß der unter der Geburt erhaltenen Medikamentation mit einer ganzen Reihe von Indikatoren des Schwangerschaftserlebens in Beziehung. Obwohl alle Resultate tendenziell in die vermutete Richtung wiesen, wurde nur ein Ergebnis signifikant: Nur der mittlere Angstwert (präpartual gemessen mittels einer Selbstbeschreibungsliste) nahm mit der Dauer der Geburt und dem Ausmaß an Medikamentation signifikant zu.

Eine überdurchschnittliche Zunahme an psychischer Spannung steht mit einigen Merkmalen des Schwangerschafts- und Geburtsverlaufes in Zusammenhang: *Grimm* (1961, S. 524) fand in ihrer Untersuchung bei Frauen mit hoher psychischer Spannung (gemessen über TAT-Geschichten) eine überdurchschnittliche Gewichtszunahme während der Schwangerschaft und bei Mehrfachgebärenden eine signifikant verlängerte Austreibungsperiode. Zu den Geburtskomplikationen war keine systematische Beziehung feststellbar.

In einer weiteren prospektiven Studie von *Grimm* und *Venet* (1966, S. 44) wurden eine Reihe von Beziehungen zwischen den zu Beginn der Schwangerschaft gemessenen Persönlichkeits- und Einstellungsmerkmalen und dem Verhalten unter der Geburt gefunden. Vor allem eine positive Einstellung zur Geburt selbst und Unabhängigkeit der Frau (verstanden als Gegensatz zum Spielen einer „kranken" Rolle) waren mit einem angepaßten Verhalten unter der Geburt, einem hohen Bewußtseinsgrad und einer positiven Reaktion auf das Kind verbunden.

Engström et al. (1964) hatten 108 Schwangere zu zwei Zeitpunkten während der Schwangerschaft über allgemeine psycho-soziale Belastungsfaktoren interviewt und ihr Verhalten im Krankenhaus und während der Entbindung beobachtet. Es zeigte sich, daß Frauen mit negativen emotionalen Reaktionen in den ersten beiden Interviews auch gehäuft negative Reaktionen in der Klinik und während der Geburt äußerten. Außerdem stieg mit der Anzahl negativer Reaktionen in den beiden Interviews die Häufigkeit des Vorkommens von Wehenschwäche bzw. die Kombination von Wehenschwäche und kindlicher Asphyxie.

Ein letzter indirekter Hinweis über die negativen Folgen von Angst, Unsicherheit, emotionaler Labilität etc. kann einer Studie von *Dürr* (1970; *Prill* et al. 1971) entnommen werden. Hier wurden Frauen mit überschnellen Geburtsverläufen einer Gruppe Normalgebärender gegenübergestellt. Schnellgebärende Frauen waren durch ein geringes Angstniveau, wenig schwangerschaftsspezifische Ängste, einer unbelasteten Sexualvorgeschichte und ein hohes Ausmaß an Selbstsicherheit gekennzeichnet.

Neben den bisher referierten Untersuchungen, in denen als Korrelate einer verlängerten Gebärzeit vor allem schwangerschaftsspezifische Ängste, das allgemeine Angstniveau oder psychische und somatische Streßzustände identifiziert wurden, müssen aber auch diejenigen Untersuchungen erwähnt werden, in denen solche Beziehungen nicht bestätigt werden konnten. Vor allem zur Dauer der Geburt ergaben sich nicht immer eindeutige Beziehungen (*Brown* 1964; *Winokur & Werboff* 1956; *Zemlick & Watson* 1953). Eventuell ist darauf zu schließen, daß die Geburtsdauer nicht als eine kontinuierliche Variable anzusehen ist, sondern daß Beziehungen zwischen psychischen Auffälligkeiten und der Geburtsdauer erst ab einem gewissen Schwellenwert nachweisbar sind. Darüber hinaus ist zu bedenken, daß Geburten ja zumeist nicht „natürlich", d.h. unbeeinflußt von ärztlichen Maßnahmen ablaufen. Gerade die vielfältigen Eingriffsmöglichkeiten von medizinischer Seite können die Beziehungen zwischen der Dauer der Geburt und psychischen Komponenten bei der Gebärenden wesentlich überdecken. Man kann dies sehr gut aufgrund der Studie über „Schwangerschaftsverlauf und Kindesentwicklung" (DFG 1977, S. 30) nachweisen. Dort wurde gefunden, daß bei unerwünschten Schwangerschaften kürzere Gebärzeiten vorkommen als bei erwünschten. Dies war aber darauf zurückzuführen, daß solche Frauen seltener Kurse zur psychoprophylaktischen Geburtsvorbereitung besucht und dementsprechend häufiger eine Durchtrittsnarkose u.a.m. bekommen hatten, wodurch der Geburtsverlauf wesentlich beschleunigt wurde. D.h. ein Geburtsverlauf ist auch ein medizinisch überwachter und gesteuerter Vorgang und je nach Stand des Wissens bzw. der in einer Klinik vorherrschenden Tradition wird die Wirksamkeit schädigender psychischer Faktoren umgangen.

4.2.2. Psychische Korrelate von Gebärauffälligkeiten

Ein weiterer Weg, um den systematischen Einfluß psychischer Faktoren auf den Schwangerschafts- und Geburtsverlauf nachzuweisen, besteht darin, eine Gruppe von Frauen mit unauffälligem Gebärverhalten einer anderen mit auffälligem gegenüberzustellen. Dieser Weg wurde realtiv oft beschritten; dabei war es allerdings von Nachteil, in die Gruppe der „abnormen" Mütter eine Vielzahl von Auffälligkeiten als Zuweisungskriterium zu verwenden, die bereits vom medizinischen Standpunkt ganz unterschiedliche Ätiologien haben können. Um dies an einem Beispiel zu zeigen, sei auf die Arbeit von *McDonald* und *Christakos* (1963) verwiesen; als Zuweisungskriterien zu der „abnormen" Gruppe dienten dabei so unterschiedliche Merkmale wie niedriger Apgar-Wert, Angstreaktionen, Wochenbettpsychosen, Brustabszeß, Sturzgeburt, verlängerte Geburt, Frühgeburt, Querlagen u.a.m. Diese Heterogenität in den Zuteilungskriterien läßt es beinahe als verwunderlich erscheinen, daß mit einer solch groben Klassifikation überhaupt noch Unterschiede hinsichtlich psychischer Aspekte einhergehen. Mit solchen Untersuchungen kann jedoch die Wirksamkeit psychischer Faktoren bei den Frauen mit abnormen Geburtsverläufen auf einer ersten und im Lichte von Hypothesen mit Erklärungswert noch sehr unbefriedigenden Ebene demonstriert werden.

Pajntar (1972) verglich die Werte auf Persönlichkeitsskalen, die kurz vor der Entbindung erhoben worden waren, von Frauen mit (N = 78) und ohne (N = 19) Geburtskomplikationen. Bei Frauen mit komplikationsreichen Geburten war vor allem ein erhöhter Neurotizismusgrad und eine erhöhte vegetative Labilität zu finden. Andere Persönlichkeitsmerkmale (paranoide Tendenzen, schizoide Züge, Depressivität, Manie, soziale Introversion) standen in einigen Fällen ebenfalls in einer konsistenten Beziehung zu den Geburtskomplikationen (Toxämie, Erbrechen, Übertragung/Frühgeburtlichkeit, frühzeitiger Blasensprung, verlängertes 1. oder 2. Stadium, übergroße Schmerzen, fetale Herzschlagrate, geburtshilfliche Operationen, Apgar-Werte, Mißbildungen).

Schwangerschafts- und Geburtsängste erwiesen sich insgesamt als nicht so wesentlich für das Vorkommen von Geburtskomplikationen, wobei die Gruppe der primiparen Mütter eine Ausnahme darstellte. Grundlegende Persönlichkeitszüge, wie z.B. Neurotizismus, hält *Pajntar* für den Geburtsverlauf für besonders wichtig. Angst und andere negative Emotionen werden nur wirksam, wenn sie auf bereits vorhandene, gestörte somato- und physiologische Reaktionsmechanismen treffen.

Von *Palmer* und *Evans* (1972) wurden 46 Erstgebärende im ersten Schwangerschaftstrimester untersucht, welche aufgrund der Geburtsberichte wiederum in zwei Gruppen mit normalem und auffälligem Geburtsverlauf unterteilt werden konnten. Die zu diesem frühen Zeitpunkt gefundenen Unterschiede in psychologischen Tests (geringere Feindseligkeits- und Depressionswerte bei dem auffälligen Kollektiv) werden als typische Abwehrreaktionen interpretiert, durch die der Schwangerschaftszustand geleugnet werden soll.

Heinstein (1967, S. 224) teilte die von ihm untersuchte Frauengruppe nach dem Vorkommen von Komplikationen während der Schwangerschaft, der Geburt, des Wochenbettes oder beim Kind in zwei Gruppen ein und untersuchte, ob sich in Abhängigkeit von dieser Klassifikation Unterschiede in den Einstellungen und Gefühlen bei diesen Frauen nachweisen lassen. Insgesamt konnte er nur geringe Zusammenhänge finden, was aber bei dem globalen Maß für Komplikationen weiter nicht verwunderlich ist. Schwangere mit starken Abhängigkeitsbedürfnissen und solche mit Depressions- und Rückzugsneigungen zeigten öfter schwere Komplikationen. Andere Einstellungs- und Verhaltensbereiche (Wunsch nach einer Schwangerschaft, mütterliche Gefühle, Menstruationsvorgeschichte, Kindheitsmerkmale, Ehebeziehung) waren nicht mit dem Vorkommen von Schwangerschaftskomplikationen assoziiert. Faßt man jedoch die Gruppe von Müttern zusammen, die eindeutig negativ gegenüber der Schwangerschaft eingestellt waren, so lassen sich mehr Ergebnisse nachweisen. Diese Frauen waren ängstlich und trübsinnig, sie betrachteten die Aufgabe der Kindererziehung als mit übermäßigen persönlichen Opfern belastet und sie litten unter vermehrten Symptomen während der Schwangerschaft (asthmatische Anfälle, übermäßige Gewichtszunahme, Herz- und Atembeschwerden). Sie waren auch mit ihrer Ehebeziehung unzufrieden, betrachteten ihre Kindheit als unglücklich, waren oft besorgt, hatten das Gefühl der Nutzlosigkeit und konnten Ärgergefühle nicht loswerden. Im Laufe der Schwangerschaft wird die Korrelation zwischen Ablehnung der Schwangerschaft und dem Auftreten von gastrointestinalen Störungen immer deutlicher.

Die von *McDonald* und *Parham* (1964) untersuchte Stichprobe unverheirateter Erstgebärender wurde nach dem Vorkommen von Geburts- und Wochenbettkomplikationen in eine Gruppe „normaler“ und eine „abnormaler“ Schwangerschaften eingeteilt. Hinsichtlich des Alters, des Intelligenzniveaus und des durchschnittlichen Geburtsgewichts der Kinder waren beide Gruppen miteinander vergleichbar. Bei der Gruppe der als „abnormal“ klassifizierten Frauen war eine signifikant erhöhte Geburtsdauer vorhanden. Ihre Angstwerte waren im Vergleich zu den anderen Frauen bedeutsam erhöht. In der späten Schwangerschaftsperiode wies die Gruppe mit abnormalen Geburts- und Wochenbettverläufen psychische Abweichungen (MMPI) in Richtung erhöhter Hypochondrie, Depression, Hysterie, Paranoia, Psychasthenie, Schizophrenie und sozialer Introversion auf, ihre Ich-Stärke war vermindert und sie zeigten stärkere Intellektualisierungstendenzen bei der Beschäftigung mit ihren Problemen. In der Post-partum-Phase waren beinahe alle diese Unterschiede nivelliert worden, signifikante Auffälligkeiten bestanden nur mehr hinsichtlich der Merkmale

Depressionsneigung, Manie (geringer ausgeprägt), sozialer Introversion und den Intellektualisierungstendenzen. Die im Wochenbett festgestellte psychische Normalisierung ist bei Frauen mit auffälligen Geburtsverläufen deutlicher als bei Frauen mit einer normalen Geburt, da sich jene von einem Niveau starker psychischer Desorganisation wieder auf das Normalmaß angepaßten Verhaltens einpendeln.

In Fortführung dieser Untersuchung wurden von *McDonald* et al. (1963) verschiedene im sechsten Schwangerschaftsmonat erhobene Persönlichkeitsmaße mit Merkmalen des Geburtsverlaufs in Beziehung gesetzt. Teilt man die Frauen wieder nach dem Vorhandensein verschiedenster Auffälligkeiten in eine komplikationsfreie und eine komplikationsbehaftete Gruppe ein, so findet man, daß in der normalen Gruppe praepartual wesentlich niedrigere Angstwerte (gemessen mit dem IPAT) und weniger Intellektualisierungstendenzen (gemessen mit der Repression-Sensitization-Skala) vorhanden sind. Die Dauer der Geburt war sehr stark mit den Angstwerten korreliert ($r = .61$; $p = 0{,}01$), allerdings stieg auch das Geburtsgewicht der Kinder mit den praepartual erhobenen Angstwerten an ($r = .62$; $p = 0{,}01$).

In einer späteren Studie haben *McDonald* und *Christakos* (1963) diese Ergebnisse an einer Stichprobe von 86 verheirateten Frauen aus vorwiegend sozial benachteiligten Milieus zu replizieren versucht. Auch diese wurden im sechsten Schwangerschaftsmonat einer psychologischen Untersuchung (MMPI, MAS, Intelligenztest, Interpersonale Wahrnehmung) unterzogen und nach der Entbindung in eine Gruppe mit unauffälligem Schwangerschafts- und Geburtsverlauf und eine solche mit Komplikationen unterteilt. Beide Gruppen unterschieden sich nicht hinsichtlich des Alters, des IQs, der Anzahl vorangegangener Graviditäten, der durchschnittlichen Geburtsdauer und des Gewichtes des Kindes bei der Geburt. Hingegen waren bei den psychologischen Testwerten eine Reihe signifikanter Unterschiede zu entdecken. Die Frauen aus der auffälligen Gruppe zeigten signifikant erhöhte Angstwerte (MAS) und im MMPI erreichten sie höhere Werte hinsichtlich Hypochondrie, Depressivität, Hysterie, Paranoia, Psychasthenie, Schizophrenie und Hypomanie; auch die F-Skala war erhöht. Die Gruppe mit unauffälligem Geburtsverlauf hatte noch höhere Werte hinsichtlich Selbstwertgefühl (K), Ich-Stärke und des Fehlens körperlicher Symptome. Unterschiede hinsichtlich der Schilderung von Vater, Mutter, Gatten, Real-Selbst und Ideal-Selbst ergaben sich zwischen beiden Gruppen fast nicht; nur bei der Schilderung des Ideal-Selbst gaben Frauen aus der abnormen Gruppe mehr Dominanz an, d.h. sie möchten gerne dominanter sein, eventuell aufgrund erlebter Inferioritätsgefühle. Aus dem Vergleich der Real- und Idealschilderung geht bei beiden Gruppen ein starker Wunsch nach Dominanz hervor, bei der abnormen Gruppe wird zusätzlich eine größere Diskrepanz zwischen der tatsächlichen und der erwünschten Freundlichkeit in interpersonellen Beziehungen deutlich. Differentialdiagnostische Unterscheidungen nach spezifischen Komplikationen konnten nicht gefunden werden, da für einzelne Auffälligkeiten zu wenig Fälle vorhanden waren.

McDonald (1965b) setzte schließlich die Phantasietätigkeit von schwangeren Frauen mit den erfahrenen Komplikationen bei der Geburt in Verbindung. Dabei wurden die Frauen im siebenten Schwangerschaftsmonat mit ausgewählten TAT-Karten und einigen Skalen des MMPI getestet. Zwischen den Frauengruppen mit normalen und mit auffälligen Schwangerschafts- und Geburtsverläufen konnten einige Unterschiede gefunden werden: obwohl sich in den aufgrund der TAT-Geschichten beurteilten Merkmalen der Person und der Wahrnehmung anderer Personen insgesamt keine Unterschiede nachweisen ließen, war erwähnenswert, daß sich Frauen aus der auffälligen Gruppe wesentlich häufiger als skeptisch-mißtrauisch und als fügsam-abhängig schilderten; die Wahrnehmung von anderen Personen ist gehäuft durch die Merkmale direktiv-autokratisch, wenig kritisch, fügsam-abhängig und wenig kooperativ gekennzeichnet. Die verwendeten semantischen Kategorien zeigen bereits an, daß das verwendete Auswertungssystem gewisse Schwierigkeiten mit sich bringt. Frauen mit normalem Schwangerschaftsverlauf sind vorwiegend Repressoren, solche mit auffälligem Verlauf Sensitizer; hierbei kommt die größere Ängstlichkeit und die andauernde Beschäftigung mit Angstinhalten bei den Frauen, die später Komplikationen erfahren hatten, zum Ausdruck.

Eine ähnliche Untersuchungsstrategie wurde von *Davids* et al. (1961a) angewandt. Diese untersuchten eine Stichprobe von 48 Frauen während des siebenten Schwangerschaftsmonats mit einer Reihe psychologischer Tests, bei 20 dieser Frauen konnte die Testbatterie sechs Monate nach der Entbindung wiederholt werden. Aufgrund der Geburtsberichte wurden die Frauen wiederum in eine Gruppe mit unauffälligem Geburtsverlauf und in eine solche mit komplikationsbelasteten Geburten eingeteilt; dabei wurden wiederum äußerst unterschiedliche Merkmale (z.B. Nabelschnurumschlingung, angeborene Mißbildungen, Totgeburt) für die Zuweisung zu der Gruppe auffälliger Frauen verwendet. Neben einem Intelligenztest wurde eine Angstskala (MAS) vorgegeben, ein Satzergänzungstest und TAT-Karten; die Frauen mußten sich selbst nach einer Reihe von Eigenschaften beurteilen und wurden mittels eines vorgegebenen Schemas von einem Psychologen beurteilt. Nach Alter und Intelligenzleistung bei der ersten Testung war kein Unterschied zu beobachten. Während der Schwangerschaft war bei den Frauen mit abnormen Geburtsverläufen ein signifikant erhöhtes Angstniveau festzustellen; nach der Entbindung waren keine Unterschiede mehr zu finden. Aus dem Satzergänzungstest ergab sich eine signifikant erhöhte Zahl von Antworten, die auf Persönlichkeitsstörungen bei Frauen mit abnormen Geburtsverlauf hinwiesen. Auch aus dem TAT wurde dieser Trend ersichtlich. Zusätzlich wurde beobachtet, daß Frauen mit später auffälligem Geburtsverlauf bei der Karte 2 seltener die auf dem Bild dargestellte Frau als schwanger bezeichneten als die mit normaler Entbindung (28: 77%). Während der Schwangerschaft beurteilten sich die Frauen mit abnormer Entbindung signifikant seltener als „glücklich". Nach den Beurteilungen durch den Psychologen waren die Frauen mit einem unauffälligen Geburtsverlauf bereits während der Schwangerschaft angepaßter als die anderen, die Unterschiede in den Beurteilungen wurden in der Testung nach der Entbindung noch deutlicher. Bei der Gruppe, die nur die erste Testung gemacht hatte, waren ähnliche Unterschiede zwischen Frauen mit normalen und auffälligem Geburtsverlauf festzustellen. Erwähnt sei hier das wiederum signifikant erhöhte Angstniveau, die größere Streuung hinsichtlich der Persönlichkeitsstörungen und die größere Anzahl an TAT-Geschichten mit negativem Ausgang bei der Frauengruppe, die später eine komplikationsbelastete Entbindung aufwiesen. Frauen mit auffälligen Entbindungen wiesen bereits während der Schwangerschaft mehr Angst auf; sie sind eher egozentrisch, pessimistisch, empfindlich und mißtrauisch. Sie befinden sich in einem Zustand persönlicher und sozialer Unangepaßtheit und sind in der Folge davon in einem Dauerzustand von emotionalem Streß. In einer später veröffentlichten Publikation von *Davids* und *De Vault* (1962) wurde an einer Stichprobe von 50 Frauen nochmals bestätigt gefunden, daß solche mit abnormen Geburtsverläufen sich bereits im letzten Schwangerschaftstrimester hinsichtlich der Ängstlichkeit bedeutsam unterschieden. Es wurden dabei signifikante Unterschiede mit einer Angstskala (MAS), der fremdbeurteilten Ängstlichkeit und der aus projektiven Verfahren (TAT, Satzergänzungstest) gewonnenen Angstindizes gefunden. Nur die Selbstbeurteilung nach Ängstlichkeit durch die Frauen selbst ergab keine signifikanten Unterschiede.

In einem gewissen Gegensatz zu diesen Ergebnissen steht die Untersuchung von *Edwards* (1969) an 53 schwangeren Frauen eines Ledigenheimes. Zwischen Frauen mit einem unauffälligen Geburtsverlauf und solchen mit Geburtskomplikationen konnten in den zu verschiedenen Zeitpunkten vor der Entbindung gemessenen Angstwerten keine Unterschiede gefunden werden. Bei der Untergruppe von Frauen ohne Geburtskomplikationen wurde in der siebenten Woche vor der Entbindung ein relativ hohes Angstniveau gefunden, das zwischen sechster und zweiter Woche deutlich absank, um in der letzten Woche vor der Geburt wieder anzusteigen; bei der Gruppe von Frauen mit Geburtskomplikationen wurde gerade der umgekehrte Verlauf der Angstwerte festgestellt. Eventuell ist dies aber auf die Art der Stichproben (zwei Gruppen lediger Mütter mit ähnlichem Belastungsgrad) und die relativ geringe Schwere der Komplikationen bei der Geburt zurückzuführen. Die größten und auch signifikanten Unterschiede zwischen den Gruppen betrafen die Einstellung zur Schwangerschaft (hier drückten die mit unauffälligem Geburtsverhalten deutlich mehr Zufriedenheit aus) und die Persönlichkeitsbeurteilungen durch die betreuenden Personen im Ledigenheim. Hinsichtlich des letzteren Merkmals waren die Frauen ohne Komplikationen während des dritten Schwangerschaftsabschnittes als angepaßter beurteilt worden.

4.2.3. Zusammenfassung

Die in der Literatur wegen ihrer Vielzahl, nicht aber immer in ihrer methodischen Qualität beeindruckenden Befunde, haben mehrere Bereiche als wesentlich für Auffälligkeiten im Gebärverhalten herausgestellt.

Am häufigsten wurde der Angstaspekt thematisiert, wobei oft gefunden wurde, daß Frauen mit Auffälligkeiten hinsichtlich der Geburtszeit bzw. solche mit Geburtskomplikationen während der Schwangerschaft bzw. kurz vor der Geburt ein signifikant erhöhtes Angstniveau aufwiesen. Zumeist wurde bei der Feststellung solcher Unterschiede darauf geachtet, Frauen, bei denen z.B. anatomische Mißverhältnisse vorlagen, aus den Stichproben zu eliminieren; erst unter diesen Umständen ist es gerechtfertigt, von einer „Psychogenese“ bei Geburtsauffälligkeiten zu sprechen. Hinsichtlich weiterer Persönlichkeitsmerkmale haben sich für auffälliges Gebärverhalten vor allem der Neurotizismusgrad bzw. andere Indikatoren für emotionale Labilität (z.B. Depressionsneigungen, Diskrepanzen zwischen dem eigenen Selbstbild und Fremdbeurteilungen sowie Unterdrückungstendenzen) als prädiktiv erwiesen. Neben dem allgemeinen Angstniveau und spezifischen Schwangerschaftsängsten scheinen somit noch weitere Persönlichkeitscharakteristika für die Bewältigung des Geburtsvorganges von Bedeutung zu sein.

Bei auffälligem Gebärverhalten kann zudem eine schlecht gelungene Anpassung an die Schwangerschaft nachgewiesen werden, sei es nun in Form vermehrter psychosomatischer Auffälligkeiten, negativ-ablehnender Haltungen oder der Einschätzung der Schwangerschaft als eine Krankheit. Die Geburt bzw. das problematische Verhalten während der Geburt erscheinen somit als negativer Kulminationspunkt der Auseinandersetzung mit der Schwangerschaft und den daraus folgenden Anforderungen.

Schließlich ist die erfolgreiche Bewältigung der Geburt noch eingebettet zu sehen in übergreifende biographische Gegebenheiten bei der Frau. So spielt bei Erstgebärenden der Informationsgrad über die Schwangerschaft, bei Mehrfachgebärenden hingegen die bei früheren Geburten gemachten Erfahrungen eine wesentliche Rolle. Ein tieferliegender biographischer Faktor für unangepaßtes Geburtsverhalten kann schließlich in der Beziehung der Frau zur Sexualität, ihrer Sexualbiographie, einschließlich ihrer Menstruationsvorgeschichte gesehen werden. Dies verweist wiederum auf die Einbettung des Gebärverhaltens in die familiäre Lerngeschichte der Schwangeren.

4.3. Exkurs über den Geburtsschmerz

Schmerzreize stellen einen unbedingten Auslöser für Angstreaktionen dar (*Fürntratt* 1974, S. 49). Da eine Geburt in besonderer Weise mit dem Erleben von Schmerzen assoziiert ist (vgl. Kap. 3.2.2.), ist eine Auseinandersetzung mit dem Geburtsschmerz bzw. Ergebnissen der Schmerzforschung im allgemeinen notwendig.

Bereits aus Berichten über das Gebärverhalten von Frauen aus Primitivkulturen wird im Gegensatz zur landläufigen Meinung deutlich, daß eine Geburt kein Ereignis ist, das immer schmerz- und komplikationslos verläuft. Es ist vielmehr eine große Variationsbreite hinsichtlich des Verhaltens von Müttern während der Geburt festzustellen; dabei können durchaus schmerzarme und schmerzlose Geburten auftreten, dies ist aber nicht als Normalfall zu betrachten. Auch aus historischen Berichten ist der Geburtsschmerz bezeugt. *Hippokrates* (1936, S. 55) berichtet, daß er besonders bei Erstgebärenden stark auftrete. *Aristoteles* (1957, S. 311) meinte, die Wehen seien bei Knabengeburten stärker als bei Mädchengeburten. Er stellte auch die These auf, daß beim Menschen die Geburtsschmerzen stärker auftreten als bei Tieren (a.a.O., S. 319) und brachte dies mit der sitzenden Lebensweise (!) der Frauen seiner Zeit in Verbindung.

Schmerzen während des Gebärens sind zudem nicht eine Erfahrung, die nur Menschen machen; es wurde aber öfters die Meinung geäußert (*Martius*, zit. n. *Roth* 1959, S. 9), Geburtsschmerzen seien die Folge des aufrechten Ganges beim Menschen und die dadurch bedingte Verstärkung der Schutzeinrichtungen für den Feten (rigide Zervixstruktur, verstärkte Beckenbodenmuskulatur). Hinzu kommt der im Laufe der Phylogenese entwickelte große Hirnschädel des Menschen, der das Passieren des Geburtskanals erschwert. Diese Veränderungen waren aber auch von entsprechenden Anpassungen des weiblichen Beckens und der Entwicklung eines entsprechenden Geburtsmechanismus begleitet, so daß auch hier wiederum ein gewisser Ausgleich gegeben ist.

Schmerzempfindungen während des Gebärens und demgemäß auch Schmerzäusserungen sind bei etlichen Tierarten festzustellen, wobei aber zwischen den Arten beträchtliche Unterschiede bestehen (*Naaktgeboren & Slijper* 1970, S. 82; *Marais* 1953, S. 62): Bei Menschenaffen sind selten Zeichen von Schmerz zu beobachten. Auch bei Java- und Rhesusmakaken verlaufen die Geburten zumeist ohne starke Schmerzäußerungen, aber es kommen doch einige Zeichen vor, wie Unruhe, Rötung im Gesicht, plötzliches Aufstehen während des Pressens, Grunzen und Schreien. Bei Tieren ist auch zu bedenken, daß die Art, wie Schmerzen geäußert werden, sehr unterschiedlich sein kann. Ein Hund kann während des Gebärens jaulen, eine Katze schreit, See-Elephanten sollen sich überhaupt „hysterisch“ benehmen. Bei Huftieren (Pferd, Rothirsch, Schaf) sind plötzliche Schweißausbrüche, das Öffnen der Nüstern, eine Veränderung des Gesichtsausdrucks, die durch das Zurücklegen der Ohren zustandekommt, zu beobachten.

Hinsichtlich der Bedeutung des Geburtsschmerzes ist von *Montagu* (1962) eine erwähnenswerte These aufgestellt worden. Er meint, eine Konzeption sei ja leicht zu bewirken. Es ist im allgemeinen jedoch so, daß das, was man leicht bekommen kann, nicht sehr geschätzt wird. Dies könne auch für das Schwangerschaftsprodukt – eben das Kind – gelten. Durch die Mühe, die eine Mutter während der Entbindung auf sich nimmt „und die Schmerzen, die sie äußert, wird hingegen die Kostbarkeit des neuen Lebens betont“. Dadurch erhält das Kind auch in den Augen der sozialen Umgebung wiederum eine größere Bedeutung. Diese Wertschätzung sei beim Menschen besonders notwendig, da ja hier das Kind sehr lange von der Fürsorge seiner sozialen Umgebung abhängig ist.

Auf einer mehr individuellen Ebene hat *Marais* (1953, S. 66) aus den Beobachtungen bei Pavianen geschlossen, der Gebärschmerz sei der „natürliche Schlüssel“ zur Mutterliebe. Gebärschmerzen seien nämlich nur bei Arten zu finden, welche Brutpflege betreiben müssen. *Buytendijk* (1948, S. 164) geht sogar noch weiter, wenn er den Sinn des Geburtsschmerzes für die „ausschließlich in der hierdurch gegebenen Möglichkeit einer direkten bewußten Teilnahme der leidenden Frau an dem objektiven Werdeprozeß eines neuen Lebens (sieht), das sich von dem alten löst, und der Hingabe und wirklichen Aufopferung des alten Lebens an und für das neue“.

Obwohl sich diese Thesen nur schwer belegen lassen, können sie als Hinweis gewertet werden, daß den Schmerzen während der Geburt eine mehrfache soziale Bedeutung zukommt. Allerdings sprechen nicht alle Beobachtungstatsachen für deren Richtigkeit. So kann man im allgemeinen kaum davon sprechen, „daß eine Mutter ihr durch Kaiserschnitt entwickeltes Kind weniger liebt als ihre per vias naturales geborenen Kinder“ (*Hüter* 1966, S. 17). Es scheint eher so zu sein, daß schwierige und schmerzreiche Geburten sich tendenziell sogar negativ auf die Mutter-Kind-Beziehung auswirken (*Newton* & *Newton* 1962).

4.3.1. Entstehungsbedingungen für Schmerzen während der Geburt

Schmerzempfindungen werden allgemein durch spezifische Rezeptoren und eigene Leitungssysteme vermittelt. Eine Schmerzempfindung kann dabei durch verschiedene Reize ausgelöst werden (mechanische, thermische, chemische, elektrische), sofern diese eine gewisse Intensität überschreiten. Es scheint gesichert, daß es neben multimodalen Nociceptoren spezifische mechanosensible, thermosensible und chemosensible Schmerzrezeptoren gibt (*Schmidt* 1976, S. 221). Vermutlich erfolgt die Schmerzrezeption über freie Nervenendigungen. Für die Weiterleitung der Schmerzempfindung dienen zwei verschiedene Fasertypen, wobei der Innervation von Aδ-Fasern die Empfindung des hellen Schmerzes, der Innervation der C-Fasern die des dumpfen Schmerzes entspricht. Bei andauernden Schmerzreizen kommt es im Gegensatz zur Reizung anderer Sinnesmodalitäten nicht oder kaum zu einer Anpassung an den Reiz, sondern die Schmerzempfindung bleibt weiter bestehen. Manche Befunde weisen sogar darauf hin, daß es zu einer Schmerzsensibilisierung kommt, d.h. nach längerer Einwirkung eines schmerzhaften Reizes genügt ein Reiz von geringerer Intensität, um eine Schmerzempfindung auszulösen.

Für die Entstehung von Schmerzen während der Geburt spielen mehrere Faktoren eine Rolle (vgl. Abb. 4.2.). Durch die Uteruskontraktionen bedingt, wird der Aufhängeapparat der Uterus belastet und ein beträchtlicher Druck auf die anderen Beckenorgane ausgeübt. Im Uterus selbst kommt es zu Faserverschiebungen, Gefäßverengungen und einer Unterversorgung mit Sauerstoff. Besonders in dem hypoxischen Zustand wird ein unmittelbarer Schmerzauslöser gesehen (Anoxieschmerz). Dem entspricht die Beobachtung, daß tiefe rhythmische Atmung, Sauerstoffzufuhr und Muskelentspannung den Wehenschmerz mildern (*Roth* 1959, S. 22), während ihn oberflächliche Atmung und motorische Unruhe verstärken.

Am wesentlichsten für die Schmerzentstehung wird jedoch der zervikale Eröffnungswiderstand angesehen (*Hüter* 1966, S. 20). Die auf *Wolf* (1937) zurückgehende Theorie des Zervixdilatationsschmerzes erklärt die gesteigerten Wehenschmerzen bei erhöhtem Eröffnungswiderstand des Muttermundes oder bei erhöhtem knöchernen Widerstand sowie das Fehlen des Wehenschmerzes bei Uterusverschlußinsuffizienz und bei der Sturzgeburt. In den späteren Geburtsphasen tritt die Dehnung des Beckenbodens, der Scheide und der äußeren Geschlechtsteile als Schmerzquelle hinzu. Schließlich tragen auch Oberflächenempfindungen zum Geburtsschmerz bei (*Held* 1951, S. 229). Die Reizintensität aus diesen Schmerzquellen ist „weitgehend vom peripheren Widerstand, d.h. vom Tonus der Uteringefäße, dem der glatten und quergestreiften Muskulatur abhängig . . . Erhöhter peripherer Widerstand löst vermehrte Schmerzreize aus und umgekehrt" (*Roemer* 1966, S. 413).

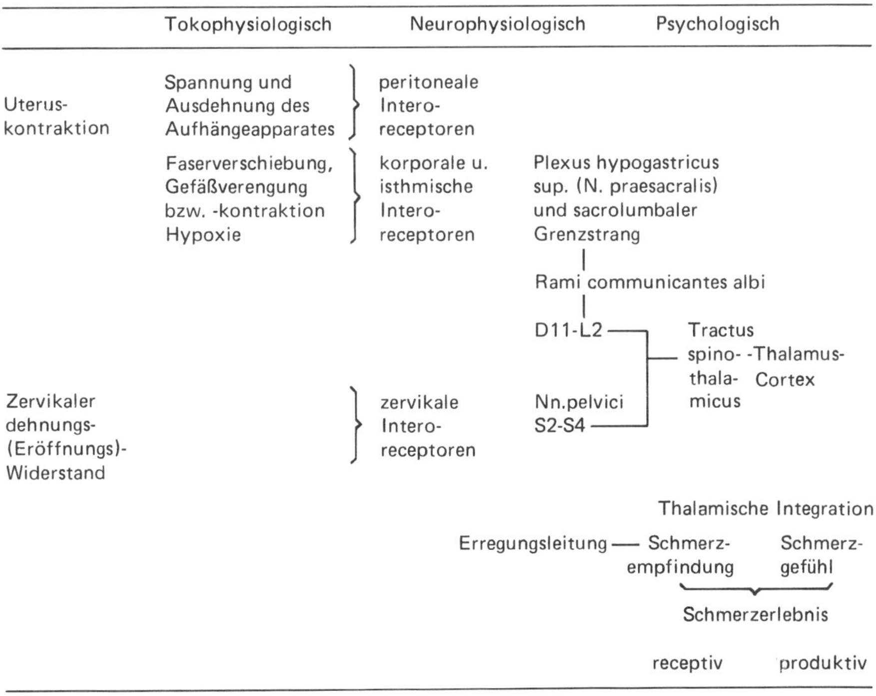

	Tokophysiologisch	Neurophysiologisch		Psychologisch
Uterus-kontraktion	Spannung und Ausdehnung des Aufhängeapparates	peritoneale Intero-receptoren		
	Faserverschiebung, Gefäßverengung bzw. -kontraktion Hypoxie	korporale u. isthmische Intero-receptoren	Plexus hypogastricus sup. (N. praesacralis) und sacrolumbaler Grenzstrang	
			Rami communicantes albi	
			D11-L2	Tractus spino-thalamicus -Thalamus-Cortex
Zervikaler dehnungs-(Eröffnungs)-Widerstand		zervikale Intero-receptoren	Nn.pelvici S2-S4	

Thalamische Integration

Erregungsleitung — Schmerzempfindung | Schmerzgefühl

Schmerzerlebnis

receptiv | produktiv

Abb. 4.2 Die Entstehung des Wehenschmerzes (*Hüter* 1966, S. 17).

Die Schmerzempfindungen aus den verschiedenen Uterusabschnitten werden über die sympathischen Fasern des N.hypogastricus inferior, des N. praesacralis und des sympathischen Grenzstranges zu den dorsalen Wurzeln des Rückenmarks der thorakalen Wirbel 11 und 12 geleitet. Die bei der Dehnung der Zervix entstehenden Schmerzempfindungen (Eröffnungsphase) verlaufen über die parasympathischen Fasern des Plexus hypogastricus inferior (Plexus pelvicus) zu den Sakralwirbeln 2 bis 4. Der Dehnungsschmerz aus dem Beckenboden (Austreibungsperiode, Durchtritt des Kopfes) erreicht über den Nervus pudendus den Plexus sacralis ebenfalls im Bereich des 2. und 4. Kreuzbeinwirbels (vgl. Abb. 4.3.). Die an den Hinterhörnern antreffenden afferenten Erregungen können auf die entsprechenden Vorderhornzellen übergreifen und so die dazugehörigen Haut- und Muskelpartien reizen (Skelettmuskulatur und sog. visceromotorische Reflexerscheinungen). Durch diese efferenten Impulse kommt es zum sog. reflektorischen Schmerz ("referred pain"), d.h. es können auch in den benachbarten Segmenten Spannung und ein schmerzhafter Krampf auftreten oder sich in den Innervationsbezirken der einzelnen Rückenmarkwurzeln auf der Haut (Head' sche Dermatome) durch den viscero-kutanen Reflex hyperalgetische Zonen ausbilden.

Die afferenten Impulse werden über den Tractus spinothalamicus lateralis zum Thalamus geleitet. „In Wechselwirkung mit dem frontalen Neokortex und den Kernen des Thalamus werden die Schmerz-Reiz-Impulse in ein primitives Schmerzerlebnis: Angst, Beklemmung, nicht lokalisierbares Unbehagen (‚prothopathischer Schmerz') umgesetzt, das Triebhandlungen und vegetative Schmerzreaktionen auslösen kann (Aufschreien, Schlagen, Zähneknirschen, Abwehr- und Fluchtreaktionen). Von hier aus kommt es zur Aktivierung der kortikalen Strukturen (‚kortikale Weckwirkung' des Schmerzes)" (*Roemer* 1967, S. 632). An der Entstehung der Schmerzempfindung sind noch weitere Hirnareale mitbeteiligt. Und zwar ist eine Verbindung zur formatio reticularis gegeben; in diesem Hirngebiet können direkt Schmerzempfindungen ausgelöst werden. Ebenso ist der Hippokampus an der Rezeption von Schmerzempfindungen beteiligt (*Gray* 1973, S. 116).

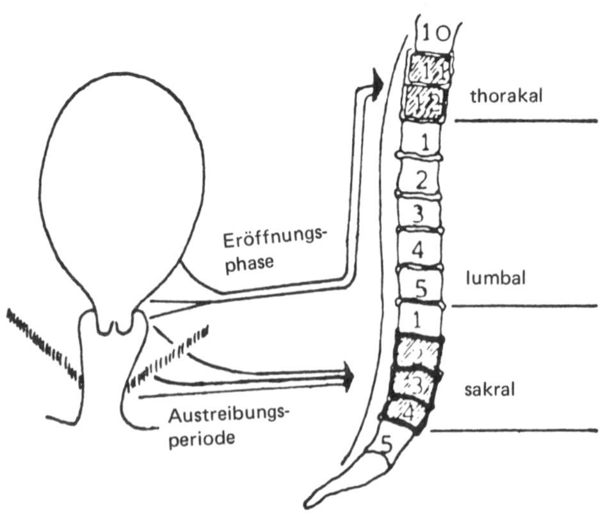

Abb. 4.3 Schematische Darstellung der schmerzleitenden Bahnen bei der Geburt (*Beck* 1967, S. 673).

Indem der Schmerzsinn über gewebsschädigende Reize aktiviert wird, informiert er über Bedrohungen des Organismus; z.B. entspricht die Temperatur, welche auf der Haut Schmerzempfindungen auslöst (44°C) auch ungefähr der, bei der man eine Verletzung der Haut nachweisen kann (*Stoll* & *Greene* 1959). Eine analoge Hypothese wurde bereits früher hinsichtlich des Zweckes aller seelischer Beschwerden und subjektiv unangenehmer Erscheinungen der Schwangerschaft aufgestellt (*Steiner* 1922). Schmerzempfindungen bewahren den Organismus vor dauernden Schädigungen und sind für ein normales Leben unentbehrlich. Eine solche Funktion kommt auch dem Geburtsschmerz zu. Eine Deutung des Geburtsschmerzes geht dahin, daß dadurch die Mutter die herannahende Geburt erkennt (Signalfunktion) und sich Zeit nimmt, die nötigen Vorbereitungen auf die Geburt zu treffen (*Beck* 1967, S. 662). Weiters hemmen die während einer Geburt auftretenden Schmerzen reflektorisch die Aktivität der Bauchmuskeln; dadurch werden überstarke Preßwehen, ehe der Muttermund vollständig eröffent ist, verhindert. Der Geburtsschmerz schützt außerdem bis zu einem gewissen Grad gegen das Auftreten von Gewebeverzerrungen und Rissen der Weichteile des Geburtsweges (*Naaktgeboren* & *Slijper* 1970, S. 83), die infolge eines zu raschen Eröffnungs- und Austreibungsvorganges auftreten könnten (*Bayer* & *Hoff* 1959, S. 112).

Bei einer Befragung durch *Morris* (1962, S. 88) gaben ca. 50% der Frauen an, sehr starke Schmerzen während der Geburt empfunden zu haben. 30% verspürten ebenfalls deutliche Schmerzen, während ca. 20% eine schmerzarme Geburt duchmachten.

Hebammen neigen dazu, die Schmerzen der Gebärenden geringer einzuschätzen als die Frauen selbst. Bei der Beurteilung dieses wie auch anderer Aspekte des Geburtsverlaufes muß man sich vor Augen halten, daß die Angaben der Gebärenden, des Arztes und der Hebamme nur zum Teil übereinstimmen (*Freedman* 1962, S. 41). Nach eigenen Untersuchungen beurteilen 24,3% der Frauen ihre Geburt als sehr schmerzhaft, ein mittleres Ausmaß an Schmerzen werden von 32,1%, geringe Schmerzen von 37,2% angegeben und 6,4% berichten, keine Schmerzen verspürt zu haben, wobei noch die Art der Medikation unter der Geburt zu berücksichtigen ist.

Tabelle 4.1 Schmerzintensität in den einzelnen Geburtsphasen (*Zador* et al. 1975, S. 451)

		Beginn der Eröffnungsphase	Ende der Eröffnungsphase	Austreibungsphase	Durchschneiden	Nachgeburtsphase
Primiparae	$\bar{x}$	2,4	3,7	3,4	3,1	2,0
	s	0,76	0,77	0,99	1,14	0,86
Multiparae	$\bar{x}$	2,2	3,4	3,7	3,6	2,1
	s	0,71	0,88	0,89	0,96	0,86
p		n.s.	s.	n.s.	s.s.	n.s.

Die Schmerzintensität variiert außerdem während der einzelnen Entbindungsphasen. *Zador* et al. (1975) ließen 318 Frauen unmittelbar nach der Entbindung die Schmerzintensität auf einer 5-Punkte-Skala einschätzen (vgl. Tab. 4.1). Die größten Schmerzintensitäten werden für das Ende der Eröffnungsphase, die Austreibungsphase und bei den Mehrfachgebärenden auch für das Durchschneiden des Kopfes angegeben. Während der letzteren Phase geben die Multiparae signifikant mehr Schmerzen an als die Primiparae. Allerdings schreiben die Frauen die höchste Schmerzintensität verschiedenen Geburtsphasen zu.

4.3.2. Die Wirkung psychischer Faktoren bei der Schmerzwahrnehmung und -verarbeitung

Es scheint sicher zu sein, daß die Schmerztoleranz und infolgedessen auch der im Geburtsverlauf wahrgenommene Schmerz nicht nur von der Stärke der Erregung der Nociceptoren abhängt, sondern auch von der psychischen Disposition des Individuums bzw. der zentralnervösen Veränderung der aufgrund von Schmerzreizen ausgelösten Nervenerregung (*Nafe* & *Kenshalo* 1966, S. 241). Die Schmerzwahrnehmung ist demnach nicht nur ein rezeptiver, sondern auch ein produktiver Vorgang; die individuellen Unterschiede sind sogar so groß, daß man keine verallgemeinernden Aussagen über Schmerzschwellen machen kann.

Als allgemeine Einflußfaktoren auf die Schmerzwahrnehmung werden folgende diskutiert:

(1) Der *Wahrnehmungsstil* hat eine Bedeutung für die Schmerzwahrnehmung (*Medert-Dornscheidt* 1978, S. 4 f.) einer Person; solche mit einem Wahrnehmungsstil, der durch Lebhaftigkeit, Feldunabhängigkeit sowie rasche Gliederung und Auflösung von Figur-Grund-Relationen gekennzeichnet ist, haben eine geringere Schmerztoleranz als solche mit einem „trägen" Wahrnehmungsstil (Feldabhängigkeit).

(2) Individuen, die deutliche *Körpergrenzen* erleben, sind streß- und schmerzunempfindlicher.

(3) Kontrovers sind Untersuchungen über den Zusammenhang von Schmerzwahrnehmung und *Extraversion. Lynn* und *Eysenck* (1961) fanden zwar bei extravertierten Personen eine höhere Schmerztoleranz als bei introvertierten, diese Beziehung konnte aber nicht durchgehend bestätigt werden (*Medert-Dornscheidt* 1978, S. 5). Nach *Eysencks* Persönlichkeitstheorie ist Angst eine konditionierte Reaktion, Extravertierte sind schlechter konditionierbar als Introvertierte und sie sind in ihrem Erleben nicht so antizipierend. Deshalb bringen sie auch weniger Angst in die Situation ein (*Medert-Dornscheidt* a.a.O.). Allerdings muß hier eine Differenzierung zwischen Schmerztoleranz und Schmerzäußerung vorgenommen werden. *Eysenck* (1961) fand bei 100 verheirateten und 100 unverheirateten Frauen, daß extravertierte Mütter höhere Geburtsschmerzen angaben als introvertierte. Das bedeutet, daß Extravertierte zwar in experimentellen Situationen eine größere Schmerztoleranz zeigen, aber in der Geburtssituation zu größerer Klagsamkeit neigen. Dieses Ergebnis ist auch insofern von Bedeutung als bekannt ist, daß Introvertierte Schmerzen schlechter vertragen (geringere Schmerztoleranz), in ihren Schmerzäußerungen aber zurückhaltender sind (geringere Klagsamkeit).

(4) Ebenfalls nicht völlig eindeutig sind die vorliegenden Befunde über die Beziehung von *emotionaler Labilität (Neurotizismus)* und Schmerzwahrnehmung. *Lynn* und *Eysenck* (1961) hatten zwar gefunden, daß emotionale Labilität hochsignifikant negativ mit Schmerztoleranz korreliert ist, in bezug auf das Schmerzerleben unter der Geburt konnte dies aber nicht bestätigt werden (*Eysenck* 1961), denn hier war die korrelative Beziehung nicht gegen Null abzusichern. Vielleicht könnte dabei auch die situative Besonderheit die Ergebnisse verfälscht haben. In anderen Untersuchungen wurde hingegen die Beziehung zwischen emotionaler Labilität, Ängstlichkeit oder Konzentration auf somatische Leiden auf der einen sowie der Dauer und Intensität von Schmerzen auf der anderen Seite bestätigt (*Bond* 1973, 1971; *Lovell & Verghese* 1967; *Morgenstern* 1970; *Petrovich* 1958).

(5) Eine deutliche Beziehung besteht zwischen *Angst* und Schmerzerleben. „Angst steigert . . . das Schmerzerleben und kann auch dazu führen, daß sonst neutrale oder erträgliche Reize als schmerzhaft oder unerträglich empfunden werden, m.a.W.: Angst senkt die Schmerzschwelle" (*Fürntratt* 1974, S. 115). Diese Beziehung ist durch kontrollierte Experimente gesichert (a.a.O.) und hat für den Geburtsverlauf vorhersagbare Folgen (vgl. Kap. 4.4.2.).

(6) Die Schmerzwahrnehmung ist außerdem von der *Schmerzerwartung* abhängig. *Luderer* und *Bischoff* (1978) konnten zeigen, daß die Intensität des erlebten Schmerzes höher ist, je stärker der erwartete Schmerz und je sicherer Individuen hinsichtlich der Schmerzerwartung sind. Hinsichtlich einer Geburt ist dies insofern von Bedeutung als durch die Koppelung von Geburt und Schmerz von vorne herein eine hohe Schmerzerwartung gegeben ist.

(7) Als weitere situative Bedingung spielt das *Wissen* oder das *Gefühl der Kontrolle* des Individuums über die Intensität und das Einsetzen von Schmerzreizen eine Rolle für die Erhöhung der Schmerztoleranz bzw. für die Verminderung der Schmerzreaktion (*Medert-Dornscheidt* 1978, S. 5; *Petrovich* 1958). Dies kann durch die Reduktion von Angst, die bei Kontrollierbarkeit und Vorhersagbarkeit schmerzauslösender Stimuli als sicher angenommen werden kann, erklärt werden.

(8) *Unsicherheit* in einer bedrohlichen Situation ist darüber hinaus ein wesentlicher Faktor bei der Entstehung des Schmerzerlebnisses (*Staub & Kellett* 1972; *Jones* et al. 1966). Durch Vorhersagbarkeit und durch Kontrolle kann das Ausmaß der erlebten Unsicherheit und damit schmerzförderndes Verhalten reduziert werden. *Staub* et al. (1971) schrieben den beiden Merkmalen „Vorhersagbarkeit eines aversiven Stimulus" und „Kontrolle über diesen Stimulus" eine austauschbare Funktion als Sicherheitssignale zu, welche die Bedrohung durch den gefürchteten Reiz verringern und das erlebte Ausmaß des Schmerzes senken können. „Fehlt die Kontrolle über den aversiven Stimulus, was z.B. für die Geburtswehen zutrifft, so kann schon die Vorhersagbarkeit dieses Stimulus seinen aversiven Gehalt herabsetzen; das gleiche gilt bei vorhandener Kontrolle ohne Vorhersagbarkeit" (*Zettler & Müller-Staffelstein* 1977, S. 51). Da Schmerzreize, denen ein Warnsignal vorausgeht, als weniger schmerzhaft wahrgenommen werden (*Fürntratt* 1974, S. 116), ließe sich eventuell über eine direkte Rückmeldung mittels CTG oder gezielte Vorbereitungen auf die Uteruskontraktionen (vgl. Kap. 6.3.3.) eine Reduktion des Geburtsschmerzes erzielen.

(9) Der Schmerzäußerung kommt außerdem nicht nur eine expressive, sondern auch eine *kommunikative Funktion* zu (*Weisenberg* 1977). Inhalte wie „Verletze

mich nicht!", „Hilf mir!", „Was ist los?" werden damit mitgeteilt. Je nachdem, wie gut und wie voraussehend etwa ein Arzt auf die möglichen Empfindungen des Patienten hinweist, desto seltener dürften die Schmerzäußerungen sein, da es der Patient nicht nötig hat, auf diese Weise seinen Zustand mitzuteilen (*Ehrhardt* 1979 S. 36). Schmerzäußerungen unter der Geburt können so auch ein Mittel sein, um die Aufmerksamkeit des Geburtshelfers bzw. der Hebamme auf sich zu lenken (*Stevens* 1976).

4.3.3. Möglichkeiten der Beeinflussung des Geburtsschmerzes

Um Schmerzen im allgemeinen auszuschalten oder zu vermindern, stehen prinzipiell eine Reihe von Möglichkeiten zur Verfügung (vgl. Abb. 4.4). Im einzelnen kommen in Betracht (*Hensel* 1976, S. 458):

1. Ausschaltung der peripheren Schmerzrezeptoren durch Lokalanästhesie (Oberflächenanästhesie, Infiltrationsanästhesie).
2. Unterbrechung der Schmerzleitung im peripheren Nerv – temporär durch Leitungsanästhesie, chronisch durch Exzision eines Nervenstückes (Neurektomie) oder Extraktion der Nerven (Neurexherese).
3. Unterbrechung der Schmerzleitung im Rückenmark – temporär durch Leitungsanästhesie (Lumbalanästhesie), chronisch mittels Durchschneidung des Vorderseitenstranges (Chordotomie).
4. Dämpfung der thalamischen Schmerzzentren durch Analgetika oder gezielte operative Ausschaltung im Bereich des Thalamus (Thalamotomie).
5. Herabsetzung des Schmerzbewußtseins durch psychische Einwirkungen (Bewältigungstechniken, Suggestion, Ablenkung) oder durch Narkose.

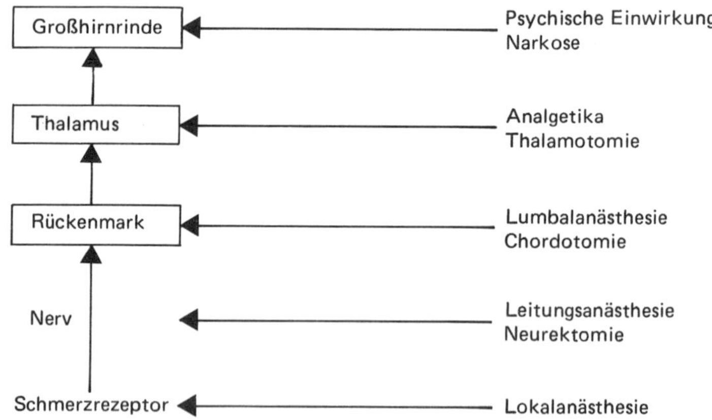

Abb. 4.4 Schema für die verschiedenen Möglichkeiten der Schmerzausschaltung (*Hensel* 1976, S. 458)

Diese Möglichkeiten werden z.T. auch zur Bekämpfung des Geburtsschmerzes ausgenützt. Dabei wird zusätzlich auf die Unterbrechung oder Unterdrückung schmerzproduzierender Faktoren (z.B. Angst, Spannung) geachtet. In der Geburtshilfe sind des weiteren psychische oder psychosomatische Methoden zur Bekämpfung des Gebärschmerzes heute so weit verbreitet, daß man zwei große Gruppen von Behandlungsmöglichkeiten auseinanderhalten kann, nämlich (1) psychologisch-psychosomatische Methoden und (2) medikamentöse Methoden. Beide Verfahrensweisen stellen keine Gegensätze dar, sondern stützen und ergänzen sich gegenseitig.

4.3.3.1. Medikamentöse Schmerzbekämpfung während der Geburt

Diese Verabreichung von Medikamenten während der Geburt ist nicht nur unter dem Aspekt der Schmerzbekämpfung zu sehen (*Bowes* et al. 1970). Die Verfahren müssen gleichzeitig für Mutter und Kind unschädlich sein, vor allem soll dadurch keine Beeinträchtigung der Wehentätigkeit entstehen und es darf keine Atemdepression beim Kind auftreten. Es gilt dabei allerdings der Satz *Hüters* (1965a, S. 260): „Je stärker wirksam die angewandte analgetische Substanz ist, desto häufiger wird eine Beendigung der Geburt durch Beckenausgangszange oder Vakuumextraktion nötig und desto höher ist der Anteil zu erwartender kindlicher Atemdepressionen mit ihren traurigen Folgen". Im folgenden sollen einige gebräuchliche Methoden der medikamentösen Schmerzbekämpfung aufgeführt werden (*Beck* 1967).

Die Allgemeinnarkose wird außer bei größeren geburtshilflichen Operationen auch zur Beendigung der Geburt eingesetzt. Neben der Ausschaltung des Geburtserlebnisses kommt es auch zu einer Beeinträchtigung der Reflextätigkeit und zu vermehrter Atemdepression beim Kind. Intrauterine Asphyxiezustände des Kindes können dadurch verstärkt werden und eine Schädigung des Kindes zur Folge haben.

Als zentral ansetzende schmerzstillende Mittel sind einmal alle Anästhesiemedikamente in schwächerer Dosierung zu erwähnen. In England besitzt etwa die Anwendung von Trilen zu diesem Zweck die größte Verbreitung, da entsprechende Inhalationsapparate für den Gebrauch durch die Hebammen zur Verfügung stehen. Die größte Verbreitung haben jedoch Präparate, die auf Pethidin aufbauen (Dolantin, Meperidine, Demerol, Dolantal, Dolosal). Zur medikamentösen Bekämpfung von Angst und der dadurch erzeugten Verspannung werden heute auch Tranquilizer eingesetzt. Das Ziel dabei ist eine Dämpfung der psychomotorischen Funktionen, ohne daß Nebenwirkungen hinsichtlich Herz, Kreislauf und Atemtätigkeit auftreten. Durch diese analgetischen und sedativen Mittel bleibt das Geburtserlebnis zum Teil erhalten, die Mitarbeit der Frauen wird nur gering beeinträchtigt und bei der empfohlenen Dosierung sind auch keine schädlichen Nebenwirkungen auf das Kind zu erwarten.

Eine weitere Möglichkeit der medikamentösen Schmerzbekämpfung während der Geburt stellen Leitungsanästhesien dar. Bei diesen Verfahren wird die Schmerzleitung in den Nervenbahnen an einer umschriebenen Stelle unterbrochen. Je nach den Phasen des Geburtsfortschrittes kommen verschiedene Verfahren zum Einsatz. Während der Eröffnungs- und Austreibungsphase kann eine kontinuierliche Kaudalanästhesie angewendet werden. Bei der Periduralanästhesie wird ebenfalls ein Katheder in den Periduralraum im Bereich der Lumbalwirbel eingesetzt und durch Hoch- oder Tieflagerung der Gebärenden die Wirkungsbreite gesteuert. Durch die Anlegung eines parazervikalen oder uterosakralen Blocks wird die Schmerzleitfähigkeit des Plexus pelvicus, des Nervus praesakralis und des Plexus sacralis ausgeschaltet. Damit kann der Dehnungsschmerz des Gebärmutterhalses und der Uteruskontraktionen ausgeschaltet werden. Für die medikamentöse Schmerzbekämpfung gegen Ende der Geburt werden noch der Sattelblock und die Pudendusanästhesie verwendet. Die Pudendusanästhesie ist dabei das gebräuchlichste Verfahren. Durch die Ausschaltung des Nervus pudendalis wird das untere Drittel der Scheide, die Vulva und der Damm schmerzunempfindlich, ohne daß die Wehentätigkeit beeinflußt wird. Leitungsanästhesien verringern vor allem Lungenkomplikationen bei der Mutter, die bei Narkose durch die Aspiration von Speiseresten auftreten können. Der Übergang des Anästhetikums auf das Kind wird bei diesen Verfahren ebenfalls vermindert. Diese Verfahren können gegen Ende der Geburt noch durch eine Oberflächenanästhesie ergänzt werden. Dadurch wird das Durchschneiden des Kopfes erleichtert.

Abschließend soll noch auf die zwar nicht medikamentöse, aber doch somatische Möglichkeit der Akupunktur zur Geburtsvorbereitung und Geburtsleitung verwiesen werden. Nach Erfahrungen an primiparen Frauen (ohne Komplikationen) von *Kubista* und *Kucera* (1974) konnte durch vorbereitende Akupunktur-Sitzungen und der Reizung einiger Punkte des Unterschenkels während der Entbindung, denen eine allgemeine psychisch-sedierende Wirkung zugeschrieben wird bzw. solchen mit tonisierendem und durchblutungsförderndem Einfluß, eine Verkürzung der Geburtsdauer von 8,03 auf 6,6 Stunden bewirkt werden. Wegen der einfachen Praktikabilität des Verfahrens und der Unschädlichkeit für Mutter und Kind sollte diese sicherlich nicht unumstrittene geburtsbegleitende Methode nicht aus den Augen gelassen werden.

Der Vorteil medikamentöser Analgesie- und Anästhesieverfahren besteht in ihrer schnellen Wirksamkeit. Sie brauchen im Gegensatz zu psychologisch-psychosomatischen Methoden keine Vorbereitungszeit und mit ihnen kann immer eine wirksame Schmerzbekämpfung erreicht werden. Neben dem Einsatz bei übergroßen Schmerzen während einer normalen Geburt ist ihre Verwendung bei allen geburtshilflichen Operationen selbstverständlich. Nebenwirkungen – insbesondere hinsichtlich des Kindes –, die bei den einzelnen Verfahren in recht unterschiedlicher Weise auftreten, lassen es angebracht erscheinen, den Einsatz medikamentöser Schmerzbekämpfungsmethoden auf die Fälle zu beschränken, in denen eine psychisch erträgliche Schmerzverarbeitung für die Gebärende nicht mehr möglich ist.

4.3.3. Psychologisch-psychosomatische Schmerzbekämpfung

Eine genaue Schilderung psychologischer und psychosomatischer Geburtsvorbereitungsmethoden wird in den nächsten Kapiteln gegeben. Hier soll nur eine zusammenfassende Darstellung möglicher Ansatzpunkte für einzelne Techniken gegeben werden.

Das psychologische Verfahren, welches mit einer Vollnarkose verglichen werden kann, ist der hypnotische Dämmerschlaf unter der Geburt. Obwohl dieses Verfahren hinsichtlich der Schmerzausschaltung wirkungsvoll sein kann, kommt es wegen verschiedener Nachteile heute gar nicht oder nur zu Experimentalzwecken zum Einsatz.

Da für die Entstehung und Verstärkung des Geburtsschmerzes die durch Angst induzierte Verspannung des mütterlichen Organismus verantwortlich gemacht wird, zielen eine Reihe von psychologischen Verfahren darauf ab, diese Geburtsangst zu reduzieren. Aufklärung, Aussprachemöglichkeiten, systematische Desensibilisierung, Gruppendiskussionen und Milieusanierung im Krankenhaus sind allesamt darauf angelegt, die assoziative Verbindung zwischen Geburt und Angst präventiv zu lösen oder Angst während der Entbindung nicht mehr aufkommen zu lassen.

Die Einübung von Entspannungstechniken, die in den Wehenpausen von der Gebärenden eingesetzt werden sollen, haben eine dreifache Funktion: sie dienen einmal zur vegetativen und muskulären Entspannung selbst, schon dadurch kann der Geburtsvorgang positiv beeinflußt werden. Dann wird dadurch auch eine Angstreduktion erreicht, da körperliche Entspannungszustände auf der physiologischen Ebene nicht mit Angstzuständen vereinbar sind. Letztlich ist durch diese Entspannung auch die Voraussetzung gegeben, daß sich der Organismus schneller erholt; dadurch ist ein ökonomischer Kräfteeinsatz für die doch relativ lange Dauer der Geburt gegeben.

Die während der Vorbereitungskurse erlernten Atemtechniken besitzen ebenfalls mehrere Wirkungsmöglichkeiten. Durch eine optimale Atmung während der Wehen wird eine bessere Sauerstoffversorgung des Uterus erreicht. Der Anoxieschmerz, der eine Komponente des Geburtsschmerzes ausmacht, wird damit verhindert. Atemtechniken können aber auch unter dem Gesichtspunkt der Ablenkung der Schwangeren betrachtet werden. Die Kreißende verfügt damit über ein Mittel, das sie willkürlich unter den Wehen einsetzen kann, mit dem sie die Wehen aktiv bewältigt. Dadurch werden Gedanken über mögliche Ängste und Befürchtungen überdeckt oder treten gar nicht auf. Schließlich trägt eine entsprechende Atemtechnik in den Wehenpausen zur Ruhigstellung des ganzen Organismus bei. Durch diese Entspannung ist wiederum eine bessere Erholung möglich, wodurch die nächsten Wehen besser verarbeitet werden können.

Die einzelnen Verfahren besitzen somit verschiedene Ansatzpunkte, um in den Angst-Spannungs-Schmerz-Kreislauf einzugreifen. Dadurch wird die positive Rückkoppelung unterbrochen oder kommt erst gar nicht in Gang. Besonders durch die Atem- und Entspannungstechniken verfügt die Gebärende über Mittel, durch die sie aktiv in den Geburtsvorgang eingreifen kann.

4.4. Erklärungsmechanismen für die Wirkung psychischer Faktoren auf den Geburtsverlauf

Über die Wirkmechanismen, welche den Zusammenhang zwischen den beiden Aspekten, psychische Auffälligkeiten während der Schwangerschaft auf der einen und Geburtsverlauf auf der anderen Seite, aufklären können, gibt es mehrere Vermutungen.

4.4.1. Direkte Verhaltensfolgen auf den Geburtsablauf

Eine nicht unplausible, aber auf der Verhaltensebene verbleibende Erklärung bietet *Molinski* (1975) an. Nach seinen Beobachtungen wird der psychische Zustand der Frau vor und während der Geburt direkt in Verhaltensabläufe umgesetzt, die im negativen Fall zu einer Störung des normalen Geburtsablaufes führen können. Er beschreibt dabei mehrere Verhaltenscluster oder -typen: angsterfülltes Gebärverhalten (unkoordiniertes und lautes Gesamtverhalten, Schreien, Strampeln, Muskulaturverkrampfung), retentives Gebärverhalten (Ausdruck von Trotz und Widerspenstigkeit, untergründiger Wunsch, das Kind für sich behalten zu wollen, Anspannung des Beckenbodens, zusammengekniffene Oberschenkel), aktivitätsloses Gebärverhalten, Mangel an retentivem Verhalten (Sturzgeburten), kontaktarmes und ratloses Gebärverhalten, perfektionistisches Gebärverhalten und planloses Gebärverhalten (hysterisch strukturierte Frauen). Wesentlich an den impressionistischen Schilderungen *Molinskis* (1976, 1970, 1968) ist die These, nicht nur Angst, sondern auch andere Affekte, vor allem Ärger, können dysfunktionales Gebärverhalten bedingen. Und zwar sei bei einigen Frauen mit verschiedenen Graden an zervikaler Dystokie nicht offen geäußerter Ärger festzustellen, sondern das äußere Erscheinungsbild dieser Frauen werde „von den aggressiven Hemmungserscheinungen und den leisen Dennochwirksamkeiten des Ärgers" gekennzeichnet. Dieser Zustand eines gehemmten und unentfalteten Ärgers könne auch mit den Wörtern mürrisch, verdrießlich, grämlich, schmollend, düster, übelgelaunt, trotzig, eigensinnig oder widerspenstig umschrieben werden.

Als Erklärungsmuster wird hier also eine direkte Umsetzung des psychischen Zustandes der Frau in offen zutage tretende Verhaltensweisen angenommen, die in bezug auf den Geburtsablauf als dysfunktional zu werten sind. Wesentlich tiefer gehender und umfassender sind allerdings die Erklärungsmöglichkeiten, die im Rahmen des Angst-Spannungs-Schmerz Syndroms dargestellt werden können.

4.4.2. Der Angst-Spannungs-Schmerz-Kreislauf

Ausgehend von den Beobachtungen *Dick-Reads* (1933) konnte die Hypothese mehrfach empirisch bestätigt werden, daß Angst, Spannung und Schmerz einen auf einer physiologischen Ebene nachweisbaren Funktionskreislauf bilden, der zu einer Behinderung der Geburt führt (vgl. Abb. 4.5.).

Der Kreislauf beginnt mit der Angstauslösung bei Auftreten der ersten Kontraktionen (Wehen!). Die Angstreaktion, die auf drei Ebenen nachweisbar ist, besteht aus affektiven, vegetativen (physiologischen) und muskulären Spannungszuständen (vgl. Kap. 3.1.2.) mit jeweils spezifischen Wirkungen. In der Folge davon tritt eine Verengung der Gefäße und eine Muskelverkrampfung auf, wodurch die Blutversorgung erschwert wird und ein Sauerstoffmangel in den Geweben, die gerade während der Geburt besonders beansprucht werden, auftritt. Dieser hypoxische Zustand des Uterus löst selbst schon vermehrte Schmerzempfindungen aus. Außerdem wird durch den Muskelspasmus die Zervixerweiterung schwieriger. Insgesamt wird dadurch die Schmerzintensität aufgrund reaktiver und produktiver Vorgänge auf seiten der Gebärenden erhöht. Die Geburt selbst wird in der Folge verzögert und noch schmerzhafter erlebt; dies ist wiederum Anlaß zu vermehrter Angstempfindung. Das hier skizzierte Angst-Spannungs-Schmerz-Syndrom stellt somit einen circulus vitiosus dar und bewirkt eine Aufschaukelung negativer Empfindungen. In Ergänzung dazu ist zu bedenken, daß neben der durch Angst induzierten Spannung ein Schmerzreiz selbst, und zwar ohne den Umweg über Angstempfindungen, zu einer Erhöhung der vegetativen Spannung und des Tonus beitragen kann. Man muß also auch die Möglichkeit einer positiven Rückkoppelung zwischen Schmerz-Spannung-Schmerz in Betracht ziehen.

Dieser zuerst einmal hypothetisch skizzierte Kreislauf läßt sich aufgrund vorliegender Einzelbefunde empirisch untermauern, wenn auch nicht direkt in allen Pha-

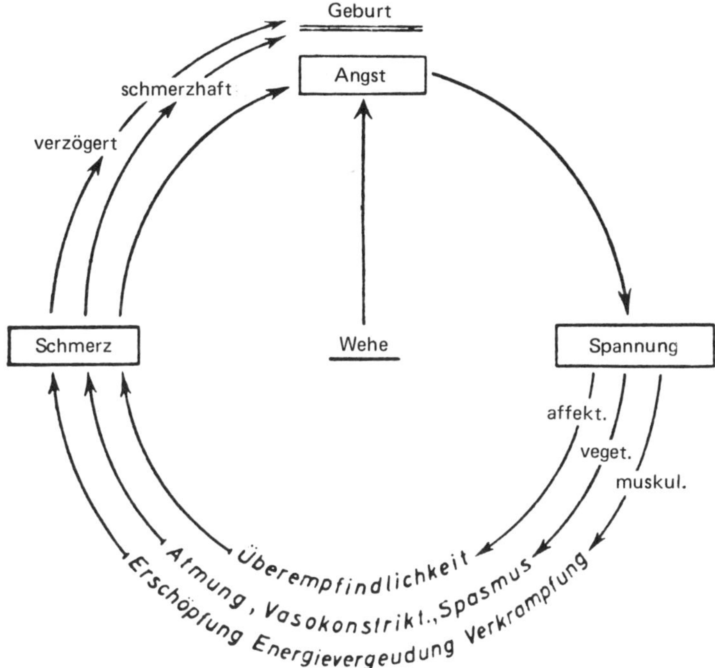

Abb. 4.5 Angst-Spannungs-Schmerz-Syndrom (*Lukas* 1959, S. 44).

sen nachweisen, da immer nur Einzelzusammenhänge beobachtbar sind. Auf Untersuchungen, in denen der Oberflächenbefund, daß mit der Höhe des Angstniveaus bzw. der Intensität schwangerschaftsspezifischer Ängste die Geburtsdauer sich verlängert und die Häufigkeit von Geburtskomplikationen zunimmt, wurde bereits eingegangen (vgl. Kap. 4.2.). Das letzte Glied in der Kette des Angst-Spannungs-Schmerz Syndroms ist also als gut bestätigt zu betrachten.

Der Beginn dieses Kreislaufes ist in der durch Lernvorgänge (vgl. Kap. 3.2.2.) zustande gekommenen Ausbildung von bedingten Reaktionen zu sehen, durch welche die an sich nicht unmittelbar schmerzhaften Kontraktionen als schmerzhaft und deshalb angstauslösend gleichgesetzt werden (vgl. Abb. 4.6). „Ursprünglich entsteht der Schmerz auf einem adäquaten Reiz, abhängig von einem intakten Nervensystem. Die erlebnismäßige Koppelung von Angst und Schmerz kann dazu führen, daß die Angst allein zum Auslöser von Schmerz wird und Schmerzen erlebt werden (i.S. einer konditionierten Reaktion) auch ohne Gewebsschädigung oder äußere Einwirkung, vielleicht nur durch den vorgestellten Verlust der Integrität des Körpers. Dieser Schmerz ist dann individuell nicht weniger real oder quälend als der, der bei objektiven Verletzungen oder Organprozessen auftritt“ (*Medert-Dornscheidt* 1978, S. 9). „Was nun den *Geburtsschmerz* anbelangt, sind im Laufe der Jahrhunderte Schmerz und Geburt zu synonymen Begriffen geworden. Durch die ständige Ver-

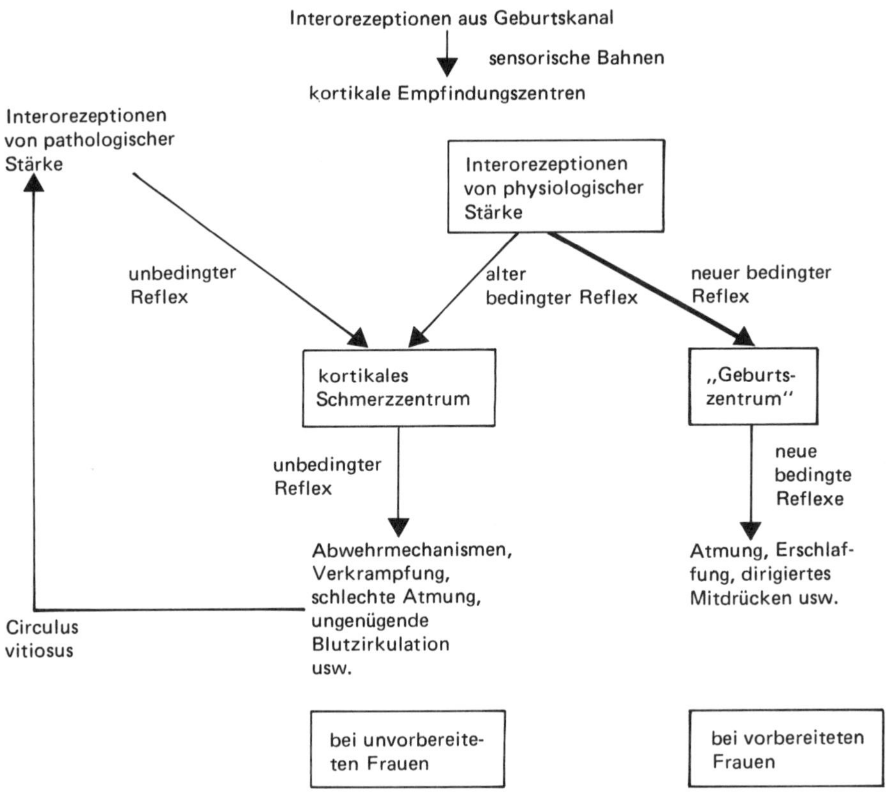

Abb. 4.6 Entstehungsmechanismus des Geburtsschmerzes nach der Russisch-Französischen Schule (*F. Roth* 1959, S. 27)

mischung dieser beiden Begriffe hat sich ein typischer bedingter Reflex entwickelt, der die zunächst schmerzlose Uteruskontraktion sofort zu einem Schmerzsignal werden läßt. Diese Assoziation ist, wenigstens bei Erstgebärenden, nicht etwa durch Erfahrung, sondern nur durch die Umwelteinflüsse (Erziehung, Religion, Filme, Romane und Aufklärungsschriften, in denen die Geburt immer noch als einziger natürlicher Vorgang beschrieben wird, welcher mit Schmerzen einhergehen muß!) entstanden . . . Durch die ständige und uralte Ideenverbindung Geburt = Schmerz ist zwischen den entsprechenden Zentren und dem kortikalen Schmerzzentrum eine Verbindung (bedingter Reflex) zustande gekommen, über welche die uterinen Impulse sofort in letzteres gelangen, das seinerseits die typischen Schmerz- und Abwehrreaktionen auslöst" (*F. Roth* 1959, S. 17). Ob allerdings tatsächlich ein solches kortikales Schmerzzentrum, wie von den Epigonen *Pawlows* angenommen wird, real als materielles Substrat existiert oder ob es sich dabei nur um eine eigenwillige Ausdrucksweise handelt, braucht hier nicht diskutiert zu werden. Wesentlich ist lediglich die durch Lernvorgänge bedingte Gleichsetzung von Kontraktion und Schmerz sowie die dadurch ausgelöste Angst vor bzw. in der Geburtssituation.

Des weiteren werden für eine Steigerung des Geburtsschmerzes im allgemeinen Angst und andere starke Affekte verantwortlich gemacht (*Lukas* 1959, S. 38). Bestätigt wurde dies in bezug auf den Geburtsvorgang durch *Klusman* (1975), der bei hochängstlichen Frauen eine größere subjektiv wahrgenommene Schmerzintensität als bei niedrigängstlichen während der Übergangsphase der Geburt fand. *Zettler* und *Müller-Staffelstein* (1977, S. 113) konnten dieses Ergebnis hinsichtlich der Beurteilung der Schmerzhaftigkeit der gesamten Geburt ergänzen. Da hier das Angstniveau jeweils vor der Geburtssituation erfaßt worden ist, kann eine schmerzproduzierende Funktion der Angst, vermutlich wegen einer Fixierung der Wahrnehmung auf kommende Schmerzreize und in der darauf folgenden Senkung der Reaktionsschwelle auf Schmerzreize, als gesichert gelten.

Durch die Angsthaltung wurde als nächstes eine Zunahme der allgemeinen Verspannung postuliert. Empirisch nachweisbar ist dies in der Form einer negativen Korrelation zwischen Geburtsangst und dem subjektiv wahrgenommenen Entspannungsgrad während der Geburt (*Lukesch & Lukesch* 1976, S. 38). In der Folge der Spannungserhöhung tritt eine Gefäßverengung und eine Muskelverkrampfung auf, wodurch die Blutversorgung erschwert und ein Sauerstoffmangel in den Geweben, der wiederum vermehrt Schmerzen auslöst, auftritt (Anoxieschmerz und Erhöhung des peripheren Widerstandes). Im Detail wurde dies durch einige experimentelle Untersuchungen bestätigt. Am nicht-schwangeren Uterus konnte *Bickers* (1956) Hyperaktivitätserscheinungen nachweisen, nachdem die Probandinnen angsterzeugenden Reizen ausgesetzt worden waren. *Robertson* (1939) führte in den Uterus einen Ballon ein und konnte so die Hypothese bestätigen, daß es bei Androhung eines schmerzerzeugenden Reizes zu Uteruskontraktion kommt. Er fand dabei eine Erhöhung der Myometriumsaktivität nach einem Angstreiz nur während der sekretorischen Phase des Menstruationszirkels. *Kelly* (1962) berichtete ähnliche Reaktionsweisen des Uterus bei erstgebärenden Wöchnerinnen, und zwar induzierte er Angstzustände bei den Frauen durch das Hantieren mit Injektionsspritzen. Die Änderung in der Uterusmotilität durch die Streß-Situation wird durch Veränderungen im Adrenalinspiegel herbeigeführt, wie auch durch direkte Injektion von Adrenalin gezeigt werden konnte.

Auf experimentellem Weg konnte auch von *Bayer* und *Hoff* (1959) die Wirkung von Angstreizen auf den Uterus demonstriert werden. Als Auslöser für eine Angstreaktion verwendeten sie die Androhung eines Nadelstiches. Regelmäßig nach dieser Ankündigung konnten sie bei den als Versuchspersonen dienenden Frauen eine meßbare Kontraktion am Uterus feststellen. Je nach der hormonellen Phasenlage verlief die Reaktion mit unterschiedlicher Stärke: „Der Kastratenuterus reagierte mit einer kaum feststellbaren schwanche Tonuswelle, während der Uterus in der Follikelhormon-Phase den Reiz mit einer sehr deutlichen Tonuskontraktion, der Uterus in der Corpus-luteum-Hormon-Phase mit einer noch stärkeren Tonuskontraktion, der jeweils die für die Phasenlage typische Elementerkontraktionen aufgesetzt sind, beantwortet. Die stärkste Reaktion zeigt der puerperale Uterus, der auf den psychischen Insult mit einer Wehe bis 50 mm Hg Innendruck reagieren kann. Der gravide Uterus und der gebärende Uterus verhalten sich völlig identisch“ (a.a.O., S. 105).

Durch Angst und Schmerz werden außerdem stärkemäßig dominierende Isthmuskontraktionen ausgelöst, d.h. es kommt direkt zu einer Hemmung des Geburtsablaufes und darüber hinaus zu einer Wehenhemmung (a.a.O., S. 109). Dem entspricht auch die Beobachtung, daß bei wildlebenden Tieren eine Geburtshemmung bei Bedrohung und Gefahr auftritt (*Naaktgeboren & Bontekoe* 1975; *Naaktgeboren & Slijper* 1970). Damit ist wiederum die Notwendigkeit überstarker Geburtsarbeit und aller darauf folgender negativer Zustände und Empfindungen gegeben. Die Folgen sind dabei nicht nur auf unangenehme Sensationen der Mutter beschränkt, sondern auch am Feten bzw. Neugeborenen in Form einer Senkung des fetalen Säure-Basen-Haushaltes und niedrigen Apgarwerten nachweisbar (*Zettler & Müller-Staffelstein* 1977, S. 121; *Obolensky* 1970). Bei den unter solchen Bedingungen geborenen Kindern ist somit von vorne herein mit einer größeren Zahl von möglichen Risikofällen zu rechnen.

Das Ausmaß der während der Geburt notwendigen Medikamentation ist selbstverständlich von dem Grad der von der Frau verspürten Schmerzen abhängig. Darüber hinaus ist der Grad der unter der Geburt notwendigen Medikamentation von den allgemeinen Haltungen der Frau zu ihrer Schwangerschaft beeinflußt.

Yang et al. (1976) fanden so einige Zusammenhänge zu einigen im achten Schwangerschaftsmonat erhobenen Einstellungen zur Schwangerschaft. Und zwar war die Häufigkeit, mit der analgetische Drogen verabreicht wurden, positiv mit den Skalenwerten „mütterliche Angst um sich selbst" (r = .23; p = 0,05), „mütterliche Irritabilität und Spannung" (r = .36; p = 0,001) und „mütterliche Depressivität und Rückzugsneigungen" (r = .28; p = 0,01) korreliert. In ähnlicher Weise wurde nach Ergebnissen *Newtons* (1955) bei den wegen ihrer Schwangerschaft unzufriedenen Müttern häufiger eine Sedierung während der Geburt vorgenommen. Da solche Medikamentation die Dauer der ersten Geburtsphase verlängert, ist auch eine Beziehung der solchermaßen erfaßten Einstellungsaspekte mit der Entbindungsdauer zu vermuten.

Tabelle 4.2 Zusammenhänge zwischen psychischen Faktoren während der Schwangerschaft und der Medikation während der Geburt (*Brown* et al. 1972, S. 122 und S. 123)

Psychische Faktoren	Barbiturate Gesamtgruppe (N = 38)	Barbiturate Frauen ohne Anästhesie (N = 27)	Meperidine Gesamtgruppe (N = 38)
Allgemeine Angst[a)] (3. Monat)		–.36*	
Anpassung an die Schwangerschaft (7. Monat)	–.31*		–.35*
Anpassung an die Schwangerschaft (3. Monat)			–.30*
Schwangerschaftsangst (7. Monat)[a)]	–.30*		–.34*
Selbstbild als Mutter (7. Monat)	–.37*	–.37*	
Ichstärke (3. Monat)		–.37*	
Fürsorglichkeit (3. Monat)		–.36*	

a) ein niedriger Wert bedeutet hohe Ängstlichkeit
* sign. 5%

Von *Brown* et al. (1972) wurden die Beziehungen zwischen psychischen Faktoren während des Schwangerschaftsverlaufes und der Medikamentation während der Geburt bei primiparen Frauen mit normalem Geburtsverlauf untersucht. Dabei wurden Interviews und Verhaltensratings im dritten und siebenten Schwangerschaftsmonat sowie unter der Geburt durchgeführt. Es fanden sich dabei die folgenden Zusammenhänge (vgl. Tab. 4.2): Frauen, die während ihrer Schwangerschaft ängstlich und unangepaßt sind, erhalten bei der Geburt höhere Dosen an analgetischen Mitteln (vgl. auch *Bergström-Walan* 1965, 1962). Am Rande sei vermerkt, daß die in den empirischen Untersuchungen angesprochene Beziehung zwischen psychischer Instabilität, Neurotizismus u.a.m. der Schwangeren und Geburtsauffälligkeiten vermutlich durch ähnliche Wirkmechanismen zu erklären sein dürfte bzw. daß es sich hierbei um Hintergrundsfaktoren der Persönlichkeit der Schwangeren handelt (prämorbide Persönlichkeitsstruktur), auf denen der besprochene Angst-Spannungs-Schmerz-Kreislauf erst zu seiner vollen Wirkung gelangen kann.

4.5. Psychische Bedingungen während der Schwangerschaft, Fetalentwicklung und Neugeborenenverhalten

Durch zahlreiche historische, ethnologische und etymologische Befunde läßt sich der uralte Glaube nachweisen, das Ungeborene könne durch Erlebnisse der Mutter während der Schwangerschaft beeinflußt werden (*Ferreira* 1969; *Montagu* 1962). Z.B. soll die Vorliebe der Schwangeren für Erdbeeren beim Kind ein „erdbeerartiges“ Mal hervorrufen (*Klein* et al. 1950, S. 44), eine um den Hals des Kindes geschlungene Nabelschnur sei ein Zeichen, daß die Schwangere mit einem Matrosen eine Affäre hatte (*Stott* 1969, S. 19) oder ein Muttermal des Kindes sei durch ein starkes Verlangen der Mutter bedingt (*Ferreira* 1969, S. 22). Solche und zahlreiche andere abergläubische Überzeugungen waren für die wissenschaftliche Erforschung der Beziehung zwischen mütterlichen Emotionen und Fetalentwicklung nicht gerade förderlich. Gerade wegen der Erforschung des Plazentarschutzes im 19. Jhd. glaubte man absichern zu können, daß der Fetus in totaler Geborgenheit lebe und sich isoliert und geschützt von allen psychischen und z.T. auch von den physiologischen Gegebenheiten der Mutter entwickle. Andere Meinungen wurden in das zwielichtige Gebiet von Aberglauben, Ammen- und Altweibergeschichten abgeschoben. Erst Mitte dieses Jahrhunderts bildet sich wieder die Überzeugung aus, wonach der Fetus keineswegs eine völlig nirwanaartige Existenz im Mutterleib führe (*Kroger* 1954, S. 505) und man begann zu prüfen, welchen Einflüssen, die im Volksglauben in verklausulierter Form enthalten sind, er tatsächlich ausgesetzt ist. So gesehen, war hier – wie auch auf manch anderem Gebiet – „der Aberglaube der Vater der Wissenschaft“ (*Ferreira* 1969, S. 13).

4.5.1. Beeinflussungen des Feten durch Streß im Tierversuch

Die Schwierigkeiten und ethischen Bedenken, die sich einer experimentellen Untersuchung über emotionale Einflüsse auf den menschlichen Feten stellen, können teilweise durch Tierversuche kompensiert werden. Als Beispiel, an dem der Zusammenhang zwischen emotionalen Faktoren bei einem trächtigen Tier und der Entwicklung der Feten demonstriert werden kann, kann die Untersuchung von

Thompson und *Sontag* (1956) gelten. Diese setzten trächtige Ratten zweimal pro Tag einem schrillen Dauerton aus, bis sie zusammenbrachen. Die geworfenen Jungen (gesichert durch ein Cross-fostering-Design) zeigten ein signifikant schlechteres Abschneiden in einem Lernexperiment. Bei anderen Formen von Streß, z.B. bei Übervölkerung oder der Stimulation durch Geräusche und Lichtblitze (*Hartel* & *Hartel* 1960) konnten jeweils deutlich erhöhte Totgeburtenraten festgestellt werden. *Zondek* und *Tamari* (1964) konnten darüber hinaus zeigen, daß die Wirkung tatsächlich über die Belastung der Muttertiere und nicht aufgrund eines direkten Einwirkens auf die Feten zustande gekommen waren, denn bei tauben Ratten traten diese Effekte trotz starker auditiver Reizung nicht auf.

Dennoch könnte man einwenden, daß bei diesen Versuchen direkte körperliche Schädigungen und psychische Belastungen zumindest vermischt sind, die Folgen deshalb nicht allein psychischem Streß zugeschrieben werden können. Dies gilt aber nicht für das klassisch zu nennende Experiment von *Thompson* (1957). Hierbei wurden Versuchstieren zuerst Vermeidungsreaktionen antrainiert; dabei konnten sich die Tiere vor einem aversiven Reiz (Stromstoß) durch einen Sprung auf einen kleinen Vorsprung im Käfig retten. Sodann lernten sie, daß der aversive Reiz immer auf ein Lichtsignal erfolgte und führten nach mehrmaliger Paarung von aversivem Reiz und Lichtsignal die Vermeidungsreaktion auf das Lichtsignal allein aus. Nachdem die Ratten trächtig waren, erzeugte man nun Streß, indem es den Muttertieren nicht mehr möglich war, auf das Lichtsignal die Vermeidungsreaktion auszuführen (der Vorsprung im Käfig wurde entfernt, eine aversive Reizung erfolgte jedoch nicht). Die Folgen einer solchen Streßaussetzung konnte man bei den geworfenen Jungtieren nach 30 und 130 Tagen noch feststellen (wieder gesichert über cross-fostering, um den Einfluß der Muttertier-Jungen-Interaktion auszuschalten): diese Jungtiere wiesen im Vergleich zu einer Kontrollgruppe eine geringere Aktivität sowie längere Latenzzeiten beim Verlassen des Käfigs und bei der Annäherung an Futter auf. In ähnlicher Weise konnte *Caldwell* (1962) bei weißen Mäusen und *Hockman* (1961) bei weißen Ratten, welche die gelernte Vermeidungsreaktion nicht ausführen konnten, eine erhöhte Anzahl an Abort- und Totgeburten feststellen.

In zahlreichen anderen Untersuchungen wurden diese Effekte repliziert und gezeigt, daß emotionale Streßsituationen während der Tragzeit das Verhalten der Jungtiere nachhaltig beeinflußt, etwa im Sinne einer veränderten "open-field-activity", vermehrter Urin- und Defäkationsabgabe oder in Form erhöhter Mißbildungsraten (*Gauron* 1966; *Thompson* & *Quinby* 1964; *Ader* & *Belfer* 1962; *Thompson* et al. 1962).

4.5.2. Beziehungen zu Morbiditäts- und Mortalitätsraten beim Menschen

Einen ersten Einblick über diese Beziehung erhält man aus Untersuchungen über Kriegsfolgen (*Stieve* 1952). So kam es in der Folge von starken Streßbedingungen (Angst, Schreck, Haft, Hunger) zu einer nachweisbaren Beeinträchtigung der Sexualfunktionen (Rückbildung des Ovars und nachfolgende Amenorrhoe). Man nimmt an, daß es in der Folge davon zu Gametenschädigungen kommt, die u.a. die erhöhten Mißbildungsraten während der Kriegs- und Nachkriegszeit zu erklären vermögen. Allerdings ist der Krieg, betrachtet als "ecological valid experiment of nature", und die festgestellten Veränderungen als Evidenz für den Zusammenhang zwischen psychischen Faktoren und der Fetalentwicklung nicht völlig überzeugend, da hier eine Vielzahl von Bedingungen (z.B. emotionaler Streß, körperliche Mangelzustände, Überanstrengung) in untrennbarer Weise miteinander verbunden sind.

Ähnliches gilt auch für die immer noch nachweisbaren schlechteren Schwangerschaftsergebnisse lediger Frauen: 1973 betrug die Säuglingssterblichkeit in der Bundesrepublik bei ehelich geborenen Kindern 2,19%, bei nichtehelich geborenen 3,68% (*Statistisches Bundesamt* 1975), in Österreich betrug das Verhältnis 1974 2,22 : 3,14% (*Österreichisches Statistisches Zentralamt* 1976) und in Schweden 1975 immerhin noch 0,52 : 0,71%, ohne die neonatale Mortalität (*National Bureau of Statistics of Sveden* 1976). Allerdings gehen mit dem Nicht-Besitz eines Trauscheines noch eine Reihe weiterer Faktoren einher, welche das Risiko nichtehelicher Kinder erhöht, z.B. jugendliches Alter, niedriger Verdienst, schlechtere Wohnverhältnisse, unregelmäßige Lebensführung, inadäquate Ernährung, mangelnde Schwangerenfürsorge und psychische Belastungen selbst (*Mau* & *Netter* 1975). Aber auch die versuchte Spätabtreibung wird damit in Zusammenhang gebracht (*Bir* & *Zippel* 1958).

Daneben liegen eine Reihe kleinerer Untersuchungen vor, welche geeigneter sind, den angezielten Zusammenhang aufzuklären: *Roszkowski* und *Kuczynska-Sicinska* (1965) konnten bei Frauen mit einem psychischen Trauma (Frauen mit erkennbaren organischen Störungen wurden ausgeschlossen) im Vergleich zu einer Kontrollgruppe eine höhere Komplikationsrate (mehr Frühgeburten, vermehrte perinatale Mortalität, häufigere Plazentaläsionen, häufigerer Zwergwuchs und Gefährdung des Kindes nach der Geburt) feststellen. *Grimm* (1961) und *Stott* (1957) fanden bei den von ihnen untersuchten Frauen mit der höchsten psychischen Belastung einen deutlich erhöhten Prozentsatz an perinataler Mortalität und Morbidität.

Hultin und *Ottosson* (1971) beobachteten bei Kindern von Frauen mit ursprünglichem Abtreibungswunsch, dem aber nicht nachgekommen worden war, eine erhöhte Mißbildungsrate. Eine höhere Anzahl an körperlichen, emotionalen und traumatisierenden Streßsituationen konnte auch bei Frauen gefunden werden, welche Kinder mit Spaltlippen und Wolfsrachen geboren hatten (*Fraser* 1959; *Strean* & *Peer* 1956). *Dodge* (1972) konnte bei den Müttern, deren Kinder im Neugeborenenalter Pylorusstenosen zeigten, signifikant gehäuft Belastungszustände (Tod von Eltern, Gatten, Kind, schwere Krankheiten in der Familie, schwere Eheprobleme, Arbeitslosigkeit u.a.m) nachweisen. Auch *Gliebe* (zit. nach *Montagu* 1962, S. 202) stellte aufgrund klinischer Beobachtungen fest, daß Pylorusstenosen sowie Ulcera bei Neugeborenen von emotional stark unter Druck stehenden Müttern zu finden seien. Man könnte in diesen Fällen sogar von einer intrauterinen „Managerkrankheit“ sprechen (verursacht durch eine wegen der emotionalen Situation der Mutter erhöhte Produktion von Gastrin, welches die Plazentaschranke überschreiten kann und nach experimentell kontrollierten Tierversuchen Pylorusstenosen verursacht). *Sontag* (1941) führte Störungen des Intestinaltraktes auf die pränatale Entwicklung eines irritablen und hyperaktiven autonomen Nervensystems zurück, wofür wiederum ein andauernder Zustand emotionalen Ungleichgewichts der Mutter verantwortlich sei.

Auch allgemeine Persönlichkeitsmerkmale des Kindes wie Ich-Stärke, Freundlichkeit, Spannung und Intelligenz konnten mit präpartual erfaßten Einstellungen der Mütter in Verbindung gebracht werden (*Hedemann* 1970). Allerdings ist hier eher eine Beeinflussung durch die postpartuale Verhaltensformung zu vermuten.

Letztlich sollte man bei Untersuchungen über die Auswirkungen von streßreichen Lebenssituationen auf Schwangerschaftsverlauf und -ergebnis nicht vergessen, daß es neben den großen Streßsituationen auch tagtäglich kleinere Streßsituationen gibt, welche zwar einen geringeren, aber möglicherweise kumulativen Effekt aufweisen. Die Bedeutung dieser Mikrostressoren (*McLean* 1976, S. 302) für die Schwangerschaft bedarf allerdings noch weiterer Aufklärung.

4.5.3. Aktivitätsraten des Feten

Bereits aus Alltagsbeobachtungen ist bekannt, daß Veränderungen im Verhalten des Feten mit mütterlichen Emotionen einhergehen. So beobachtete *Whitehead* (1867, zit. n. *Sontag* 1944, S. 153), daß die Bewegungen des Feten zu Zeiten, in denen das psychische Gleichgewicht der Mutter durch Streß, schmerzhafte Ereignisse oder langanhaltende Angstzustände beeinträchtigt war, anstiegen. Aber auch positive Emotionen der Mutter können zu einer Veränderung der fetalen Aktivität führen (*A. Mayer* 1967), wie schon aus dem Neuen Testament bekannt ist (*Luk.* 1,39). Weitere Einzelbeobachtungen hierzu sind von *Sontag* (1964) gesammelt worden.

Durch Zufallsbeobachtungen konnten *Roszkowski* und *Prawecka* (1965) einen unmittelbaren Einfluß emotionaler Faktoren auf die kindliche Herztätigkeit feststellen. Bei Frauen, die aus verschiedenen Gründen zur Bestimmung der fetalen Herztätigkeit in die Klinik gekommen waren, konnte in Abhängigkeit von unerwarteten Ereignissen (kleinere Detonation in der Nähe der Station, Salutschüsse wegen des Nationalfeiertages) eine starke Steigerung der fetalen Herzschlagrate gefunden werden. Besonders stark fielen diese Reaktionen bei Frauen mit Herzschäden, arterieller Hypertension und Toxämie aus.

Von *Sontag* (1944) wurden die folgenden Beziehungen zwischen fetalen Bewegungen und exogenen Faktoren gefunden: Mütter mit starken autonomen Reaktionen (hohe Hautleitfähigkeit, schneller Atem- und Pulsfrequenz) haben Feten mit großer Aktivitätsrate. Da sich die autonomen Reaktionen der Mutter mit ihrem emotionalen Zustand verändern, ist anzunehmen, daß sich der psychophysische Zustand der Mutter auf den Feten auswirkt. Die Feten, welche während der letzten beiden intrauterinen Monate in der Folge von mütterlichem Streß sehr aktiv waren, tendierten dazu, im Vergleich zu ihrer Größe zu leicht zu sein (geringe Fettpolsterung). Nach *Sontag* (1941, S. 1001) erscheint es wahrscheinlich, daß die Energie, welche ein relativ inaktiver Fetus in Form von Fett speichert, bei einem sehr aktiven verbraucht wird, ohne daß dieser zusätzliche Anspruch durch die vermehrte Zuführung von Zucker und anderen Nährstoffen kompensiert wird.

Obwohl bekannt ist, daß die fetale Aktivität mit dem späteren Entwicklungsstand des Kindes positiv korreliert ist (*Walters* 1965; *Richards* & *Newberry* 1938), scheint kein durchgängig linearer Zusammenhang zwischen diesen beiden Merkmalen zu bestehen. D.h. nur bis zu einem gewissen Grad ist fetale Aktivität mit einem postnatalen Entwicklungsvorsprung gekoppelt, möglicherweise erklärbar durch die wegen des vermehrten Gebrauchs der Motorik erfolgte frühzeitige Myelinisierung des Nervensystems. Fetale Hyperaktivität, wie sie bei schweren emotionalen Beeinträchtigungen der Mutter auftritt, scheint hingegen ein Indikator für eine gestörte postnatale Entwicklung des Kindes zu sein (Instabilität des autonomen

Nervensystems, vasomotorische Störungen, gastro-intestinale Tonus-, Mobilitäts- und Funktionsstörungen).

4.5.4. *Verhaltensweisen des Neugeborenen*

Als letzte in diesem Bereich sind die Untersuchungen zu erwähnen, welche den Einfluß psychischer Gegebenheiten bei der werdenden Mutter am Neugeborenen selbst zu demonstrieren versuchten. Bekannt ist hier vor allem die Untersuchung *Ferreiras* (1960), nach der die Mütter auffälliger Neugeborener (die Auffälligkeiten wurden über Verhaltensbeobachtungen von Kinderschwestern nach dem Ausmaß des Schreiens, des Schlafes, der Irritabilität, des Eßverhaltens und der Ausscheidung in den ersten fünf Lebenstagen erhoben) präpartual höhere Werte auf der Skala „Verletzungsangst gegenüber dem Kind" (interpretiert als unbewußte Feindseligkeit und Ablehnung des Kindes) und häufiger extreme Werte auf der Skala „Akzeptierung der Schwangerschaft" aufwiesen. Obwohl in dieser Untersuchung relativ viele Hintergrundsfaktoren konstant gehalten worden waren, kritisierte *Joffe* (1969, S. 303) daran die Reliabilität der Beurteilungen durch die Krankenschwestern und den möglicherweise nicht berücksichtigten Einfluß weiterer Faktoren (Stillen, Parität). Schließlich stellt er auch noch die Frage, ob die verwendeten Skalen überhaupt etwas mit dem emotionalen Zustand der Mutter zu tun haben. Zwingend läßt sich daraus jedenfalls nicht auf eine Verursachung der Auffälligkeiten des Neugeborenen durch mütterliche Einstellungen und Emotionen schließen.

In ähnlicher Weise suchte *Rottmann* (1974) nach Zusammenhängen zwischen mütterlichen Einstellungen und Merkmalen von Neugeborenen. Er unterteilte die im letzten Drittel der Schwangerschaft untersuchten Frauen aufgrund ihrer Werte auf den Skalen „Offene Ablehnung" und „Verletzungsangst gegenüber dem Kind" in vier Gruppen und kam so zu einer Unterscheidung von „idealen", „kühlen", „ambivalenten" und „katastrophalen" Müttern. Die erste Müttergruppe hatte den leichtesten und kürzesten Geburtsverlauf, die geringste Frühgeburten- und Übertragungsrate und die Kinder waren nach den Verhaltensbeobachtungen durch die Kinderschwestern weitgehend unauffällig. Die „kühlen" Mütter wiesen eine erhöhte Rate an Schwangerschaftsbeschwerden auf, die Übertragungsrate war bei ihnen größer und bei den Neugeborenen war häufig ein sog. „Apathiesyndrom" zu finden. Bei den „ambivalenten" Müttern waren vegetative Symptome während der Schwangerschaft gehäuft zu finden, Frühgeburten kamen oft, Übertragungen jedoch seltener vor, die Neugeborenen erbrachen überdurchschnittlich häufig und bei ihnen zeigte sich das sog. „Hyperaktivitätssyndrom". Die Gruppe der „Katastrophenmütter" wies vor allem in der zweiten Schwangerschaftshälfte die stärksten Beschwerden auf, bei ihnen war die höchste Frühgeburtenrate zu finden, die Geburten waren schwieriger als bei allen anderen Gruppen; im Verhalten der Neugeborenen wurde schließlich eine Art Kipp-Phänomen festgestellt, d.h. es kam bei ihnen zu einem häufigen Wechsel zwischen Apathie und Hyperaktivität. Zudem stieg die Häufigkeit von Verhaltensstörungen der Kinder aus den vier Müttergruppen linear an (vgl. Tab. 4.3); Unterschiede im Hinblick auf Größe und Gewicht der Neugeborenen ließen sich hingegen nicht finden. Bei einer Nachauswertung der Ergebnisse (*Lukesch & Lukesch* 1976, S. 40) war zu dem Merkmal Apathie vor allem eine Korrelation mit den Einstellungsvariablen „offene Ablehnung" und

„Ablehnung des Stillens“ zu finden; Hyperaktivität stand hingegen in Zusammenhang mit „Verletzungs- und Geburtsangst“. Die Beziehungen verliefen dabei keineswegs linear, was ihre Interpretation wesentlich erschwert. Auch diese Ergebnisse verweisen zwar auf einen Zusammenhang zwischen präpartual geäußerten mütterlichen Einstellungen und Verhaltensstörungen der Neugeborenen, eine direkte Verursachung ist damit hingegen nicht beweisbar. Z.B. waren die Geburtskomplikationsraten zwischen den Müttergruppen unterschiedlich und diese waren wiederum mit den Verhaltensweisen der Neugeborenen korreliert. Ebenso kann die psychosomatische Symptomhäufigkeit der Mütter sowohl als Folge wie auch als Ursache der Einstellungsunterschiede interpretiert werden und schließlich kann das Neugeborenenverhalten noch durch die Art der frühen Mutter-Kind-Interaktion modifiziert sein, wofür Unterschiede bei den Müttern hinsichtlich Stillwilligkeit und Kontakthäufigkeit zum Neugeborenen sprechen.

Eine noch deutlichere Kritik spricht gegen eine kausale Interpretation der von *Lukesch* und *Lukesch* (1976, S. 39 f.) gefundenen Beziehungen zwischen mütterlichen Einstellungen und Neugeborenenverhaltensweisen. Zwar wurden auch hier signifikante Beziehungen gefunden (bei bewegungsarmen und sehr bewegungsaktiven Kindern wurde eine erhöhte Geburtsangst gefunden; apathische Kinder hatten häufiger Mütter mit erhöhter offener Ablehnung und repressiver Einstellung zur Sexualität; Kinder, die stark erbrachen, hatten Mütter mit erhöhter offener Ablehnung der Schwangerschaft, mehr Ablehnung des Stillens und größerer Geburtsangst), aber wegen der querschnittlichen Datenerhebung im Wochenbett könnte in der Ausprägung der mütterlichen Einstellungen noch eher auf eine Modifikation des Schwangerschaftserlebens der Mütter aufgrund der Verhaltensweisen der Neugeborenen geschlossen werden als umgekehrt. Erwähnenswert in dieser Untersuchung war aber, daß die väterlichen Schwangerschaftseinstellungen ebenfalls mit den Neugeborenenmerkmalen verbunden waren. Darin könnte ein Hinweis gesehen werden, daß die Haltungen des zukünftigen Vaters für das Milieu, in dem sich der Fetus entwickelt, von nicht zu unterschätzender Bedeutung ist.

Methodisch am besten abgesichert sind in diesem Bereich die Untersuchungen von *Ottinger* und *Simmons* (1964; 1963). Diese legten einer Gruppe Schwangerer während jedes Trimesters eine Angstskala vor und wählten Frauen mit extremen Ängsten aus. Ausgeschlossen wurden Frauen mit einem Kaiserschnitt oder sonst abnormen Geburten. Die Verhaltensweisen der Neugeborenen wurden durch Re-

Tabelle 4.3 Unterschiede bei Neugeborenen aus den vier Müttergruppen (*Rottmann* 1974, S. 435 f).

Neugeborenen-merkmal		ideale Mütter	kühle Mütter	ambivalente Mütter	Katastrophen-mütter
Gewicht	$\bar{x}$	3263	3368	3192	3217
(g)	s	49,28	49,43	55,99	69,10
Größe	$\bar{x}$	49,94	50,14	49,24	48,66
(cm)	s	2,11	1,67	2,84	3,88
Verhaltens-	$\bar{x}$	1,38	2,89	3,52	4,90
störungen	s	3,40	3,16	3,18	5,67

gistriervorrichtungen in objektiver Weise erfaßt (Stabilimeter für Bewegungs- und Mikrophone für Schreiaktivität). Diese Merkmale wurden während aller Krankenhaustage jeweils 30 Minuten vor und nach der Fütterungszeit festgehalten. Dabei zeigte sich, daß die Kinder hochängstlicher Frauen mehr schrieen als die niedrig ängstlicher, während die Unterschiede in der Bewegungsaktivität – in allerdings nicht signifikanter Weise – genau in die entgegengesetzte Richtung verliefen. Zwischen den Angstwerten und dem Gewicht der Kinder bestanden keine Zusammenhänge, es trat aber die Tendenz auf, daß die Kinder hochängstlicher Frauen einen größeren Gewichtsverlust in der Neonatalperiode erlitten.

Trotz mancher methodischer Schwächen der berichteten Untersuchungen könnte man zumindest in vorsichtiger Weise schließen, daß sich der Fetus bzw. das Neugeborene nicht unbeeinflußt von mütterlichen Emotionen und Einstellungen entwickelt. In extremen Fällen ist sogar der Meinung *Montagus* (1962, S. 177) zuzustimmen, daß das Kind gar nicht erst bis in seine Kindheit auf schlechte häusliche Situationen oder andere schädigende Ereignisse zu warten brauche, die es neurotisch machten, sondern „dies wurde ihm schon zugefügt, bevor es auch nur das Licht der Welt erblickt".

4.5.5. *Erklärungsansätze für das Einwirken psychischer Faktoren auf die Fetalentwicklung*

Da sich herausgestellt hat, daß Aspekte des Erlebens einer Schwangerschaft (Einstellungen gegenüber und emotionale Erlebnisweisen während der Schwangerschaft) mit Merkmalen der Fetalentwicklung und dem Neugeborenenverhalten in Verbindung stehen, ist als nächstes die Frage zu erörtern, wie diese korrelative Beziehung von „Oberflächenmerkmalen" zu erklären sei. Auch dazu ist es möglich, eine Reihe von mehr oder minder gut bewährten Hypothesen zu formulieren.

4.5.5.1. Direkte Folgen auf das Verhalten der Mütter während der Schwangerschaft

Bereits *Ferreira* (1962, S. 29) meinte, die Annahme sei nicht zu weit hergeholt, daß eine Mutter, welche ihrer Schwangerschaft ablehnend gegenübersteht, auch eher eine beträchtliche Vernachlässigung ihrer selbst und Mißachtung aller während einer Schwangerschaft angezeigter Vorsichtsmaßregeln zeigen wird. Dies kann sich etwa in einer größeren Neigung zu Unfällen oder in anderen selbst-destruktiven Mechanismen äußern, welche wiederum für den Feten nachteilig sind. Diese ablehnende Haltung kann sich auch in Form von häufigerem abdominalen Druck (z.B. wegen unangemessener Kleidung, durch welche der schwangere Zustand kaschiert werden soll), Traumen, einer abnormen Respirationsrate und -tiefe, unangemessenen Fluktuationen in der täglichen Aktivität, der Diät, der Schlafgewohnheiten etc. äußern. Dadurch werden wiederum Blutdruck, der Transport von Sauerstoff oder von Elektrolyten beeinflußt, welche das physiologische Gegenstück der Gefühle gegenüber der Schwangerschaft sind.

Eine weitere Folge negativer Haltungen der Mütter ihrem werdenden Kind gegenüber kann in der Mißachtung aller mit einer Schwangerschaft verbundenen Einschränkungen gesehen werden. Vor allem der unbedachte Konsum von Zigaretten, Alkohol, Medikamenten, die Ablenkung von oder die Leugnung der Realität einer Schwangerschaft durch extreme Sportausübung bzw. ein geringerer Grad der Ausnützung von Schwangerschaftsvorsorgeuntersuchungen sind hier zu erwähnen (*Rottmann* 1973, S. 9; *Arfwidsson & Ottoson* 1971, S. 77; *Grimm* 1967, S. 37).

4.5.5.2. Physiologische Übertragungsmechanismen

Emotionale Zustände bei der schwangeren Mutter, seien dies nun Emotionen wie Freude und Glück oder negative Erlebnisse und Streßzustände, bewirken eine Aktivitätsveränderung im motorischen, im nervösen und endokrinen System des Organismus (*Levi* 1967). Für die Übertragung mütterlicher Emotionen auf den Feten bestehen mehrere Möglichkeiten.

Emotionale Konflikte wirken einmal über die Hypophyse und das periphere endokrine System auf die Kontraktibilität des Uterus. Dadurch kommt es zu einer Veränderung der Gebärmutterschleimhaut und im plazentaren Gefäßsystem (Gefäßverengung). Dies wiederum hat eine Behinderung der Nahrungs- und Sauerstoffzufuhr beim Feten zur Folge. In Laborexperimenten konnte demonstriert werden, daß durch aversive sensorische Stimulation sogar dann eine Veränderung des plazentaren und fetalen Blutkreislaufes eintritt, wenn die Mutter anästhesiert war (*Geber* 1962). Bei allen diesen Veränderungen ist primär an eine O_2-Deprivation beim Feten zu denken, welche die Entwicklung des kindlichen Nervensystems wesentlich beeinträchtigen kann (*Kroger* 1954, S. 506).

Eine emotionale Veränderung bei der Mutter kann ferner eine Störung der Adrenalin-Noradrenalin-Balance zur Folge haben. Ein Ansteigen des Adrenalinspiegels, wie es bei Angst, Streß, Furcht und ähnlichen Gefühlszuständen geschieht, ruft eine gesteigerte Myometriumsaktivität hervor. Emotionale Konflikte, welche über eine Veränderung der humoralen Balance exzessive Uteruskontraktionen auslösen, können dabei auch vorzeitige Plazentalösungen verursachen (*Kroger* 1954, S. 508).

Ausschüttungen im endokrinen und humoralen System können den Feten aber auch direkt über die Plazenta erreichen und teratogene Folgen haben. *Fraser* und *Fainstat* (1951) konnten so in experimenteller Weise durch Cortison-Injektionen bei Jungen trächtiger Mäuse Kiefer- und Gaumenanomalien provozieren. Cortison wird aber gerade bei starken Erregungszuständen („Alarm-Zustand") ausgeschüttet. Ebenso kann eine Adrenalin-Ausschüttung bei der Mutter in der Folge eines Schreckereignisses über die Plazenta bei dem Feten einen Bewegungssturm auslösen (*Sontag* 1941, S. 1000).

Streß und Angstzustände sind auch mit einer Änderung der 17-Hydroxycorticosteroid-Histamin Balance verbunden (*Hanford* 1972, S. 20 f.). Es ist dabei bekannt daß das embryonale Wachstum, der Geburtsbeginn und östrogeninduzierte Veränderungen des Uterus mit dem Histaminhaushalt in Verbindung stehen. Der 17-OH-CS Gehalt des Blutes spielt wiederum eine Rolle bei spontanen Aborten, Molen, Eklampsien und dem Geburtsverlauf (Länge und Effektivität der Wehen). Da die Steroid-Histamin-Balance über die Plazenta hinweg reicht, könnten auch fetale Mißbildungen damit verbunden sein. Auch weitere Symptome, die während des Schwangerschaftsverlaufes auftreten, sind mit dem Steroid-Histamin-Gehalt des mütterlichen Blutes korreliert (*Hanford* 1971), wie z.B. die Produktion von Magensäure, allergische Reaktionen, Kopfschmerzen, Ulcerationen, rheumatische Athritis und Asthma.

Einen weiteren möglichen Mechanismus stellt der Serotoninstoffwechsel dar. Dieses Gewebshormon spielt bei dem Ablauf psychischer Prozesse (z.B. normales Funktionieren des ZNS) eine Rolle. *Carter* et al. (1962) fanden bei Schwangerschaftsauffälligkeiten wie Toxämie, hohem Blutdruck und Blutungen während der Schwangerschaft einen erhöhten Serotoninspiegel im Blut und im Urin. Da Serotonin selbst zu weiteren Effekten führt (z.B. Vasokonstriktion der plazentaren Blutgefäße, Uteruskontraktionen, Plazentainfarkte, Plazentalösungen, Abortauslösung, teratogene Wirkungen), könnte damit ein weiterer Mechanismus identifiziert sein, über dessen Beeinflussung Effekte auf den Feten möglich sind.

Zudem bedeutet ein rascher Wechsel bzw. plötzliche Änderungen in den Puls-, Atem- und Vaskularrhythmen der Mutter, wie dies bei gesteigerter Reizbarkeit, emotionaler Labilität und Aggressivität auftritt, für den Feten eine Störung seiner „akustisch-vibratorischen" Umwelt und werden von ihm unlustbetont erlebt. Als Beispiel für solche Reaktionen auf Veränderungen in der harmonisch-rhythmischen Kontinuität der pränatalen Umwelt wurden von *Kruse* (1969) fetale Panik- und Wutanfälle beschrieben. Alle diese Effekte sind auf dem Hintergrund der physiologischen Reagibilität der Mutter zu sehen. Besonders bei Frauen, die habituell sehr starke Reaktionen zeigen, ist eine wesentliche höhere Gefährdung des Feten zu vermuten. Damit ist wiederum eine Verbindung zu solchen Merkmalen wie emotionale Labilität oder Neurotizismus der Mutter hergestellt.

4.5.5.3. Pränatale Lernvorgänge

Da bereits im vorgeburtlichen Stadium die einzelnen Sinnesmodalitäten zu funktionieren beginnen (*Schmidt* 1970, S. 94; *Hooker* 1964, S. 11; *Bernard & Sontag* 1947), ist die Vorbedingung für Lernvorgänge beim Feten wegen des Inputs durch die Sinnesorgane gegeben (vgl. Tab. 4.4). Jede Mutter stellt für ihr Kind eine unterschiedliche Umgebung dar (Körpergeräusche, taktile Reize, Tonus, Körperbewegungen, Körperrhythmus), Feten sind somit unterschiedlichen Erfahrungen augesetzt und es ist daher nicht unplausibel anzunehmen, daß ein Teil der „angeborenen" Unterschiede zwischen den Neugeborenen auf unterschiedliche pränatale Erfahrungen und Sinnesreizungen zurückgehen (*Holt* 1931).

Tabelle 4.4 Entwicklung der Wahrnehmungsfähigkeit in einzelnen Modalitäten während der pränatalen Entwicklung (*Schmidt* 1970, S. 94)

Pränataler Entwicklungs-abschnitt	Tastsinn	Geschmack-sinn	Gehör-sinn	Gesichts-sinn	Temperatur-sinn
1.–3. Monat	+				
4.–6. Monat	+	+	?		
7.–9. Monat	+	+	+	+	?

\+ gesicherter Nachweis einer motorischen Reaktion auf einen sensorischen Reiz,
? Vorhandensein der Wahrnehmungsfähigkeit wird angenommen, ist aber noch nicht voll gesichert

Einfache Lernvorgänge im Sinne einer Habituation an Umweltreize wurden von *Stirnimann* (1973, S. 102) für unterschiedliche Schlafrhythmen von Neugeborenen zur Erklärung angenommen. Ebenfalls als Habituationsvorgang ist das Nachlassen der Fetalbewegungen auf hintereinanderfolgende Reizungen zu verstehen (*Sontag* 1944; *Peiper* 1925).

Als Habituationsvorgänge sind darüber hinaus Erkennungsleistungen des Neugeborenen zu deuten (*Spiegler* 1968; *Salk* 1961, 1960). Bei Anwesenheit der Mutter strömen „eine Fülle der pränatal empfangenen Reizmuster wieder auf das Kind ein, die mit der pränatalen Bedürfnislosigkeit gekoppelt sind" (*Schmidt-Rogge* 1974, S. 65). Damit wird eine Eingewöhnung in das neue Milieu nach der Geburt bei aufrechtem Kontakt mit der leiblichen Mutter erleichtert bzw. bei dessen Fehlen erschwert. Frühkindliche Anpassungsstörungen bei den zur Adoption freigegebenen Kindern könnten so zumindest z.T. eine Erklärung finden.

Zusätzlich ist bekannt, daß bei einem Fetus in den beiden letzten intrauterinen Monaten Lernvorgänge in der Form des klassischen Konditionierens stattfinden. Bereits *Ray* (1932) berichtet von der Konditionierung eines Feten auf einen externen akustischen Reiz. Diese Untersuchungen wurden von *Spelt* (1948) an mehreren Feten wiederholt und er fand, daß nach etwa 15- bis 20-maliger Paarung eines vibrotaktilen Reizes mit einem akustischen eine konditionierte Reaktion in Form vermehrter Fetalbewegungen erfolgt. Darüber hinaus wurden bei den Feten auch solche Lernphänomene wie experimentelle Extinktion, spontane Erholung und das Behalten der konditionierten Reaktion über einen Zeitraum von drei Wochen nachgewiesen. Durch Lernvorgänge, die nur z.T. im Labor kontrolliert wurden, können auch noch folgende Zusammenhangsbeobachtungen erklärt werden: Das Geräusch einer mütterlichen Tachykardie kann für den Feten sehr störend sein und für ihn in kurzer Zeit ebenfalls eine Erhöhung der Herzschlagrate nach sich ziehen (*Salk* 1962). Ebenso folgt einer experimentell hervorgerufenen Stimulation, welche eine Beschleunigung der mütterlichen Herzschlagfrequenz bewirkt (Parallele zu Angstzuständen), in wenigen Sekunden eine Tachykardie des Feten. In diesen Fällen genügt vermutlich die Annahme von konditionierten Reaktionen auf Außenreize, um die fetale Reaktion zu erklären, ohne daß auf die vermittelnde Funktion von metabolischen oder hormonellen Faktoren zurückgegriffen werden muß.

4.5.5.4. Beeinflussungen über die Art des Geburtsverhaltens

Bereits in Kap. 4.2. wurden die Belege für die Beeinflussung des Gebärverhaltens durch mütterliche Emotionen und die Qualität des Schwangerschaftserlebens der Mutter angeführt. Das Gebärverhalten bzw. das Auftreten von Geburtskomplikationen ist für das Kind keineswegs gleichgültig. Dadurch ist es vielmehr der Gefahr von Schädigungen durch mechanische Faktoren oder durch eine mangelnde Sauerstoffversorgung unter der Geburt ausgesetzt.

In zumeist retrospektiven Untersuchungen wurde belegt, daß Kinder mit umschriebenen Störungen mehr Geburtskomplikationen durchgemacht haben als entsprechende Kontrollgruppen ohne diese Auffälligkeiten (*Goldstein* et al. 1976; *Schechter* et al. 1973; *Müller* et al. 1971; *Rutt & Offord* 1971; *McNeil* et al. 1970; *Werner* et al. 1967; *Zitrin* et al. 1964; *Taft* et al. 1964; *Churchill & Colfet* 1963; *Pasamanick* et al. 1956; *Abbramson* et al. 1961; *Churchill* 1959; *Vorster* 1960; *Pasamanick & Lilienfeld* 1955; *Rogers* et al. 1955; *Lilienfeld & Pasamanick* 1955;

1954; *Despert* 1946). Der differentialdiagnostische Nachweis, welche Auffälligkeiten des Schwangerschafts- und Geburtsverlaufes im einzelnen mit bestimmten Störungen zusammenfallen, fiel hingegen negativ aus (*McNeil & Wiegerink* 1971). Es wird deshalb angenommen, daß es sozusagen ein Kontinuum prä- und perinataler Schädigung gebe, auf dem die einzelnen Störungen nach ihrer Schwere angeordnet werden können. Dieses reicht von leichten Verhaltensauffälligkeiten bis hin zum intrauterinen Fruchttod; je nach dem Zeitpunkt des Auftretens, der Intensität und der Dauer des schädigenden Reizes zeigen sich bei einem Kind diese oder jene Auffälligkeiten.

Die Wichtigkeit dieser prä- und perinatalen Umstände zeigt sich auch darin, daß siebenjährige Kinder, welche aufgrund ihrer Leistungen in eine normale und abnorme Gruppe eingeteilt wurden, aufgrund der Kenntnis perinataler Prädiktorvariabler sehr gut voneinander unterschieden werden können (*Smith* et al. 1972) bzw. Indikatoren über die Schwere der Geburt (z.B. Apgar-Werte) für Verhaltensmerkmale des Kindes in der Wochenbettzeit (*McGrade* et al. 1965) und im Säuglingsalter (*McGrade* 1968) prädiktiv sind.

Die Bedingungen, unter denen ein Kind geboren wird, können demnach einen sehr starken Effekt auf seine weitere Entwicklung haben. Dabei ist neben direkt erlittenen Schädigungen, z.B. wegen mechanischer Läsionen unter der Geburt oder wegen Sauerstoffmangel, auch an eine Beeinträchtigung der weiteren Mutter-Kindbeziehung zu denken (*Prechtl* 1966). Man denke etwa an ein wegen einer geburtstraumatischen Schädigung hyperaktives Kind, dessen Mutter erlebt, daß bei ihrem Kind durch geringe Umweltreize Schreckreaktionen, Hyperaktivität oder der Moro-Reflex ausgelöst werden. Wenn eine solche Mutter nichts von den potentiellen Ursachen dieses Verhaltens weiß, ist anzunehmen, daß sich unter diesen Bedingungen bei ihr sicherlich Furcht vor und eventuell Abneigung gegen das Kind entwickeln.

4.6. Die Bedeutung des Schwangerschaftserlebens für den Aufbau der frühen Mutter-Kind-Beziehung

Ein Kind wird nicht in eine „leere“ Umwelt hineingeboren, sondern es trifft auf Einstellungen und Erwartungen seiner engsten Bezugspersonen, wobei sich diese Haltungen im Laufe der Schwangerschaft und zum Teil auch noch wesentlich früher ausgebildet haben (*Grossmann* et al. 1980; *Shainess* 1963, S. 2924). Wie eine Mutter oder ein Vater die Schwangerschaft erlebt, bestimmt aber wiederum die Haltungen, welche Eltern gegenüber dem Kind oder Erziehungsfragen im allgemeinen einnehmen. Da solche Einstellungen das konkrete Verhalten mit dem Kind zu beeinflussen vermögen, stellen sie auch wesentliche Determinanten der kindlichen Entwicklung dar. Diese Beziehungen sollen im folgenden anhand einiger empirischer Untersuchungen aufgewiesen werden.

4.6.1. Schwangerschaftserleben und Einstellungen zu Erziehungsfragen

Es wurde bereits in frühen Untersuchungen vermutet, daß präpartual geäußerte Ablehnungen auch später erhalten bleiben (*Parks* 1951, S. 344). Einen geradlinigen Einfluß der vor der Entbindung von Müttern geäußerten Einstellungen und Haltungen auf ihre späteren Ansichten über Erziehungsfragen konnte *Doty* (1967) feststellen. Sie untersuchte 200 nach Parität und Schichtzugehörigkeit auf vier Gruppen aufgeteilte Frauen im letzten Schwangerschaftsabschnitt mit einem Schwangerschaftseinstellungstest und sechs Monate nach der Entbindung mit einem Fragebogen über Erziehungsfragen (PARI). Bei der überwiegenden Mehrzahl der Skaleninterkorrelationen fielen die Beziehungen signifikant aus. Das heißt, daß die von den Müttern bereits während der Schwangerschaft gezeigten Einstellungen und Erlebnisweisen der Schwangerschaft die Einstellungen über Fragen der Kindererziehung beeinflussen. Vor allem Feindseligkeitsgefühle und Kontrollversuche gehen mit Ablehnung der Schwangerschaft und Ablehnung der Mutterrolle einher. Da die Kinder von Müttern, welche die Schwangerschaft ablehnten, häufiger Auffälligkeiten aufwiesen, ist auch der Nachweis eines direkten Einflusses präpartual geäußerter Schwangerschaftseinstellungen auf die Kindesentwicklung nicht ausgeschlossen.

Von *Sears* et al. (1957, S. 56) wurde ein zwar geringer, aber doch signifikanter Carry-over-Effekt zwischen der Reaktion auf die Schwangerschaft und der mütterlichen Wärme, die gegenüber dem Kind in späteren Jahren gezeigt wird, gefunden. Die Zusammenhänge zwischen einer positiven Reaktion auf die Schwangerschaft und der Wärme gegenüber dem Kind (beurteilt aufgrund von Interviews mit den Müttern) sind dabei enger, solange das Kind noch sehr klein ist; bei fünf Jahre alten Kindern sind die Zusammenhänge nicht mehr so deutlich ausgeprägt.

Rosengren (1962) untersuchte an 63 während der Schwangerschaft interviewten Frauen die Beziehungen zwischen ihren Ansichten über Kindererziehung und der Einschätzung der Schwangerschaft als eine Krankheit. Sowohl in der Gruppe mit hohem sozialen Status als auch in der mit einem niedrigen konnten deutliche Beziehungen gefunden werden, und zwar ging eine ausgeprägte Einschätzung der Schwangerschaft als Krankheit mit strengen und fordernden Ansichten über Erziehungsfragen einher.

Auch in eigenen Untersuchungen konnte ein enger Zusammenhang zwischen Einstellungen und Erlebnisweisen der Schwangerschaft und der Beurteilung von Fragen der Kindererziehung nachgewiesen werden (*Lukesch* 1978; *Lukesch & Rottmann* 1976). Diese Beziehungen gelten sowohl für die Mütter- als auch für die Väterstichprobe. Inhaltlich gesehen, variieren die Einstellungswerte immer gleichsinnig, d.h. etwa, daß eine starke Tendenz zur Überbehütung auch mit hoher offener Ablehnung der Schwangerschaft, mit hoher Verletzungs- und Geburtsangst, mit relativer Ablehnung des Stillens und negativer Einstellung zur Sexualität einhergeht. Auch die Beurteilung der Schwangerschaft als belastend korreliert deutlich mit feindselig-ablehnenden Erziehungseinstellungen. Bei der Müttergruppe sind außerdem viele Phantasievorstellungen über das werdende Kind während der Schwangerschaft mit mildnachsichtigen Erziehungshaltungen verknüpft. Wenn man bei diesen Untersuchungen wegen der simultanen Art der Datenerhebung auch gewisse Einschränkungen bei der Interpretation der Ergebnisse machen muß, so bedeuten diese Resultate doch, daß Kinder, deren Eltern die Schwangerschaft negativ erleben, einem äußerst aversiven Familienmilieu ausgesetzt sind.

Letztlich sei auch darauf hingewiesen, daß Erziehungseinstellungen eine beträchtliche zeitliche Stabilität aufweisen. So fanden *Davids* und *Holden* (1970) bei einer kleinen Stichprobe von Müttern, die im letzten Schwangerschaftstrimester und acht Monate nach der Entbindung untersucht worden waren, eine erstaunliche hohe Konsistenz hinsichtlich mütterlicher Einstellungen und Haltungen, die mit dem PARI gemessen worden waren (Feindseligkeit: r = .54; Kontrolle: r = .80). Die zu beiden Zeitpunkten erhobenen Einstellungen korrelierten auch mit unabhängig davon vorgenommenen Persönlichkeitsbeurteilungen der Mütter, wobei negative mütterliche Haltungen mit den Beurteilungen ängstlich, depressiv und einer negativen Gesamtbeurteilung zusammenfielen. Trotz der hohen Übereinstimmung in den Haltungen zu den beiden Zeitpunkten ist die Korrelation nicht perfekt. Dies wird auf den Einfluß, den Charakteristika des Kindes auf die Mutter haben, zurückgeführt. Insgesamt kann aber erwartet werden, daß Mütter die Einstellungen, die sie vor der Entbindung haben, in die spätere Interaktion mit dem Kind einfließen lassen.

4.6.2. Schwangerschaftserleben und frühe Mutter-Kind-Interaktion

Ein erster Aspekt der Mutter-Kind-Beziehung betrifft den Wunsch nach einem Zusammensein mit dem Kind. Hier sind bereits wesentliche Unterschiede festzustellen, denn die von *Newton* (1955, S. 27) untersuchten Mütter, die über ihre Schwangerschaft unzufrieden waren, äußerten mehr Beschwerden über das praktizierte Rooming-In-Verfahren als solche, die mit ihrer Schwangerschaft zufrieden waren. Außerdem wurde von den wegen der Schwangerschaft unzufriedenen Müttern häufiger künstliche Ernährung dem Stillen vorgezogen; diese Mütter waren auch häufiger unzufrieden über das Geschlecht ihres Kindes.

Von *Grimm* und *Venet* (1966, S. 44) wurde eine Reihe von signifikanten Beziehungen zwischen den von den Müttern zu Beginn der Schwangerschaft gezeigten Persönlichkeits- und Einstellungsmerkmalen und dem Verhalten gegenüber dem Kind gefunden. Vor allem der Wunsch nach der Schwangerschaft und die präpartual geäußerten Befürchtungen hinsichtlich des Umganges mit dem Kind korrelierten mit den Verhaltenskriterien. Bei geplanten Schwangerschaften konnten *K. Grossmann* et al. (1980) in der Wochenbettperiode eine größere Häufigkeit von Hautkontakten zwischen Müttern und ihren Kindern finden als bei ungeplanten.

Bei *Zemlick* und *Watson* (1953) stand eine hohe Symptomhäufigkeit während der Schwangerschaft und negativ zu interpretierende Einstellungswerte mit einer hohen Interaktionshäufigkeit zwischen Mutter und Kind in Zusammenhang. Interpretativ wird diesem Resultat die Bedeutung beigemessen, daß eine hohe Interaktionsdichte Zeichen mütterlicher Überbehütung sei. Da Überbehütung als Ausdruck bzw. Unterdrückung von Ambivalenz gegenüber dem Kind verstanden wird, stimmten auch diese Ergebnisse mit den Erwartungen der Untersucher überein.

Nach *Uddenberg* (1974, S. 39) geht mit dem Auftreten postpartualer psychischer Symptome eine beträchtliche Verunsicherung in der Rolle als Mutter einher; diesen Frauen fehlt sehr oft Selbstvertrauen in bezug auf den richtigen Umgang mit dem Kind und sie zeigen auch mehr Besorgtheit um das Kind (Kontrolle des Atmens, Arztbesuch, Aufsuchen von Beratungsstellen). Andererseits fühlen sich diese Frauen durch das Kind auch häufig gebunden und überanstrengt, infanticide Impulse kommen diesen Müttern häufiger in den Sinn. Insgesamt fühlen sie sich als Mutter nicht sehr erfolgreich. Es muß aber festgehalten werden, daß die Symptomhäufigkeit während der Schwangerschaft solche Vorhersagen nicht erlaubt.

Cohen (1966) ermittelte, daß jede Art von Streß, gleichgültig wie stark er empfunden wird, zu jeder Zeit während der Schwangerschaft und in der ersten Zeit nach der Geburt die emotionale Anpassung der Mutter an ihre neue Rolle und an das Kind stören und ihre Wahrnehmung über Fähigkeiten und Begabungen des Kindes beeinträchtigen kann. Als Erklärungsmöglichkeit wird angeführt, daß Streß während der Schwangerschaft oft in Angst um das Überleben und die psychische Unversehrtheit des Kindes umgewandelt wird. Dies kann wiederum dazu führen, daß jede Wahrnehmung des Kindes, die als nicht zufriedenstellend oder als mit einer normalen Entwicklung nicht in Einklang stehend erlebt wird, mit der Entwicklung eines stabilen Bandes zu dem Kind interferieren kann und so ein unheilvoller Kreislauf etabliert wird, durch den die Ängste der Mutter schließlich doch noch ihre Bestätigung finden.

Davids et al. (1963) teilten schwangere Frauen aufgrund der Werte im MAS in eine hoch ängstliche Gruppe ein. Acht Monate nach der Entbindung wurde das Verhalten der Mutter ihrem Kind gegenüber beurteilt. Die Mütter der ängstlichen Gruppe übten signifikant mehr Kontrolle aus, sie waren autoritärer und mit ihrer Rolle als Mutter unzufriedener. Sie wiesen mehr Ehekonflikte auf und zeigten gegenüber Mann und Kind mehr Irritabilität. Ganz allgemein war ihre Interaktion mit dem Kind nicht so herzlich und warm wie in der anderen Gruppe. Die Kinder waren emotional schlechter angepaßt und standen in ihrer intellektuellen Entwicklung den Kindern der wenig ängstlichen Mütter nach.

In einer retrospektiven Studie konnten *Wallin* und *Riley* (1950) Beziehungen zwischen der Anpassung der Mutter an die Schwangerschaft und Auffälligkeiten des Kindes während des ersten halben Lebensjahres finden. Die Schwangerschaftsanpassung wurde anhand somatischer Schwangerschaftssymptome festgestellt und das Kind aufgrund von Schlaf-, Eß-, Verdauungs- und Ausscheidungsproblemen beurteilt. Bei einer Müttergruppe mit jeweils zwei Kindern konnte festgestellt werden, daß unangepaßtes Schwangerschaftsverhalten bei auffälligem Kindverhalten deutlich öfter vorkam. Bei Frauen mit einem Kind konnte diese Beziehung allerdings nicht repliziert werden.

Man wird gegenüber diesen Untersuchungen, in denen ein Zusammenhang zwischen den präpartual geäußerten Schwangerschaftseinstellungen und den Verhaltensweisen der Mutter gegenüber dem Kind gefunden werden konnte, eventuell einwenden, daß für die Entwicklung des Kindes nur die Erfüllung gewisser Mindestanforderungen durch einige Pflegehandlungen wesentlich und der Säugling für differenziertere Einflüsse nicht zugänglich sei. Dabei wird aber vergessen, daß kleinere Kinder sehr sensitiv gegenüber der emotionalen Haltung, die ihnen entgegengebracht wird, sein können. Auf diese Weise können sich ablehnende Haltungen der Mutter auswirken, ohne daß für einen kurzzeitig anwesenden Beobachter gravierende Fehlverhaltensweisen der Mutter bemerkbar wären. *Dunbar* (1944, S. 157) hat solche Wirkungen einmal als „emotionale Ansteckung" bezeichnet. Was damit gemeint ist, kann sehr gut an einem von ihr wiedergegebenen Fall demonstriert werden, bei dem es um Eßschwierigkeiten eines Kindes ging:

> Ein vier Monate altes Kind hatte bis jetzt immer gerne Leber gegessen. Während eines Besuches einer Großtante ergab es sich, daß diese das Kind mit Leber fütterte. Sie redete auf das Kind scheinbar mit all ihrer Überzeugungskraft ein, doch die Leber zu essen. Das Kind verzog aber nur das Gesicht und wollte auf gar keinen Fall die Leber essen. Darauf fragte die Mutter die Großtante, ob sie selbst Leber mag. Diese meinte, sie würde lieber in ein Restaurant gehen, bevor sie auch nur einen Bissen davon herunterbringen könnte. Als nach einigen Wochen die Mutter selbst das Kind mit Leber fütterte, zeigte es keinerlei Anzeichen von Unwillen oder Abneigung.

Aus diesem Beispiel läßt sich gut ersehen, wie sich eigene Abneigungen ungewollt auf Kinder übertragen können. Ohne daß es der Pflegeperson bewußt ist, werden von ihr Mikro-Hinweise über ihre eigene Haltung dem Kind vermittelt und von diesem auch richtig verstanden. Diese können sogar im Widerspruch zu direkt geäußerten Ansichten stehen und wenn man eine solche Person darauf ansprache, würde man höchstens Erstaunen oder Ablehnung ernten. Einer dieser Vermittlungskanäle ist die Qualität der menschlichen Stimme (*Ostwald* 1961). Die Stimmqualität kann objektiv analysiert werden und es wurde nachgewiesen, daß sie während unterschiedlicher Stimmungslagen beträchtliche Unterschiede aufweist, die subjektiv nicht oder nur kaum wahrgenommen werden.

Es ist aufgrund solcher Übertragungswege nicht weiter verwunderlich, wenn tatsächlich bedeutsame Zusammenhänge zwischen Maßen der Entwicklung der Kinder und den präpartualen Einstellungen der Mütter zu finden sind. Dies sei wiederum an einem Beispiel demonstriert:

Die von *Doty* (1967, S. 209) sechs Monate nach der Entbindung untersuchten Kinder wurden nach den Merkmalen allgemeine Gesundheit, Eßverhalten, Schlafverhalten und Schreien beurteilt. Die fünf vor der Entbindung erhobenen Einstellungsmaße, die Auskunft über das Erleben der Schwangerschaft gaben, korrelierten in fast allen Müttergruppen, die nach Schichtzugehörigkeit und Parität unterteilt waren, signifikant mit diesen Kindmerkmalen. Da zwischen den beiden Erhebungszeitpunkten ein beträchtlicher Abstand lag, die Datenerhebung unabhängig erfolgte und die Ergebnisse sich in den vier Untergruppen zum Großteil replizieren ließen, wird daraus der weitreichende Einfluß mütterlicher Einstellungen auf das Schicksal des Kindes deutlich.

Es ist auch nicht weiter verwunderlich, daß die Erziehung und Pflege eines abgelehnten Kindes häufiger durch Fremdfamilien oder in Tagesheimen erfolgt (DFG 1977, S. 31), speziell bei Erstgeborenen und bei Kindern von unverheirateten Müttern. In der Folge davon sind auch Entwicklungsverzögerungen bei diesen Kindern gehäuft zu bemerken (späteres Greifenlernen, längeres Daumenlutschen). Hinsichtlich konkreter Erziehungsmaßnahmen geben diese Mütter an, daß sie ihre Kinder bei Trotzreaktionen häufiger schlagen und oft bei der Sauberkeitserziehung ermahnen. Auch scheinen bei unerwünschter Schwangerschaft unterschiedliche Ernährungsweisen bei den Kindern vorzuliegen, denn diese Kinder weisen gehäuft entweder eine verminderte oder eine erhöhte Anzahl von Fettpolstern mit 18 und 36 Monaten auf. Dies kann als Indikator entweder für eine deprivierende oder überkompensatorisch fütterungsfixierte Einstellung der Mutter angesehen werden.

Untersuchte man Kinder aus unerwünschten Schwangerschaften in einem späteren Alter, so konnte man eine schlechtere persönliche Anpassung, vermehrte Schulschwierigkeiten (*Jenkins* 1958) und eine größere Delinquenzrate (*Kvaraceus* 1945) finden. In einer schwedischen Studie, in welcher Kinder weiterverfolgt wurden, deren Mütter eine therapeutische Interruption nicht gestattet worden war (*Forssman & Thuwe* 1966), wurde eine statistisch signifikant erhöhte Rate an psychiatrischen Konsultationen und Hospitalisationen, öfter Fälle von Jugenddelinquenz und ein Trend für Jungen, eine unterdurchschnittliche Schulausbildung zu erhalten, gefunden. Mädchen neigten dazu, früh zu heiraten und früh Kinder zu haben. Auch daraus läßt sich ersehen, daß Kinder aus unerwünschten Schwangerschaften später mit einem vergleichsweise großen Handicap zu kämpfen haben. Diese zuletzt angeführten Schwierigkeiten sind sicherlich nicht selbst Folge des Einwirkens emotionaler Faktoren auf die Schwangerschaft, sondern Folge des Umgangs zwischen Eltern und Kind. Auf alle Fälle sind dies eindrucksvolle Beispiele, wie sich die Haltung gegenüber dem Kind während der Schwangerschaft auf die Mutter-Kind-Interaktion auswirken und welche weitreichenden Folgen dies bei unerwünschten Schwangerschaften haben kann.

4.6.3. Geburtserleben und frühe Mutter-Kind-Interaktion

Es ist klar, daß neben den Haltungen und Erlebnisweisen während der Schwangerschaft eine Reihe zusätzlicher Bedingungen das Verhalten der Mutter ihrem Kind gegenüber bestimmen. Einen in diesem Zusammenhang erwähnenswerten Einfluß stellt das Erleben der Geburt dar. Nicht immer zieht das Überstehen der Anstrengungen einer Geburt einen „Durchbruch des Mutterinstinktes" nach sich, der alle Mühen vergessen und das Verhalten der Mutter in eine positive Richtung lenken läßt. *Tec* (1965) sammelte eine Reihe von Fallberichten, aus denen hervorgeht, daß bei schwierigen Geburtsverläufen eine besonders enge, aber für Mutter und Kind unbefriedigende Beziehung entsteht. Auf seiten der Mutter findet man oft Schuldgefühle, für eventuelle Schädigungen des Kindes verantwortlich zu sein. Gegenüber solchen Kindern zeigen Mütter eine erhöhte Irritabilität. Und schließlich wird mit einem solchen Kind mehr Zeit verbracht, so daß gegenseitig eine Art destruktiver Abhängigkeit entsteht. Dies sei an einem Beispiel beleuchtet:

Eine Mutter zweier Töchter hatte zuerst eine relativ leichte Geburt und eine extrem schwierige zweite. Diese dauerte vier Tage und es bestanden höchste Gefahren für Mutter und Kind. In den ersten Jahren zeigte die Mutter gegenüber den Unbeholfenheiten dieses Kindes Überreaktionen. Wenn das Kind jedoch einmal krank war, wurde es von der Mutter äußerst intensiv gepflegt. Sobald es aber wieder gesund war, war die Mutter ihm gegenüber ungeduldig und intolerant. Sie sah ihre Tochter als sehr unattraktiv an, obwohl sie ein hübsches Mädchen war. In ihren Augen war sie im Vergleich mit der anderen weder hübsch noch gescheit. In der Schule zeigte das Kind nur mittelmäßige Leistungen, besonders beim Sport schnitt sie schlecht ab, sie war immer die Unbeholfene in der Klasse. Nachdem sie von zu Hause weg und auf das College ging, entwickelte sie sich zu einer exzellenten Schülerin und auch Sportlerin. Sie verlor in dieser Zeit auch ihre äußerst schmerzhaften Menstruationskrämpfe, ohne irgendeine Art von Medikamentation zu benötigen. Trotz des nicht zu übersehenden Erfolges blieb die Mutter gegenüber ihrer Tochter immer sehr kritisch, gleichwohl besuchte sie die Tochter aber sehr häufig und hörte nicht auf, Abhängigkeitsansprüche an sie zu stellen.

Newton und *Newton* (1962) fanden wesentliche Unterschiede im Gebärverhalten zwischen Frauen mit positiver und negativer Reaktion auf das Kind. Mütter, welche sich sehr über ihr Kind freuten, zeigten während der Geburt ein wesentlich angepaßteres und kooperatives Verhalten als Mütter mit einer ablehnenden Reaktion auf das Kind. Man kann aus diesen Koinzidenzien zwar nicht auf Verursachungsverhältnisse schließen, aber daraus wird doch die Verbundenheit des Verhaltens während der Geburt und die sich daran anschließende Art des Kontaktes zwischen Mutter und Kind deutlich.

4.6.4. Zusammenfassung

Werden durch die Art des Erlebens einer Schwangerschaft durch die Mutter für das Kind bereits im pränatalen Stadium Weichen gestellt, so setzt sich dieser Trend auch nach der Geburt in der Art des Umgangs der Mutter mit dem Neugeborenen fort. Die Wertschätzung des Kindes, die Einstellungen zu Erziehungsfragen und schließlich die konkrete Interaktion der Mutter mit dem Kind sind in systematischer Weise mit den präpartualen Aspekten des Schwangerschaftserlebens verknüpft. Wie zu vermuten ist, gehen mit problematisch erlebten Schwangerschaften auch negativ zu bewertende Einstellungen zu dem Kind, Gefühle der Unsicherheit in der Mutterrolle und inadäquate mütterliche Verhaltensweisen einher; entsprechendes gilt auch für den Fall positiver Schwangerschaftseinstellungen, einem geringen Ausmaß an Geburtsängsten u.a.m.

Aus der Höhe der vielfach gefundenen Beziehungen geht andererseits hervor, daß die Mutter-Kind-Interaktion durch die Art des Erlebens einer Schwangerschaft und Geburt nicht vollständig determiniert ist. Vielfältige zusätzliche Einflüsse, sei es durch die entdeckte Spontanität und Individualität des Kindes, der Art der Gestaltung der Wochenbettzeit, durch Änderungen im Familiensystem, Erfolgserlebnisse als Mutter oder andere soziale Gegebenheiten sind zugleich wirksam und können modifizierend und helfend in das Mutter-Kind-System eingreifen. Diese mannigfachen sozialen Stützfaktoren und individuellen Ereignisse können dazu beitragen, daß auch eine negativ erlebte Schwangerschaft nicht immer zu einer Beeinträchtigung bei der weiteren Entwicklung des Kindes führt. Allerdings muß man auch sehen, daß solche Veränderungen gegenüber dem ursprünglichen Schwangerschaftserleben den Gesamtzusammenhang zwischen der psychischen Situation der Mutter während der Schwangerschaft und ihrem Verhalten gegenüber dem Kind nicht immer aufzuheben vermögen, sondern daß sich einmal vorliegende Einstellungsmuster direkt in den Umgang mit dem Kind fortsetzen.

5. Methoden der psychologischen Geburtsvorbereitung und Geburtsleitung

Von alters her hat es nicht an Versuchen gefehlt, gebärende Frauen auf die Geburt, z.B. durch die Einhaltung diätischer Vorschriften, vorzubereiten und ihnen das Gebären selbst leicht zu machen. Gemäß des früher zur Verfügung stehenden Wissens waren diese Versuche nur zum Teil erfolgreich, zum größten Teil aber völlig wirkungslos. Eine echte Hilfe wurde den Frauen erst geboten, als im Laufe des 19. Jahrhunderts verschiedene Anästhesieverfahren entwickelt und auch bei der Entbindung eingesetzt wurden (vgl. Kap. 4.3.3.). Die Begeisterung ob dieser Verfahren wurde aber gedämpft, als man sah, daß damit unerwünschte Nebeneffekte verbunden waren. Diese bestanden vor allem in einer Minderung der Wehentätigkeit, der Atemtätigkeit des Neugeborenen und einer negativen Beeinflussung des Zustandes der Mutter selbst. Dadurch bekamen die Bemühungen, Frauen durch psychologische Methoden zu helfen, neuen Auftrieb.

Würden dem Geburtshelfer psychologische Methoden zur Verfügung stehen, welche die gleiche Wirksamkeit hinsichtlich der Schmerzbekämpfung wie medikamentöse besitzen, so ließe sich dadurch das nicht ausschaltbare Restrisiko medikamentöser Maßnahmen für das Kind und die Mutter gänzlich vermeiden (*Buxton* 1963, S. 670) und die Geburt könnte als „natürlicher" Vorgang unter der bewußten Kontrolle der Frauen ablaufen. Abgesehen von der Frage, ob dieses Ziel durch geburtsvorbereitende Maßnahmen erreicht werden kann, ist die psychologische Geburtsleitung ein Anliegen, das von den Frauen allein aus der Gebärsituation heraus geäußert wird (*Prill* 1965).

Auch diese Forderung nach einer psychologischen Geburtsleitung ist seit langem bekannt. Man weiß, daß die Personen, mit denen die Gebärende interagiert, für ihr Verhalten nicht unwesentlich sind. *Struve* (1800, S. 172) legte so der Anwesenheit anderer Personen bei einer Entbindung etliche Beschränkungen auf: „Allzu ängstliche Personen dürfen nicht zugegen sein; sie vermehren durch Klagen und Thränen die Noth; keine abergläubische Matrone, die durch Erzählung Grausen erweckender Entbindungsgeschichten die Leidende in Schrecken setzt; kein inquisitorischer Priester, der die Arme mit Gewissensfragen quält, oder ihr mit der Hölle droht; kein betäubendes Klagegeschrei und Jammergeächze der Umstehenden; kein Vorbeten und Vorsingen beängstigender Sprüche und Verse; wohl aber der Beistand gesetzter Freundinnen, das freundliche trostreiche Zureden verständiger Personen zur Unterhaltung des Muths und der Hoffnung." Aus diesen Anweisungen geht nicht nur die Erkenntnis des Einflusses einer verängstigten und aufgeregten Umgebung auf die Gebärende hervor, es wird dabei auch auf Gepflogenheiten angespielt, die damals eine gewisse Verbreitung hatten.

Für die heutige Praxis sind im wesentlichen die Vorbereitungsmethoden nach der Schule Grantly *Dick-Reads* und nach der russisch-französischen Methode (*Velvovsky, Lamaze*) wichtig. Eine erwähnenswerte Variante stellt das Verfahren von *Prill* (Einbezug des autogenen Trainings) dar. Auf eine im wesentlichen unter historischem Aspekt zu diskutierende Methode muß in diesem Zusammenhang ebenfalls verwiesen werden, nämlich auf Hypnoseverfahren unter der Geburt.

Die Entwicklung von Vorbereitungsmethoden ist dabei nicht so zu sehen, daß aus Einzelverfahren die Elemente zusammengefaßt wurden, die unter den jeweils gegebenen Umständen am vielversprechendsten erschienen, sondern es ist umgekehrt so, daß man aus den Vorschlägen von *Dick-Read, Velvovsky* oder *Lamaze* erst die einzelnen Komponenten ausselgieren müßte, die tatsächlich wirksam sind.

Es ist auch ein nicht immer sachlicher Kampf zwischen den Vertretern der einzelnen Verfahren ausgetragen worden; so betonen *Mitchell* (1976) oder *Ewy* und *Ewy* (1976) mehrmals die Überlegenheit der psychoprophylaktischen Methode gegenüber der Methode von *Dick-Read.* Diese Animositäten gehen von einer falschen Voraussetzung aus, und zwar der, daß die einzelnen Methoden tatsächlich sehr verschieden seien. Das sind sie aber nur zum Teil. *Langen* (1965, 1962) wies bereits auf die gemeinsamen Komponenten der Vorbereitungsmethoden hin (Atemeinstellung, Entspannungsübungen, suggestive Beeinflussung, autohypnotische Effekte). Auch bei der nachfolgenden Skizzierung der Verfahren wird man sehen, daß immer wieder gemeinsame Elemente vorkommen (z.B. wird sowohl von *Mitchell* als auch von *Dick-Read* von der progressiven Relaxation *Jacobsons* Gebrauch gemacht). *Lukas* (1959, S. 25) hat deshalb gemeint, die Unterschiede zwischen den Methoden seien nicht grundsätzlicher Natur, sondern mehr ein Streit um Begriffe. Die Bezeichnung eines Vorbereitungsverfahrens als „*Read-Kurs*" oder als „*Psychoprophylaxe*" ist also noch kein Garant dafür, daß tatsächlich unterschiedliche Verfahren angewendet werden. Indirekt kommt diese Einschätzung auch dadurch zum Ausdruck, daß die meisten Vorbereitungskurse gar nicht nach irgendwelchen Proponenten der einen oder der anderen Richtung benannt werden, sondern unter der irreführenden (weil auf den vermutlich unwesentlichsten Aspekt der Vorbereitung hinweisenden) und wenig motivierenden Bezeichnung „Schwangerschaftsgymnastik" angeboten werden. Die theoretische Grundlegung der einzelnen Vorbereitungsmethoden selbst ist schließlich unbefriedigend. Die Erklärungen, die angeboten werden, entsprechen nicht geltenden theoretischen Konzepten, so daß auch hier vermutet werden kann (*Chertok* 1963), daß eine profunde Analyse der wirksamen Komponenten der einzelnen Methoden mehr Gemeinsamkeiten als Unterschiede aufdecken könnte.

5.1. Hypnose und Geburtshilfe

Beeinflussungen von Menschen durch hypnoseartige Techniken sind von alters her bekannt (Tempelschlaf, Beschwörungen, Handauflegen usw.). In der neueren Wissenschaftsgeschichte wird diese Beeinflussungsform seit dem 18. Jahrhundert genauer studiert, und zwar kann man als Datum das Jahr 1784 angeben, als eine Kommission der Französischen Akademie der Wissenschaften zur Überprüfung der therapeutischen Erfolge *Mesmers* eingesetzt wurde (*Hofstätter* 1956, S. 163). Die beobachteten Phänomene wurden als „tierischer Magnetismus" bezeichnet, da *Mesmer* von der physikalischen Hypothese eines das Weltall durchwirkenden Lebensmagnetismus ausging. Erst 1843 prägte der Engländer James *Braid* dafür den Namen Hypnotismus ("neurohypnology"). Die weitere wissenschaftliche Erforschung dieser Phänomene ist mit den Namen der Forscher *Liébault, Bernheim, Forel, Charcot, Breuer* und *Freud* verbunden (*von Wolff* 1927, S. 25).

Neben der grundsätzlichen Erforschung der hypnotischen Phänomene gab es immer wieder Versuche, dieses Verfahren zu therapeutischen Zwecken anzuwenden (*Stokvis* 1955; *Mayer* 1952; *Forel* 1923). Die ersten chirurgischen Eingriffe im „magnetischen Dämmerschlaf" wurden 1829 von *Cloquet* vorgenommen, und wenig später werden durch *Foissac* Geburten in hypnotischer Analgesie durchgeführt (*Römer*

1967, S. 640). Seit dieser Zeit reißen Berichte über die Verwendung der Hypnose in der Geburtshilfe nicht mehr ab. Die Entwicklung verlief aber keineswegs kontinuierlich, sondern es wechseln Zeiten intensiver Beschäftigung mit dieser Methode mit solchen ab, in denen sie fast vergessen scheint (*Chertok* 1959).

5.1.1. Geburten im hypnotischen Dämmerschlaf

Die zuerst intendierte Anwendung der Hypnose bestand darin, Frauen in einem tiefen hypnotischen Trancezustand entbinden zu lassen, um dadurch die Wehenschmerzen auszuschalten. Damit wurde die vor und um die Jahrhundertwende nicht ungefährliche Verwendung von Narkosemitteln umgangen. Seit einem Bericht von *Pritzl* (1885) wurden solche Anwendungen immer wieder erwähnt; um 1920 war dieses Verfahren sogar in Deutschland relativ weit verbreitet.

Die Frauen wurden zuerst etwa 14 Tage vor dem errechneten Geburtstermin durch 4 bis 5 Hypnosesitzungen auf die Geburt unter Hypnose vorbereitet. In Extremfällen waren 50–60 vorbereitende Sitzungen notwendig, um die Probandin in einen Tiefschlaf zu bringen; einmal wird sogar von 700 solchen Vorversuchen berichtet (*Vogt* 1924). Solche Fälle sind jedoch für praktische Anwendungen nicht geeignet. Hatte die Geburt begonnen, so wurde die Frau in einen tiefen hypnotischen Zustand versetzt, aus dem sie – nach der Intention der Verwender dieses Verfahrens – erst nach abgeschlossener Geburt bzw. nach einer daran anschließenden Schlafperiode erwachen sollte (*Kirstein* 1922). Allerdings sind auch hier Modifikationen anzutreffen: *Heberer* (1922) erweckte die Frauen, nachdem das Kind gerade bis zu den Schultern entwickelt war, dadurch konnte der letzte Teil der Geburt bewußt miterlebt werden. *Trummler* (1950) ließ nach der Geburt die Frauen das Kind anschauen und nahm diesen Moment von der Amnesiesuggestion aus. Bei Anzeichen größerer Beunruhigung wurde für die Gebärende die Hypnosesuggestion wiederholt, wobei es anscheinend nicht viel ausmachte, ob dies durch den eigentlichen Hypnotiseur oder durch die anwesende Hebamme geschah. Bisweilen wurde auch in den Übungssitzungen ein Stichwort eingeübt, auf das die Frauen wieder in den tiefen hypnotischen Zustand zurückfallen (*Heberer* 1922).

Über die Erfolge des Verfahrens liegen unterschiedliche Berichte vor. *Kirstein* (1922) hatte bei 18 von 30 Frauen gute Erfolge, *Trummler* (1950) bei 14 von 21 Frauen; *Schultze-Ronhoff* (1922) verzeichnete 8 Versager bei 77 Geburten und *von Oettingen* (1921) 2 Versager bei 16 Entbindungen; *Heberer* (1922) konnte 50 Geburten ohne Versager durchführen. Von den 30 mittels eines Selbst-Hypnoseverfahrens vorbereiteten Frauen durch *Kline* und *Guze* (1955) konnten 57% ohne analgetische Mittel und weitere 17% mit geringeren Dosen als üblich entbunden werden. Gegenüber diesen Zahlen wurde mit Recht kritisiert, daß die Erfolge in ein zu günstiges Licht gerückt werden, da die Frauen von vornherein nicht berücksichtigt wurden, die nicht hypnotisierbar waren (*Hallauer* 1922, S. 1801). Bei der Narkohypnose soll der Versagerprozentsatz nur 10–15% betragen, wobei es dabei angeblich leicht ist, die Narkohypnose sofort in eine echte Narkose überzuleiten.

Unter der Hypnose treten z.T. deutliche Schmerzäußerungen auf, d.h., die Frauen stöhnen und wälzen sich herum (*von Wolff* 1927, S. 53). Deshalb wurde des öfteren die Frage aufgeworfen, worin der eigentliche Vorteil des Verfahrens besteht. Wird der tiefe hypnotische Zustand durchgehalten, so herrscht Amnesie über die Zeit und diese Frauen können sich nicht an Schmerzen während der Entbindung erinnern. Diese Amnesie kann bei der Zurücknahme der Hypnose noch verstärkt werden. Durch Suggestionen können die Schmerzäußerung unter der Geburt selbst zwar gedämpft, aber nicht völlig abgeschaltet werden (*Trumler* 1950, S. 593).

Übereinstimmend wird von diesem Verfahren berichtet, daß eine Beeinträchtigung der Wehentätigkeit wie auch anderer Reflextätigkeit nicht gegeben ist. Ferner war es in der Hypnose möglich, die Preßtätigkeit der Frauen in der Austreibungsphase günstig zu beeinflussen, da die Gebärende den Anordnungen des Arztes genau folgt. In den Wehenpausen kann zusätzlich ein tiefer Entspannungszustand induziert werden. Die Schmerzäußerungen können schließlich herabgemindert werden und durch Suggestion oder auch spontan völlig vergessen werden. Nachträglich auftretende Schädigungen bei Mutter und Kind sind nicht bekannt.

5.1.2. *Ablationshypnosen während der Geburt*

Eine wesentlich andere Anwendungsmöglichkeit hypnotischer Techniken besteht darin, während des Entbindungsvorganges Entspannungs-, richtige Atmungs- und Schmerzunempfindlichkeitssuggestionen zu geben, ohne daß sich die Frau in einem tiefen Hypnosezustand befindet. Über ein solches Verfahren wurde von *Mellgren* (1965) berichtet, der in der Stockholmer Klinik damit Frauen behandelte, die zusätzlich zur üblichen Geburtsvorbereitung besonderer Hilfen bedurften. Nach vorbereitenden Sitzungen, während denen eine positive Einstellung zur Entbindung und zur Klinik vermittelt wurde, hatte die Frau während der Geburt die Möglichkeit, bei Einsetzen einer Kontraktion ein Tonband mit der Stimme des Arztes einzuschalten. Gleichzeitig erhielt sie die Anweisung, einen Punkt auf der Decke zu fixieren und den Worten des Arztes zu folgen. In den anschließend erteilten Suggestionen erfolgte insbesondere eine Einstellung auf die Atmung, auf völlige Lösung, auf Unempfindlichkeit und auf Schmerzfreiheit. Klang die Kontraktion ab, so konnten die Frauen das Tonband abschalten, die Blickfixation beenden und Musik hören. Das Verfahren wurde in der Eröffnungs- und in der Austreibungsperiode angewandt. Es konnte auch in Anwesenheit einer Hebamme allein ablaufen, ohne daß ein Arzt hinzugezogen werden mußte.

Nach der subjektiven Einschätzung der Gebärenden wird diese Vorgangsweise als sehr angenehm empfunden. Objektiv gesehen, war eine Verkürzung der Eröffnungszeit um eine Stunde zu beobachten. Zusätzlich waren diese Frauen leicht durch die Hebamme zu dirigieren.

5.1.3. *Hypnosemethoden zur Geburtsvorbereitung*

Hypnosetechniken werden auch dazu verwandt, die allgemeine Einstellung der Frauen zur Geburt zu beeinflussen. *Rawlings* (1965, S. 170) hat dabei darauf hingewiesen, daß Probleme einer Schwangerschaft ja nicht nur in den wenigen Stunden der Geburt bestehen, sondern während der ganzen 280 Tage und Nächte auftreten können. In diesem Zusammenhang sind vor allem die Versuche zu erwähnen, verschiedene Vorbereitungsmethoden durch Hypnoseverfahren zu ergänzen (*Reid* 1965). Dabei ist es nicht das Ziel, das bewußte Erlebnis der Geburt auszuschalten, sondern man will schwangerschaftsbelastenden Vorkommnissen ihre Wirkung nehmen.

Evans (1962) gelang es, bei ca. 50% der Frauen, die einen Schwangerschaftsvorbereitungskurs besuchten, eine Hypnose herbeizuführen (diese Reduktion ist z.T. dadurch bedingt, daß die Teilnahme an diesem Teil der Geburtsvorbereitung freiwillig war und daß bei einer weiteren Gruppe die Hypnose nicht gelang). Bei den einzelnen Sitzungen wurde unter Hypnose suggeriert, daß sich die Frauen während der Schwangerschaft gut und glücklich fühlen, daß sie sich nicht ängstigen und daß sie sich auf die Geburt freuen. Zusätzlich wurde angegeben, daß sie während der Wehenpausen tief schlafen und die eigentlichen Kontraktion nur weit weg (wie in einem Traum) fühlen sollten, daß sie eher angenehm als schmerzhaft empfunden werden und daß sich die Frauen bereits darauf freuen sollten. Ähnliche Vorbereitungsmaßnahmen wurden von *Rawlings* (1965) durchgeführt.

Nach den mit dieser Methode gesammelten Erfahrungen konnte Schmerzfreiheit bei unbeaufsichtigten Geburten bis zu zwei Drittel der Gesamtdauer erreicht werden, deshalb wird die Anwesenheit des Arztes nur in den späteren Stadien empfohlen. Die Haltung gegenüber der Geburt konnte damit deutlich positiv beeinflußt werden. Die Geburtsdauer war bei den solchermaßen vorbereiteten Frauen signifikant geringer, schmerzlindernde Medikamente mußten seltener verabreicht werden, postpartum Blutungen traten seltener auf, nur die Häufigkeit von Zangengeburten war nicht verändert. Von den vorbereiteten Frauen wurden außerdem weniger asphyktische Kinder geboren. Bei einer Nachbefragung einige Monate später gab ein Großteil der Frauen an, das Verfahren habe sich für sie ausgezahlt (98%), nur wenige erinnerten sich genau an den Verlauf der Geburt (15%) und einer nochmaligen Vorbereitung mittels dieser Methode stimmten 96% der Frauen zu. Durch den Einsatz von Hypnoseverfahren konnte die Effizienz von Schwangerschaftsvorbereitungskursen in diesen Beispielen wesentlich gesteigert werden.

5.1.4. Therapie von Schwangerschaftskomplikationen

Eine weitere Anwendung von Hypnoseverfahren ist in dem therapeutischen Bereich im engeren Sinn zu sehen. Zur Ergänzung medikamentöser oder diätischer Behandlungsmethoden wird die Hypnose beim Schwangerschaftserbrechen eingesetzt (*Schneider* 1960, S. 122). Daneben werden Schlafbeschwerden oder übermäßige Gewichtszunahme (*Evans* 1962) mit Hypnoseverfahren behandelt.

5.1.5. Vor- und Nachteile des Hypnoseverfahrens

Hypnoseverfahren haben in den verschiedenen Anwendungsbereichen nachgewiesenermaßen günstige Wirkungen gezeigt. Dennoch scheint das Interesse daran wieder nachgelassen zu haben und es ist zu fragen, wieso es dazu gekommen ist.

(1) Eine Geburt vollständig in Hypnose ablaufen zu lassen, mußte zu einer Zeit besonders reizvoll erscheinen, als andere Schmerzbekämpfungsmethoden in nur unzureichendem Ausmaß zur Verfügung standen. Sowohl durch die Verbreitung verschiedener, zu einem problemlosen Geburtsverlauf beitragender Vorbereitungsmethoden als auch durch die Entwicklung routinemäßig anwendbarer medikamentöser Schmerzbeeinflussungsmethoden läßt sich dieses Ziel heute wesentlich einfacher erreichen.

(2) Der hypnotische Dämmerschlaf während der Entbindung ist heutigen gesellschaftlichen Haltungen gegenüber einer Geburt geradezu konträr. Das bewußte Miterleben der Geburt, das ja nicht nur auf die Frau beschränkt geblieben ist, sondern auch den Partner miteinschließt, wird durch ein solches Verfahren unmöglich gemacht. Varianten der Hypnosegeburt (wie z.B. das Erwecken der Frau kurz vor Beendigung der Geburt) sind nur ein unzureichender Ersatz für eine unter der bewußten Kontrolle der Frau ablaufende Entbindung, für ihre Leistung, auf die sie stolz sein kann.

(3) Hypnotische Beeinflussungen sind relativ langwierige Verfahren. Es muß eine Anzahl an vorbereitenden Sitzungen durchgemacht werden, ehe ein Erfolg zu erzielen ist. Das Verfahren ist damit unökonomisch und aufwendig.

(4) Aus verschiedenen Gründen sind nicht alle Frauen gleich gut zu hypnotisieren. Selbst in den Hochzeiten der Anwendung dieses Verfahrens war immer eine beträchtliche Anzahl an von vornherein auszuscheidenden Frauen und an Versagern in der aktuellen Situation zu verzeichnen. Auch die Narkohypnose vermochte hier anscheinend nicht völlig zu überzeugen.

(5) Die Anwendung von Hypnoseverfahren ist auch ein Ausbildungsproblem für Mediziner. Solange diese Techniken nicht schulmäßig gelehrt werden, wird ihrer Verbreitung immer eine Grenze gesetzt sein.

(6) Schließlich ist noch an die Wirksamkeit verschiedenster Vorurteile gegenüber diesem Verfahren sowohl in den Kreisen der Ärzteschaft als auch der Laien zu denken. Durch den um die Hypnose manchmal gewollt aufgebauten Schleier des Mystizismus und der Magie wird die Verbreitung eher behindert als gefördert.

Zukunftschancen dürfte das Verfahren im Rahmen von Vorbereitungsmaßnahmen auf die Schwangerschaft besitzen. Auch zur Behandlung von psychogenen Schwangerschaftskomplikationen kann der Hypnose auch weiterhin ein Platz eingeräumt werden. Hinsichtlich Hypnosegeburten im eigentlichen Sinne gilt die Feststellung *von Wolffs* (1927, S. 63): „So trägt denn trotz aller Vorteile für die Einzelfälle der hypnotische Dämmerschlaf für die Allgemeinheit der Ärzte und Patienten stets nur den Charakter eines interessanten Experiments“.

5.2. Verfahrensweise nach Dick-Read

Der englische Geburtshelfer *Dick-Read* hat 1933 in nachdrücklicher Weise auf die Bedeutung affektiver Komponenten für den Geburtsverlauf hingewiesen. In seinem Buch “Natural Childbirth” arbeitete er den Zusammenhang zwischen Angst, Spannung und Schmerz heraus und schlägt verschiedene Methoden vor, um diesen Kreislauf zu unterbrechen.

5.2.1. Technik der „natürlichen Geburt“

Nach der neuesten Ausgabe der Arbeit von *Dick-Read* (1972) sollten in einem Vorbereitungskurs die folgenden Probleme bearbeitet werden: (1) Aufklärung über die Wirkung von Angst auf den Geburtsverlauf, Abbau schwangerschaftsbezogener Ängste durch Aufklärung, verstehende Haltung von seiten des Arztes und der Umwelt der Schwangeren; (2) Hinweise für die Lebensweise während der Schwangerschaft (Essen, Kleidung); (3) Entspannungsübungen nach *Jacobson,* wobei noch andere autosuggestive Übungen eingesetzt werden; (4) Atemübungen zur Vorbereitung auf den Geburtsverlauf; (5) Gymnastikübungen. Besonderer Wert wird auch noch auf (6) die Milieusanierung gelegt, d.h. auf eine Schulung aller Personen, die mit der Gebärenden im Krankenhaus in Kontakt kommen. Die Erklärung für die Effektivität dieses Vorbereitungsprogramms ist in Abb. 5.1. angedeutet.

In den einzelnen Kliniken haben die Verfahren je nach den örtlichen Gegebenheiten zahlreiche Abwandlungen erfahren. Von *Lohmer* (1962) wird z.B. zur Intensivierung des Geburtserlebens der sog. *Hellmann'sche* Geburtsspiegel verwendet, durch den die Frau beobachten kann, wie das Kind aus ihr herauswächst. Beim Abnabeln kann die Mutter außerdem die Hände ihres Kindes halten. In England (*Wood* 1962) werden in diesen Kursen auch Informationen über Babyfürsorge, Kleinkinderernährung und Familienbeziehungen vermittelt. Als Spezialthema wird für die Geburt der Gebrauch eines Inhalationsgerätes gelehrt. Dieser Apparat scheint wegen der hohen Rate an Hausgeburten für die Schmerzbekämpfung einen bedeutsamen Wert zu besitzen.

Für die Weiterverbreitung der Methode *Dick-Reads* sorgt in England der National Childbirth Trust (*Wood* 1962), der Ausbildungsaufgaben übernommen hat und praktische Kurse für werdende Mütter organisiert.

Ein Notbehelf für nicht durch reguläre Kurse vorbereitete Frauen sind sog. Kurzvorbereitungen. Ein Beispiel dafür ist das sogenannte „Tübinger Badegespräch" (*Lukas* 1959, S. 106 f.). Während der Vorbereitung der Kreißenden auf die Geburt bespricht eine Hebamme in kurzgefaßter Form die Themen, die auch bei dem langen Kurs zur Sprache kommen (Aufklärung über den Geburtsvorgang, Anweisung für richtiges Verhalten, Vermittlung eines Sicherheitsgefühls). Dabei wird

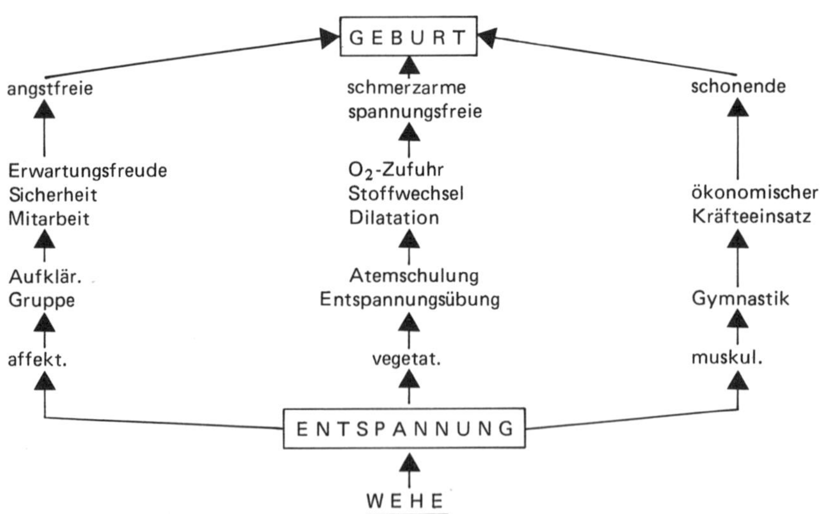

Abb. 5.1 Effekt der psychosomatischen Geburtsvorbereitung (*Lukas* 1959, S. 47)

die Situation ausgenützt, in welcher die Kreißende zur Vorbereitung auf die Entbindung ein Vollbad nimmt.

Die Frauen sind erfahrungsgemäß besonders entspannt und Beeinflussungen zugänglich. Die Ergebnisse stehen denen anderer Vorbereitungsmethoden nicht um vieles nach.

5.2.2. Erfolge und Erfolgskontrollen

Eine Überprüfung der Erfolge von sog. *Read*-Kursen ist insofern schwierig, als das Vorbereitungsprogramm nicht in standardisierter Form vorliegt. Wie in einzelnen Kliniken Frauen vorbereitet und während der Geburt betreut werden, ist daher aus der Tatsache, daß dort *Read*-Kurse durchgeführt werden, allein nicht zu erschließen. Dennoch soll von den Ergebnissen berichtet werden, welche die Verfechter dieser Methode gesammelt haben.

Nicolai (1965) berichtet über Resultate, die während der letzten 20 Jahre an der Frauenklinik Homburg-Saar unter verschiedenen Methoden der Geburtsleitung gesammelt worden waren. Bei konservativer Geburtsleitung war die Geburtsdauer länger als bei der funktionell-medikamentösen Methode und hier wieder länger als bei den nach *Read* geschulten Frauen. Die Unterschiede traten vor allem hinsichtlich der Eröffnungsperiode auf. Bei Erstgebärenden war die Gesamtdauer der Geburt bei streng konventionellem Verfahren um mehr als 3 Stunden länger als bei funktionell-medikamentöser Geburtsleitung und doppelt so lange als bei *Read*-Geburten. Hinsichtlich der Häufigkeit operativer Geburtshilfen konnten wegen der geringen Zahl an *Read*-Geburten keine bedeutungsvollen Ergebnisse berichtet werden.

Miller (1965) hat Beobachtungen an 6841 Frauen gesammelt, die an geburtsvorbereitenden Kursen teilnahmen. Es ist allerdings hier so, daß keine Kontrollgruppe vorhanden ist, so daß Aussagen über die Wirkungen der Kurse nur indirekt zu machen sind. Die Gesamtgeburtszeit betrug bei den Erstgebärenden 8 Stunden und 8 Minuten, bei den Mehrfachgebärenden 4 Stunden und 21 Minuten; die Angaben liegen also wesentlich niedriger als in den Lehrbüchern angegeben. Die Rate an Spontangeburten war erfreulich hoch (91,2% bei den Erst- und 95,9% bei den Mehrfachgebärenden). Im Gegensatz zu anderen Erfahrungen mußten jedoch bei relativ vielen Frauen schmerzstillende Mittel gegeben werden, nur 10,7% der Erst- und 39,6% der Mehrfachgebärenden kamen ohne solche Mittel aus. Völlig ohne anästhetische Mittel hatten 6,3% der Erst- und 5,2% der Mehrfachgebärenden geboren; der Großteil erhielt allerdings nur sehr geringe Dosen. 85 bis 90% der Frauen konnten ihre Geburt aktiv miterleben. Um dies zu erleichtern, wurde der Geburtsspiegel verwendet. Ohne Episiotomie konnte nur bei 3,3% der Erst- und 25,3% der Mehrfachgebärenden ausgekommen werden. Die Mortalitäts- und Morbiditätsraten waren äußerst gering: nur zwei Kinder verstarben während der Geburt, allerdings auch zwei Mütter, Eklampsien kamen nicht vor, nur acht Mütter mußten länger als sechs Tage im Krankenhaus verweilen.

Thomas und *Karlovski* (1954) berichteten über 2000 Geburten an der Yale-Universitätsklinik, die nach der Einführung eines Vorbereitungskurses erfolgt waren. 88,1% der Geburten verliefen spontan. Ohne analgetische Medikamente kamen 34,2% der Mütter aus, eine geringe Medikamentation war bei weiteren 62% der Frauen hinreichend. Eine Anästhesie war in 29,1% der Fälle nicht notwendig, nur bei 4,5% wurde eine generelle Anästhesie vorgenommen. Die perinatale Mortalität betrug 1,43%. Die

Autoren schließen mit dem Eindruck, daß nach der Einführung der Vorbereitungskurse seltener durch Medikamente beeinträchtigte Kinder zur Welt kommen, die Geburtsdauer abgenommen hat, weniger operative Geburten vorkommen, der mütterliche Blutverlust geringer, die Rekonvaleszenzzeit kürzer ist und daß schließlich auch die Mütter glücklicher sind. Diese Angaben sind allerdings nur schwer zu überprüfen, da eine entsprechende Kontrollgruppe wiederum fehlt.

Einige Jahre später wurde am selben Krankenhaus von *Davis* und *Morrone* (1962) eine Überprüfung der Wirksamkeit der Vorbereitungskurse vorgenommen, allerdings nur an 463 Frauen, die noch dazu bereit waren, freiwillig an der Untersuchung teilzunehmen. Die Teilnahme an den Vorbereitungskursen war mit soziographischen Merkmalen verknüpft, und zwar stieg mit dem Alter der Mütter die Teilnahme an, ebenso waren Frauen mit höherer Bildung eher dazu bereit. Der gleiche Trend bestand in Abhängigkeit von dem Beruf des Ehegatten. Frauen mit einer ambivalenten oder ablehnenden Haltung nahmen deutlich seltener an den Kursen teil. Kein Zusammenhang bestand zwischen der Geplantheit der Schwangerschaft und dem Besuch der Kurse. Frauen, die bei dem ersten Interview ängstlich waren, zeigten sich ebenfalls nur zu einem geringen Prozentsatz bereit, an den Kursen teilzunehmen. Die Vorbereitungsmaßnahmen hatten selbst keinen Einfluß auf die unmittelbar nach der Geburt oder später gezeigten Ängste. Zwei Drittel der Frauen, die das Kind später zu stillen wünschten, nahmen an den Kursen teil; von denen, die nicht stillen wollten, zeigten nur 45% Interesse daran. Dieses Verhältnis blieb auch nach der Entbindung erhalten, d.h., 69% der Kursbesucher versuchten zu stillen, während es von den unvorbereiteten Frauen nur 45% waren. Der Besuch der Vorbereitungskurse stand auch in Zusammenhang mit einigen psychosexuellen Faktoren: 20% der Teilnehmerinnen gaben Depressionssymptome in Zusammenhang mit ihrer Menstruation an, während der Prozentsatz bei den Nicht-Teilnehmerinnen nur 11,2% betrug.

Frauen mit Sexualschwierigkeiten (Dyspareunia, seltener Orgasmus) waren seltener zur Teilnahme an den Kursen bereit. Im Gegensatz zu der oben geschilderten Arbeit war kein Zusammenhang zwischen der Teilnahme an den Kursen und der Häufigkeit operativer Geburtshilfen zu finden. Die Häufigkeit spontaner Geburten war auf 47,1% zurückgegangen. Keine analgetischen Mittel wurden in 7,8% gegeben, geringe Medikamention in 65% der Fälle. Keine Anästhesie war bei 0,2% der Frauen notwendig, generelle Anästhesie (spinal, zentral) wurde in 35,9% der Fälle verabreicht. Unterschiede zwischen vorbereiteten und nicht-vorbereiteten Frauen bestanden nicht. Die Autoren kommen zu dem Schluß, daß die Population der Kursteilnehmerinnen eine höchst selbst selegierende Gruppe ist und daß der Persönlichkeitstyp für den Geburtsverlauf wesentlicher ist als die Effekte, die ein Kurs haben kann. Aus dem Bericht geht aber auch hervor, daß durch die Änderung der geburtshilflichen Gepflogenheiten (Bereitschaft, eine Geburt durch eine Operation zu beenden; Häufigkeit in der Verabreichung stark wirkender Mittel) dem Vorbereitungsprogramm die Chance genommen werden kann, überhaupt zum Tragen zu kommen.

Burnett (1956) kommt aufgrund einer in England durchgeführten Untersuchung an 1675 Müttern zu dem Schluß, daß das Vorbereitungsprogramm keinen bzw. sogar einen negativen Effekt besitzt. Seine Analyse basiert auf Untersuchungen an Erstgebärenden, von denen 17,9% Vorbereitungskurse besucht hatten. Die Geburtsdauer war bei den vorbereiteten Frauen um eine Stunde länger als bei den unvorbereiteten (18;38 zu 17;38). Deutlich prolongierte Geburten mit einer Dauer über 48 Stunden kamen bei den unvorbereiteten Frauen öfter vor (1,4 zu 3,7%). Toxaemie-Fälle waren bei den Kursbesuchern öfters festzustellen (15,8 zu 13,1%), ebenso kam es bei ihnen häufiger zu Lazerationen oder zu Episiotomien (67,9 zu 62,0%). Auch hinsichtlich der Neugeborenen waren nur geringe und keineswegs günstige Effekte zu bemerken. Das Geburtsgewicht der Kinder unvorbereiteter Frauen war höher und die perinatale Mortalität um 4 Promille geringer; allerdings kam es bei den unvorbereiteten Frauen zu etwas mehr Frühgeburten (5,2 zu 4,7%). Die Häufigkeit von Zangengeburten war bei den vorbereiteten Frauen ebenfalls etwas niedriger (4,7 zu 5,4%). *Burnett* (a.a.O., S. 56) plädiert dafür, die Gruppenvorbereitungen zugunsten einer individuellen Beratung durch den betreuenden Arzt abzubauen.

Im Vergleich dazu mutet der Bericht *Lohmers* (1955) über seine Erfahrungen mit *Read*-Geburten geradezu enthusiastisch an. Er geht davon aus, daß man aus einer Geburt weder einen psychotherapeutischen Fall noch einen Operationsakt machen soll (a.a.O., S. 1828). Bei vorbereiteten Erstgebärenden soll die Geburtszeit etwa um 4 Stunden, bei Mehrfachgebärenden um 3 Stunden verkürzt sein. Besonders bei solchen Frauen, denen aus anderen Gründen eine Geburt unter Narkose nicht zumutbar ist (z.B. Herzfehler, Tbc-Kranke), soll sich diese Art der Vorbereitung positiv auswirken.

Heardman (1953, S. 101), die zu den Verfechtern der Methode *Dick-Reads* zu zählen ist, hat eine Erfolgskontrolle des von ihr ausgefeilten Übungsprogrammes bei 500 Frauen, die ihren Kurs besucht hatten, vorgenommen. Eine gleich große Stichprobe war nach dem Alter und der Anzahl an Zwillings- und Steißgeburten parallelisiert worden. Die Wehendauer der vorbereiteten Frauen war um dreieinhalb Stunden kürzer als der unvorbereiteten. Zangengeburten waren bei den vorbereiteten Frauen etwa um die Hälfte seltener (9,4 zu 17,2%). Schwangerschafts- und Geburtskomplikationen traten ebenfalls wesentlich seltener auf.

Über die Erfolge der in Halifax durchgeführten *Read*-Kurse, an denen zwischen 1950 und 1954 1200 Frauen teilgenommen hatten, berichtete *Tupper* (1956) folgendes: bei den Erstgebärenden konnten 70% der Geburten ohne allgemeine Anästhesie durchgeführt werden, bei den Mehrfachgebärenden in 75% der Fälle. Insgesamt 90% der Frauen waren mit dem Geburtsverlauf zufrieden, 87,5% der Erst- und 85,7% der Mehrfachgebärenden waren bereit, für die nächste Geburt wiederum diesselben Vorbereitungsmaßnahmen zu treffen. Während in einer Kontrollgruppe 50% der Mütter zu stillen begannen, waren es bei den vorbereiteten Erstgebärenden 65% und bei den Mehrfachgebärenden 64%. Die Zahl der Zangengeburten (zumeist sog. „prophylaktische" Forzeps) betrug im Klinikdurchschnitt 30%, bei den vorbereiteten Frauen jedoch nur 18%. Diese Zahl ist allerdings im Vergleich zu europäischen Gepflogenheiten noch immer sehr hoch. Auch für die Neugeborenen zeigten sich annehmbare Ergebnisse: im Vergleich zu einer Kontrollgruppe begannen die Kinder vorbereiteter Mütter früher zu atmen (7,5 zu 20 Sek.), der erste Schrei kam bei ihnen ebenfalls früher (12,5 zu 50 Sek.), Reanimationsmaßnahmen mußten bei ihnen seltener durchgeführt werden (3 zu 15%), auch hinsichtlich der Verhaltensmerkmale Irritabilität, Zufriedenheit und Entspannung wurden diese Neugeborenen von dem Pädiater im Blindversuch günstiger beurteilt. Diese Ergebnisse sind vermutlich kausal auf den geringeren Medikamentationsgrad der Mütter unter der Geburt zurückzuführen.

Kruse (1971) verglich Geburtsverlauf und Geburtsergebnis an Hand des Zahlenmaterials der Tübinger Universitätsklinik aus den Jahren 1957 bis 1965. 4013 Frauen die an einem Schwangerenkurs teilgenommen hatten, wurden 3587 Frauen gegenübergestellt, die nur eine Kurzvorbereitung in Form des Tübinger Badegespräches erhalten hatten. Als Ergebnis findet die Autorin eine geringere Kaiserschnittfrequenz bei den Erst- (3,6 zu 4,9%) und Mehrfachgebärenden (1,3 zu 3,2%); Vakuum- oder Zangengeburten mußten bei den Erstgebärenden (7,8 zu 8,3%) seltener vorgenommen werden, bei den Mehrfachgebärenden war der Prozentsatz mit jeweils 1,8% derselbe. Der Anstieg der Kaiserschnittfrequenz mit dem Alter der Schwangeren war bei den Kursteilnehmerinnen geringer als bei den anderen Frauen. Die perinatale Mortalität betrug in der Kursgruppe 0,75%, bei der Vergleichsgruppe 1,83%. Obwohl sich aus diesen Ergebnissen eine positive Wirkung der Vorbereitungskurse ablesen läßt, ist aus methodischen Gründen Zurückhaltung geboten. Die beiden Gruppen sind nach einer Reihe sozialstatistischer Merkmale miteinander nicht vergleichbar. In der Interpretation weist die Autorin denn auch darauf hin, daß die größten Unterschiede vermutlich nicht auf den Kurs, sondern auf die intensivere Schwangerenbetreuung zurückzuführen sind.

Von *Lukas* (1959) wurde ein detailliertes Standardprogramm für die Geburtsvorbereitung veröffentlicht, welches die bereits bekannten Elemente aufweist. Von den vorbereiteten Frauen können 80% als Erfolge angesehen werden, dabei handelt es sich um solche, die entweder gar keiner Medikamentation (37%) oder nur einer geringen (43%) bedurften. Die Kurzvorbereitung in Form des „Badegespräches" erzielte in 74% der Fälle einen Erfolg (17% plus 57%). Bei den voll vorbereiteten Frauen ergab sich außerdem eine beträchtliche Arbeitsersparnis von 25% in der Eröffnungsperiode (beurteilt wurde dies an Hand der Gesamtwehendauer = Wehenzahl x Wehendauer), wobei eine parallelisierte Stichprobe zum Vergleich herangezogen worden war. Nach der Einführung der Vorbereitungsmethode nahm der Gebrauch verschiedener analgetischer Medikamente in der Tübinger Klinik drastisch ab.

Hermann (zit. n. *Kruse* 1971, S. 41) hat bei einem Vergleich bei Erstgebärenden, die entweder durch das volle Kursprogramm, durch die Kurzvorbereitung oder gar nicht auf die Geburt vorbereitet worden waren, ein besseres Abschneiden der nur kurz vorbereiteten Frauen gefunden. Die schlechtesten Ergebnisse zeigten allerdings die nicht vorbereiteten Frauen. Er vermutete, daß viele ängstliche und verkrampfte Frauen an den Kursen teilnehmen und dadurch das Ergebnis bei dieser Gruppe verschlechtern. *Rimbach* (a.a.O.) fand bei Erstgebärenden mit Kurzvorbereitung im Vergleich zu den Kursbesuchern eine um 1 Stunde 32 Minuten längere Geburtsdauer. Bei den Mehrfachgebärenden war kein Unterschied zu finden.

Conradt et al. (1975) untersuchten an einer relativ homogenen Stichprobe von 1859 Müttern die Wirksamkeit des langen Vorbereitungskurses und des Badegesprächs im Vergleich zu nicht vorbereiteten Müttern. In die Stichprobe waren nur Erstgebärende mit normalem Schwangerschaftsverlauf, spontanem Geburtseintritt, vorderer Hinterhauptslage und ohne Geburtskomplikationen aufgenommen worden. Die Ergebnisse sprechen dafür, daß bei den vorbereiteten Gruppen eine schnellere Muttermunderweiterung eintritt und die Austreibungsphase kürzer ist. Kinder mit einem Apgar-Wert unter 6 sind in der unvorbereiteten Gruppe deutlich häufiger zu finden (6,2%) als in der vorbereiteten (2,6% und 3,8%). Das Stillen wird von den vollständig vorbereiteten Frauen häufiger aufgenommen als von den Frauen mit Kurzvorbereitung. Die Aufnahme von Vorbereitungsmaßnahmen stand schließlich mit einer Reihe sozial-statistischer Merkmale in Zusammenhang: die Kurzvorbereitung wurde deutlich häufiger von Frauen aus ländlichen Bezirken gewählt. Verheiratete Frauen nahmen häufiger an dem ganzen Kurs teil, unverheiratete eher an der

Kurzvorbereitung bzw. sie erhielten gar keine Vorbereitung. Der Besuch des Kurses stand auch mit der Höhe des sozialen Status in Zusammenhang. Letztlich wählten protestantische Frauen diese Art der Vorbereitung häufiger als etwa katholische.

In einer langjährigen Untersuchungsreihe verglich *Hüter* (1966; 1965a, b; 1962a, b) die Ergebnisse bei medikamentöser und psychosomatischer Geburtsleitung. Bei 1681 Geburten wurde der Geburtsverlauf mittels Parto- und Tokogrammen festgehalten, so daß hier differenzierte Aussagen über Beziehungen zwischen der Art der Vorbereitung und dem Geburtsverlauf gemacht werden können. Die wesentlichen Punkte aus diesen Arbeiten sind folgende: durch den Kurs können zwischen 85,6% und 92,2% der Mehrfachgebärenden erfolgreich auf die Geburt vorbereitet werden. Die Gesamtgeburtsdauer nimmt bei den erfolgreich vorbereiteten Frauen deutlich ab. Der Unterschied besteht auch im Vergleich zu Gruppen von Frauen, deren Geburt „natürlich", d.h. ohne den Einsatz von Medikamenten geleitet werden konnte, die aber nicht an dem Vorbereitungskurs teilgenommen hatten. In Abhängigkeit von dem Grad der Medikamentation unter der Geburt steigt die Gesamtgeburtszeit deutlich an. Bei erfolgreich psychosomatisch geleiteten Geburten ist die Wehenzahl und die Wehendauer, die für die Geburt des Kindes notwendig sind, herabgesetzt. Das heißt, diese Frauen müssen eine geringere Geburtsarbeit leisten als solche mit medikamentöser Geburtsleitung. Der Einsatz von Zangen steigt mit der Schwere der Medikation an, die geringste Zangenfrequenz weisen wiederum psychosomatisch erfolgreich vorbereitete Frauen auf. In gleicher Weise kommen kindliche Hypoxiefälle der verschiedenen Grade bei medikamentös geleiteten Geburten deutlich häufiger vor als bei den anderen.

Von *Bergström-Walan* (1965, 1962) wurde in Schweden der Erfolg geburtsvorbereitender Maßnahmen an Hand von Beobachtungen an jeweils zwei Gruppen mit Vorbereitung und zwei ohne Vorbereitung nachgewiesen (die vier Gruppen bestanden aus jeweils 50 primiparen Frauen). Im einzelnen zeigte sich: vorbereitete Frauen beurteilen den Geburtsverlauf als signifikant weniger schmerzhaft, sie haben selbst weniger Angstgefühle, die Hebammen beurteilen die vorbereiteten Frauen ebenfalls als weniger ängstlich als die nicht-vorbereiteten. Es besteht ein positiver Zusammenhang zwischen dem Gebrauch von Sedativa und der beurteilten Ängstlichkeit. Vorbereitete Frauen haben im Durchschnitt eine um 3,08 Stunden verkürzte Geburtsdauer. Der Besuch geburtsvorbereitender Kurse war mit dem Ausbildungsniveau der Frauen korreliert. Innerhalb der einzelnen Gruppen ergab sich eine Korrelation zwischen dem Ausbildungsniveau und dem Ängstlichkeitsgrad der Frauen. Allerdings hatte die Teilnahme an einem Kurs einen zusätzlichen Effekt hinsichtlich der Angstreduktion.

Friedman (1972a) verglich die Ergebnisse eines besonders abgewandelten Vorbereitungskurses hinsichtlich des Geburtsverlaufes bei vorbereiteten und nicht vorbereiteten Frauen. Neben der üblichen Aufklärung wurden in Gruppendiskussionen Schwangerschaftsängste besprochen. Die Wirkungen des Modell-Lernens wurden systematisch miteinbezogen, indem mit gerade entbundenen Frauen diskutiert wird, Filme über die natürliche Geburt gezeigt werden, Tonbandaufnahmen, die während einer Geburt gemacht wurden, vorgespielt und schließlich auch noch Dias von Frauen unter der Geburt gezeigt werden. Daneben wurde auf die Milieusanierung im Krankenhaus geachtet und Entspannungsübungen vorgenommen. Keine analgetischen oder anästhetischen Mittel wurden von 33% der Erst- und 83% der Mehrfachgebärenden gebraucht, geringe Dosen solcher Medikamente wurden von 52% der Erst- und 14% der Mehrfachgebärenden verlangt; 15% der Erst- und 3% der Mehrfachgebärenden verlangten so starke Medikamente, daß eine bewußte Teilnahme an der Geburt nicht mehr mögich war. Die Erfolgsrate über alle Gruppen betrug 81%. Die Entbindungszeit war bei den Erstgebärenden im Vergleich zu einer Kontrollgruppe um 1,1 Stunden vermindert und bei Mehrfachgebärenden sogar um 2,6 Stunden. Die Kinder vorbereiteter Frauen wiesen im Durchschnitt höhere Apgarwerte auf als die der nicht-vorbereiteten Frauen. Eine später durchgeführte Analyse (*Friedman* 1972b, S. 32) ergab, daß die Frauen folgende Faktoren für die Geburt hilfreich empfanden: an erster Stelle wird der entbindende Arzt genannt (41%), dann folgt die Bewertung des Vorbereitungsprogramms an sich (25%), an der dritten Stelle rangiert der Ehemann; auch der starke eigene Wunsch spielt eine bedeutsame Rolle (10%). Andere Faktoren werden nur sehr selten genannt (kurze Entbindung, Krankenschwestern, fehlender Schmerz, Gebete). 76% der Frauen geben nach der Entbindung an, daß es keine Gründe gegeben hat, die mit ihrem Wunsch nach einer aktiven Teilnahme an der Entbindung interferiert hätten. Die restlichen Frauen zählen dabei Schmerzen (6%), Furcht vor Komplikationen (5%), Furcht vor dem Unbekannten (5%), Verlust der Kontrolle (4%) und noch andere Gründe auf.

5.3. Psychoprophylaktische Geburtsvorbereitung

Die sogenannte psychoprophylaktische Methode der Geburtsvorbereitung wurde in Rußland entwickelt (*Velvovsky* 1972, S. 314). Auf der Suche nach Möglichkeiten zur Schmerzeindämmung wurde von *Platonov* und seinen Schülern zuerst auf hypno-suggestive Methoden zurückgegriffen. Die bereits diskutierten Schwierigkeiten dieser Methoden veranlaßten *Velvovsky,* andere Wege der Schmerzbekämpfung und der Geburtserleichterung zu suchen. Auf dem Hintergrund der *Pavlow'schen* Lehre von den bedingten Reflexen arbeitete er um 1930 ein „prophylaktisches System der schmerzlosen Geburt“ aus. Allerdings war es ihm erst nach dem zweiten Weltkrieg möglich, seine Ideen zu verwirklichen, d.h. prophylaktische Beratungen in einem Mütterheim durchzuführen. Das entwickelte System wurde von den führenden Gynäkologen der UdSSR wie *Platonov* und *Nikolayev* anerkannt und als offizielles System der Vorbereitung auf eine schmerzlose Geburt eingeführt.

Auf dem 1951 in Leningrad abgehaltenen internationalen Kongreß über die psychoprophylaktische Methode lernte der französische Geburtshelfer *Lamaze* diese kennen und setzte sich in der Folge für die Verbreitung dieser Methode ein (*Mitchell* 1976, S. 17). Die Pariser Klinik, an der er selbst arbeitete (Centre de Santé des Métallurgistes), wurde ganz auf die neue Methode umgestellt. Durch seine zahlreichen publizistischen Aktivitäten ist die Methode in aller Welt bekannt geworden. Heute gibt es auch eine Internationale Gesellschaft für Psychoprophylaxe, deren Sitz in Paris ist und die von *Vallay* geleitet wird. Die weitere Verbreitung dieser Methode und die Schulung von Geburtshelfern und künftigen Kursleiterinnen (Monitrice) gehören zu den Aufgaben dieser Gesellschaft.

5.3.1. Technik der Psychoprophylaxe

In den für die Praxis geschriebenen Vorbereitungsbüchern nach der psychoprophylaktischen Methode findet man viele der bereits bekannten Elemente der Geburtsvorbereitung wieder (*Mitchell* 1976; *Ewy & Ewy* 1976; *Wright* 1967; *Liechti-von*

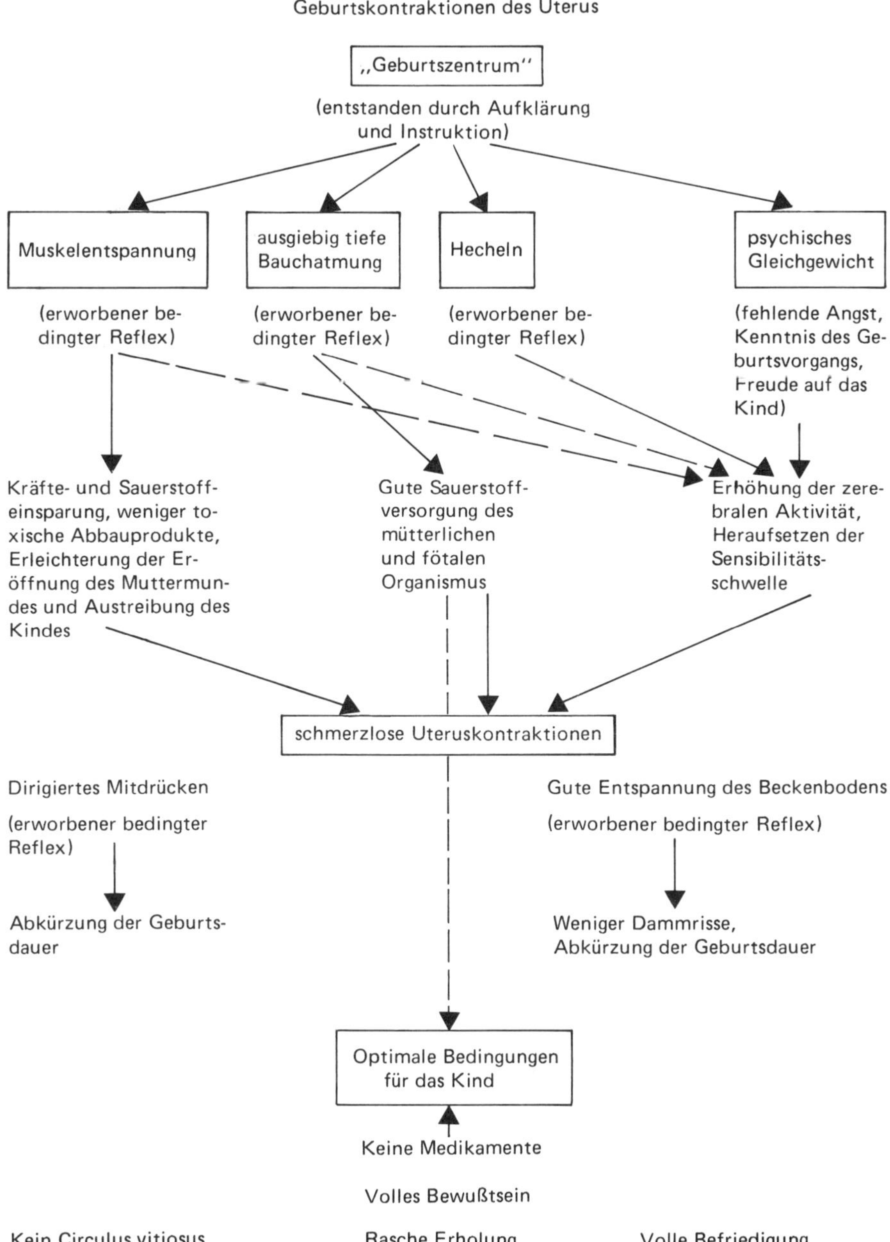

Abb. 5.2 Schematische Darstellung der Wirkungsweise der Psychoprophylaxe (*F. Roth* 1959, S. 42)

Brasch & Bretscher 1966; *Roth* 1956). Im einzelnen sind dies: (1) Aufklärung über die Vorgänge der Schwangerschaft und Geburt; (2) Erlernen einer Atemtechnik, die optimal zur Bewältigung der Wehen beiträgt; (3) schwangerschaftsgymnastische Übungen; (4) Muskelentspannungstraining, wobei weitgehende Parallelen zur Methode der progressiven Relaxation bestehen; (5) unter der Geburt werden noch verschiedene Methoden zur Aufmerksamkeitslenkung bei der Schwangeren eingesetzt (z.B. Messen der Wehendauer mit einer Stoppuhr); (6) bei der französischen Methode wird der Partner aktiv bei den Vorbereitungsmaßnahmen und bei der Geburt eingeplant. All diese Übungen sollen zum Erlernen eines optimalen Gebärverhaltens beitragen. Das heißt, die Frauen lernen, was sie in den einzelnen Geburtsphasen machen müssen und wie sie auf bestimmte Empfindungen zu reagieren haben (vgl. Abb. 5.2).

Der zusätzliche Einsatz von schmerzlindernden Mitteln wird unterschiedlich eingeschätzt. *Velvovsky* (1972, S. 323) spricht sich gegen eine routinemäßige Unterstützung durch Analgetika aus; auch in Frankreich (*Vellay* 1972, S. 336) wird eine konservativ-abwartende Haltung eingenommen. In den USA tendiert man hingegen eher dazu, auf Verlangen der Frau oder auch routinemäßig analgetische Mittel zu verabreichen (*Ewy & Ewy* 1976, S. 23).

Diese Methode der Geburtsvorbereitung wurde in den Details oft abgewandelt und auch weiterentwickelt. Nach *Velvovsky* (1972, S. 324) wird in der UdSSR jetzt darauf hingearbeitet, nicht nur während der letzten Schwangerschaftswochen der werdenden Mutter eine psychoprophylaktische Betreuung zukommen zu lassen, sondern bereits zu Beginn der Schwangerschaft damit zu beginnen. Dafür wurde ein 22 Lektionen umfassender Lehrplan ausgearbeitet, der die verschiedensten schwangerschaftsbezogenen Themen umfaßt. Durch dieses umfassende Vorbereitungssystem sollen auch alle psychosomatischen Störungen möglichst frühzeitig aufgefangen werden, es sind dabei neben psychoprophylaktischen auch psychohygienische und psychotherapeutische Maßnahmen eingeschlossen. Ähnliche Erweiterungen werden von *Earn* (1962) vorgeschlagen.

Als ein weiteres Beispiel der Weiterentwicklung der psychoprophylaktischen Geburt können die Maßnahmen, welche von dem Gynäkologen *Max Ploquin* an der Clinique des Bleuets in Chateauroux bei Paris und des Psychoanalytikers *Jean Fourton* aus Limoges praktiziert werden, gelten (*Runge* 1976). Neben der Teilnahme des Ehemannes werden auch eventuell schon vorhandene Kinder des Ehepaares zur Geburt zugelassen. Bei Nachuntersuchungen an 400 Kindern aller Altersstufen hat sich in keinem Fall eine traumatisierende Wirkung durch die Anwesenheit bei der Geburt ergeben. Um den Geburtsschock für das Neugeborene zu dämpfen, wird der Eintritt in die Welt sehr behutsam gestaltet. Die Geburten finden in abgedunkeiten und schallgedämpften Räumen statt, das Kind wird erst spät abgenabelt, nachdem es einige Zeit am Bauch der Mutter gelegen hat und lange in lauwarmem Wasser gebadet worden ist. Die Abnabelung wird vom Vater selbst vollzogen, um die Beziehung zwischen den Familienmitgliedern zu intensivieren (*Leboyer* 1974; *Odent* 1978).

5.3.2. Erfolge und Erfolgskontrollen

Für jede neue Variante bei geburtsvorbereitenden oder geburtsleitenden Maßnahmen muß begründet werden, warum gerade dieses Verfahren in der Zukunft eingesetzt werden soll. An solchen Begründungsversuchen mangelt es auch keineswegs. Allerdings erfüllen die Untersuchungen, die zur Feststellung der Effekte der einzelnen Maßnahmen durchgeführt wurden, nicht immer die Kriterien wissenschaftlicher Kontrolle. Positive Effekte werden zumeist in folgenden Bereichen gesucht: (1) objektive Indikatoren des Geburtsverlaufes (Dauer, Häufigkeit operativer Geburtshilfen), (2) Zustand des Kindes (Asphyxiehäufigkeit), (3) medizinische und psychologische Merkmale der Mutter (Blutverlust, Geburtsangst, Geburtserleben, Schmerzfreiheit, Entspannungsgrad, Einstellung zum Kind), (4) Partnerbeziehung und Mutter-Kind-Interaktion. Da die einzelnen Untersuchungen nur schwer miteinander vergleichbar sind, soll eine Darstellung der Effekte der psychoprophylaktischen Methode nicht nach diesen systematischen Gesichtspunkten erfolgen, sondern nach einzelnen Untersuchungen.

Eine Untersuchung, die in Boston ohne Kontrollgruppe durchgeführt wurde, vergleicht die Ergebnisse einer Vorbereitung nach *Lamaze* bei 105 primi- und 64 multiparen Müttern (*Yahia* 1965). 73,3% der primiparen und 92,2% der multiparen Mütter erzielten befriedigende Ergebnisse, d.h., sie konnten die Geburt ohne oder nur mit bewältigbaren Schmerzempfindungen bewußt miterleben. Oxytozin zur Geburtseinleitung oder zur Wehenverstärkung wurde bei 36,2% der primiparen und 62,4% der multiparen Frauen verabreicht. Von den geborenen Kindern hatten 95,8% Apgar-Werte zwischen 8 und 10. Die meisten Mütter (94% vs. 88,7%) entschlossen sich, ihr Kind selbst zu stillen.

Holtorff und *Mühlbach* (1961) berichten aus Dresden ebenfalls von den Ergebnissen der geburtsprophylaktischen Vorbereitungen an einer Gruppe von 900 Frauen, ohne eine Kontrollgruppe zu verwenden. An den Kursen nahmen überwiegend Erstgebärende teil, wobei besonders bei alten Erstgebärenden die Teilnahme hoch war. Im Vergleich zu dem üblichen Entbindungskollektiv sind mehr als die Hälfte der vorbereiteten Mütter aus der Gruppe der sog. Kopfarbeiter, die Bereitschaft zu einer Teilnahme stieg also auch in der DDR mit der sozialen Schichtung an. Nach den subjektiven Beurteilungen der Frauen empfanden 17,3% während der Geburt gar keine Schmerzen, 36,4% erlebten geringe Schmerzen, 26% starke, aber noch zu ertragende Schmerzen, 20,4% der Frauen müssen als Versager bei dieser Methode eingeschätzt werden. Die Resultate der Fremdbeobachtung stimmen zu 80% mit den subjektiven Angaben überein, in 13% wurden geringere, in 7% höhere Schmerzeinstufungen abgegeben. Bei der Analyse der Versager ist interessant, daß von Hausfrauen (19,7%), Handarbeiterinnen (24%) und Kopfarbeiterinnen (28,4%) in ungefähr vergleichbarem Ausmaß Mißerfolge produziert werden, daß aber Angehörige medizinischer Berufe in deutlich höherem Ausmaß davon betroffen sind (43,4%). Bereits *Lukas* (1959, S. 125) hatte den hohen Prozentsatz von Angehörigen medizinischer Berufe in der Versagergruppe beobachtet. Er führt diese Mißerfolge nicht auf „Angst infolge Nichtwissens", sondern auf „Angst aus Zuvielwissen" zurück. Für diese Gruppe sollen Einzelvorbereitungen zielführender sein als die Vorbereitung in der Gruppe. Von den vorbereiteten Frauen würden 91% wieder nach dieser Methode entbinden. Die 9%, welche eine solche Art der Entbindung ablehnen, gehören sämtliche zu den Versagern dieser Methode. Von den Elementen der Geburtsvorbereitung wurde am günstigsten die Atemtechnik beurteilt; 40,7% gaben an, diese habe ihnen sehr gut geholfen; 48,1% meinten, sie habe ihnen gut geholfen; nur 11,2% gaben ein negatives Urteil ab. An zweiter Stelle stand die Einschätzung der Streichmassagen während der Geburt (56,1% gut geholfen, 43,9% nicht geholfen). Diese Ergebnisse entsprechen auch den Erfahrungen bei den sog. *Read*-Kursen von

Lukas (1959, S. 120). Allerdings wird nach ihm auch die Entspannung zwischen den Wehen positiv beurteilt. Nach *Prill* (1965, S. 147) schreiben die Gebärenden den Atemübungen den besten schmerzlindernden Effekt zu. Entspannungsübungen werden nicht so gut beurteilt und in den Aufklärungsgesprächen sahen die Frauen fast nie einen positiven Effekt für die Schmerzlinderung.

Von *Huttel* (1973) und *Huttel* et al. (1972) wurde bei der Einführung der psychoprophylaktischen Vorbereitungsmethode an einer Hamburger Klinik ein kontrollierter Vergleich zwischen Müttern mit und ohne Vorbereitung vorgenommen. Die beiden Müttergruppen (31 mit und 41 ohne Vorbereitung) unterschieden sich zu Beginn der Kurse nicht hinsichtlich eines breiten Spektrums an sozialen und psychischen Variablen, so daß hier vergleichbare Ausgangsbedingungen vorlagen. Folgende Unterschiede traten in Abhängigkeit von der Art der Vorbereitung auf: die Geburt war bei den vorbereiteten Frauen im Durchschnitt um eine Stunde kürzer, dieser Unterschied war jedoch nicht statistisch signifikant. Gewicht und Länge der Neugeborenen unterschieden sich nicht. Ebenso ergaben sich keine Unterschiede in der Häufigkeit von Geburtskomplikationen. Oxytozin wurde an die unvorbereiteten Mütter doppelt so häufig verabreicht als an die vorbereiteten, allerdings verfehlte auch dieses Ergebnis die Signifikanzgrenze. Hingegen wurden analgetische oder antispasmodische Medikamente deutlich häufiger an unvorbereitete Mütter verabreicht; 41,9% der vorbereiteten Mütter kamen ohne solche Mittel aus, während es bei den unvorbereiteten nur 9,8% waren. Aber selbst bei den vorbereiteten Müttern, an die Medikamente verabreicht wurden, waren es leichtere als bei den anderen. Unterschiede in den Apgar-Werten bei den Neugeborenen ergaben sich nicht, was die Autoren mit der prinzipiell geringen Medikamentation in europäischen Entbindungsanstalten in Zusammenhang brachten. Unter der Geburt zeigten die vorbereiteten Mütter deutlich weniger Zeichen von Spannung und Schmerzen. Nach der Beurteilung der Aussagen der Mütter in einem Post-partum-Interview war bei den vorbereiteten Müttern der Wunsch nach weiteren Kindern deutlich erhöht, auch schätzten sie sich hinsichtlich der Bewältigung der Geburt als aktivbemeisternd und nicht als passiv-erleidend ein. Im Hinblick auf andere Merkmale (Stimmung, Interesse an dem Kind, Anteilnahme des Gatten) waren wiederum keine Unterschiede zu finden.

An der Universitätsfrauenklinik Jena nahmen zwischen 1959 und 1962 ungefähr 10% der Kreißenden an den Vorbereitungskursen teil (*Jäger* 1964). Dieser Prozentsatz entspricht ca. den von *Luft* (1962, S. 119) mitgeteilten Teilnehmerfrequenzen für die Frauenklinik von Karl-Marx-Stadt. Erstgebärende und „Kopfarbeiterinnen" waren dabei überrepräsentiert. Als Erfolge können die im Vergleich zum Klinikdurchschnitt geringere Frühgeburtenrate (4 zu 8%), eine um 2 Stunden kürzere Entbindungszeit, eine Verminderung der Schnittentbindungen und eine geringere Häufigkeit von Nachblutungen (4,5 zu 8,9%) gelten. Auch bei einer kritischen Betrachtung der Ergebnisse der psychoprophylaktischen Geburtsvorbereitung an der Frauenklinik in Berlin-Lichtenberg kam *Hoyme* (1960) zu durchwegs positiven Resultaten. Bei zwei vergleichbaren Gruppen Erstgebärender wiesen die vorbereiteten Frauen eine wesentlich geringere Geburtszeit, einen geringeren Medikamentenverbrauch, weniger operative Eingriffe (vor allem Episiotomien) und weniger asphyktische Kinder auf. Darüber hinaus betont *Hoyme,* daß durch die Vorbereitungskurse für den Arzt trotz zunehmender Technisierung der Geburtsdurchführung die Möglichkeit besteht, in einen intensiven Kontakt mit der Gebärenden zu kommen.

Von *Holtorff* (1966, 1965) wurden die Ergebnisse von 1264 vorbereiteten Frauen mit denen einer Kontrollgruppe verglichen. Keine Unterschiede waren dabei in bezug auf Alter, Parität, Beruf, Familienstand und Konstitution gegeben. Der Autor vermutet aber, daß hinsichtlich psychischer Komponenten doch Unterschiede bestanden haben könnten (z.B. Kinderwunsch, positive Einstellung zur Schwangerschaft, Interesse an einem komplikationsfreien Verlauf der Gestation). Die Geburtsdauer war insgesamt um 2,11 Stunden bei den vorbereiteten Frauen verkürzt. Wehenschwäche und protrahierte Geburten waren ebenfalls selten. Frühgeburten traten bei den vorbereiteten Frauen deutlich seltener auf (1,9% zu 11,01%), damit in Zusammenhang steht ein selteneres Vorkommen eines frühzeitigen Blasensprunges (7,8 zu 14,2%). Übertragungen waren in der vorbereiteten Gruppe ebenfalls seltener zu finden (3,1 zu 6,0%). Bei den meisten mütterlichen Erkrankungen konnten keine Unterschiede zwischen den beiden Gruppen gefunden werden. Allerdings traten bei den vorbereiteten Frauen weniger Gestosen (6,1 zu 9,7%) auf. Diese Unterschiede wurden auf die Möglichkeiten der Früherkennung bei vorbereiteten Frauen zurückgeführt. Geburtshilfliche Operationen wurden in der vorbereiteten Gruppe ebenfalls seltener ausgeführt (8,2 zu 12,9%), wobei die Unterschiede vor allem auf die Sektio-Häufigkeit zurückzuführen waren (1,5 zu 4,8%). Bei den Kindern traten folgende Unterschiede auf: leichte und schwere Asphyxiefälle waren wiederum seltener bei den vorbereiteten Frauen (2,2 zu 4,1% bzw. 1,1 zu 4,0%); die perinatale Mortalität war deutlich gesenkt (0,7 zu 5,7%), dies war hauptsächlich auf die unterschiedliche Frühgeburtenhäufigkeit zurückzuführen. Störungen in der Nachgeburtsperiode kamen schließlich bei den vorbereiteten Frauen seltener vor.

Krzysztoporski und *Fijalkowski* (1965) verglichen die Ergebnisse an zwei jeweils 100 Erstgebärende umfassenden Gruppen, von denen die eine vorbereitet worden war, die andere jedoch nicht. Die Gruppen waren aber nur hinsichtlich biologischer Merkmale (Alter, Anatomie, Lage des Kindes, Beckenmaße, Ernährungszustand) vergleichbar, nicht aber nach sozialen (Ausbildung, Beruf). Bei der vorbereiteten Gruppe war eine um 5,5 Stunden geringere Eröffnungszeit zu beobachten, für die anderen Geburtsphasen waren keine Unterschiede zu bemerken. Wehenschwäche trat ebenfalls deutlich seltener auf. 99% der Kinder aus der Gruppe der vorbereiteten Mütter wiesen Apgar-Werte zwischen 8 und 10 auf; bei der anderen Gruppe war dies nur bei 92% der Kinder der Fall.

Medweth und *Vierneysel* (1960) stellten die Erfolge der Geburtsvorbereitung an der Freiburger Frauenklinik an Hand eines Selbst- und eines Fremdbeobachtungsverfahrens fest. Nach der Fremdbeurteilung zeigten von den vorbereiteten Frauen 53% ein angepaßtes Verhalten, bei 32% war das Verhalten befriedigend und 15% mußten als Versager klassifiziert werden, die Prozentsätze bei der unvorbereiteten Gruppe betrugen 18,6%, 50,2% und 31,2%, d.h. sie waren wesentlich schlechter. Auch im Selbsterleben der Frauen manifestierten sich diese Unterschiede: von den vorbereiteten Frauen hatten 17% ein gutes, 72% ein befriedigendes und 11% ein schlechtes Geburtserlebnis; bei der anderen Gruppe betrug die Verteilung 2,9%, 72% und 25,1%, d.h., auch subjektiv sind wesentlich mehr Versager zu verzeichnen gewesen. Die Unterschiede betrafen auch die Schmerzbeurteilung in den einzelnen Entbindungsphasen; vorbereitete Frauen haben fast nur in der Eröffnungsphase unangenehme Empfindungen, die Austreibungsphase wird hier wegen der Möglichkeit einer aktiven Mitarbeit als leicht empfunden. 43,3% der unvorbereiteten Frauen empfanden die Preßwehen als schmerzhafter als die Eröffnungswehen. Das heißt, nicht aufgeklärte Frauen deuten die starke Anspannung während der Austreibungsperiode in ein intensives Schmerzgefühl um.

Ein Ergebnis, das zu Bedenken Anlaß gibt, wurde von *Klusman* (1975) berichtet. Dieser Autor wollte die Effekte hinsichtlich der Angstreduktion, welche eine Vorbereitung nach der *Lamaze*-Methode mit sich bringe, demonstrieren. Dazu verglich er eine Gruppe von vorbereiteten Frauen mit einer zweiten, die hauptsächlich Information über Babypflege erhalten hatte, mittels verschiedener Fragebogenskalen. Bei beiden Gruppen war eine gleich große Reduktion von Ängsten um das Kind sowie psychischer Irritation und Spannung im Vergleich der Prä- und Posttest-Werte festzustellen. Bei den nach der *Lamaze*-Methode vorbereiteten Frauen war zusätzlich ein signifikantes Sinken der Angstwerte auf der IPAT-Angstskala zu bemerken, was aber mit dem höheren Ausgangsniveau dieser Gruppe auf dieser Skala zusammenhing. Insgesamt ist diese Untersuchung ein Indiz dafür, daß auch scheinbar unspezifische Vorbereitungsmaßnahmen angstvermindernd wirken können.

In diesem Zusammenhang ist auch die Untersuchung von *Doering* und *Entwisle* (1975) der Erwähnung wert. Diese befragten 269 Frauen, die alle verheiratet waren und ein gesundes Kind geboren hatten, innerhalb von neun Wochen nach der Geburt in der Postpartum-Phase über ihr Geburtserlebnis, ihre Einstellung zum Kind und setzten diese Resultate mit der Art der Vorbereitung und dem Medikamentenverbrauch unter der Geburt in Beziehung. Die Frauen aus der vorbereiteten Gruppe waren nach der Methode von *Lamaze* trainiert worden und während des Kurses zur Teilnahme an der Untersuchung bewogen worden. Die anderen Frauen waren über Freundschaftsnetze für die Befragung gewonnen worden, was den Vorteil hatte, daß dadurch eine Vielzahl von entbindenden Ärzten (116) und Krankenhäusern (38) an der Entbindung beteiligt waren, so daß person- und situationsspezifische Einflüsse möglichst ausbalanciert waren. Ein weiterer Vorteil dieser Untersuchung bestand darin, daß zwischen der vorbereiteten und der nicht-vorbereiteten Frauengruppe keine Unterschiede hinsichtlich der Parität, des Alters und vor allem der Qualität der Schulausbildung und der Zugehörigkeit zu Sozialschichten bestand. Wie zu erwarten, hatten die vorbereiteten Frauen in deutlich höherem Ausmaß die Geburt bewußt erlebt (d.h. ohne oder nur mit lokaler Betäubung). Es wurde hier aber noch einmal eine Unterscheidung innerhalb der Frauen, die keinen Vorbereitungskurs besucht hatten, getroffen, und zwar nach dem Grad der Selbstvorbereitung auf die Geburt. Es waren dabei solche Frauen vorhanden, die sich gar nicht vorbereitet hatten, solche, die sich durch Bücher vorbereitet hatten, in welchen der Hauptteil der Entbindung in die Hände des Arztes gelegt wird und solche, bei deren Lektüre die Entbindung als Leistung der Frau und nur unterstützt vom Arzt dargestellt wird. Auch zwischen diesen drei Gruppen ergaben sich sehr signifikante Unterschiede hinsichtlich des bewußten Miterlebens der Geburt; sogar eine geringe Selbstvorbereitung macht im Vergleich zur völligen Abwehr einen deutlichen Effekt aus. Als weiter nicht verwunderliches Ergebnis wurde befunden, daß Frauen mit einer positiven Einstellung zur Geburt diese öfter bewußt miterlebt hatten. Interessant ist auch, daß ein hoher Bewußtseinsgrad deutlich mit einer positiven Reaktion auf das Baby zusammenhängt. Eine positive Reaktion auf das Kind ist wiederum mit häufigerem und längerem Stillen sowie der Wahl des Rooming-In verbunden. Was aber zusätzlich auffiel, war die engere Korrelation zwischen dem Bewußtseinsgrad während der Geburt und der positiven Reaktion auf das Kind als zwischen der Vorbereitungsart und der Reaktion auf das Kind (hinsichtlich der Einstellung zur Geburt gilt das Umgekehrte). Das bedeutet, durch die Teilnahme an einem Geburtsvorbereitungskurs wird zwar das bewußte Erleben der Geburt begünstigt, für eine positive Reaktion auf das Kind ist jedoch ein bewußtes Geburtserleben ausschlaggebender. Der Effekt der Kursteilnahme ist jedoch auch hinsichtlich der beiden Einstellungsvariablen bei einem Vergleich mit den Frauen von großer Selbstvorbereitung signifikant.

Zu der Frage der Notwendigkeit einer Wiederholung eines psychoprophylaktischen Vorbereitungskurses hat *Bergander* (1968) ausführlich Stellung genommen. Nur knapp ein Drittel der einmal vorbereiteten Frauen wünscht eine Kurswiederholung. Es müssen für diese Frauen aber keine gesonderten Kurse eingerichtet werden, sondern es genügt, wenn sie die letzten 2 bis 3 Stunden eines normalen Vorbereitungsprogramms mitmachen. Bei Kurswiederholung sind die Ergebnisse um einiges besser als ohne Wiederholung, die Versagerquote ist niedriger. Erstmalige Versager bleiben auch bei Kurswiederholung zumeist Versager. Eine Verschlechterung

Tabelle 5.2 Gestaltung eines Geburtsvorbereitungskurses nach *Prill* (1956, S. 222)

Stunde	Gymnastik	Autogenes Training	Logotherapie (Aufklärung)
1.	Lockerung der Arm-Schulter-Nacken-Muskulatur	Unterschied zwischen Spannung und Entspannung, Pendelversuch, Ruhelage, Droschkenkutscherhaltung	Sinn und Zweck des Trainings
2.	Wiederholung (Whlg.) Lockerung der Gesichts- und langen Rückenmuskulatur	Bequeme Sitzhaltung, „auf sich selbst erinnern" – „Abschalten", das Ruheerlebnis-Körpergefühl	Besprechung der Schwangerschaft und auftretender Störungen
3.	Whlg. Lockerung der Beine und Hüfte	Ruheerlebnis, geistige Entspannung, „der rechte Arm ist schwer"	Besprechung der Eröffnungsperiode. Worauf kommt es dabei für die Schwangere an?
4.	Whlg. Bauchdeckenentspannung Gesamtlockerung	Ruheerlebnis, „Bildstreifendenken", „der linke Arm ist schwer", Anlegen von Übungsprotokollen	Besprechung der Austreibungsperiode, der Geburt Nachgeburt
5.	Gesamtlockerung des Körpers, Brust- und Bauchatmung	Whlg. Schwereerlebnis des rechten Armes, Generalisierung auf den ganzen Körper	Einzelbesprechung des „Bildstreifendenkens". Wovor haben die Schwangeren Angst und Furcht?
6. 7. 8.	Whlg. Atemtechnik unter der Geburt	Wärmeerlebnis „ich bin ganz ruhig, schwer und angenehm warm"	Besprechung der Übungsprotokolle. Wie sollten die Wehen verarbeitet werden?
9. 10. 11.	Whlg. besonders der Atemtechnik – ruhig, rhythmisch	„das Herz schlägt ganz ruhig", „die innere Atmung", Beschleunigung der Umschaltung	Einzel- und Gruppengespräch über Furcht und Angst. Führung durch die geburtshilfliche Abteilung
12. 13. 14.	Whlg. und Kontrolle der Gesamtlockerung des Körpers	Whlg. und Beschleunigung in der Umschaltung der einzelnen Trainingsstufen, innere Atmung und Totalentspannung, meditativer Versenkungszustand	Zusammenfassung und Übersicht: autogenes Training und Geburt. Besuch von schon entbundenen Müttern aus der Gruppe

bei einmal erfolgreich entbundenen Frauen tritt nur sehr selten auf. Das Zeitintervall zwischen erster und nächster Entbindung beeinflußt den Erfolg nicht wesentlich. Bei diesen Ergebnissen muß aber festgehalten werden, daß der Gymnastikkurs von allen wiederholt wurde. Versager bedürfen offenbar einer über das normale Kursprogramm hinausgehende Betreuung.

5.4. Vorbereitung nach Prill

Einen erwähnenswerten Vorschlag für die Gestaltung eines Vorbereitungskurses legte *Prill* (1956) vor. Dabei werden (1) schwangerschaftsgymnastische Übungen, (2) Aufklärung und (3) autogenes Training miteinander kombiniert (vgl. Tab. 5.2). Die Übungsstunden sind Anleitung für das häusliche Training, das die Schwangere allein fortsetzen muß. Die Kurse wurden von 3 bis 5 Frauen besucht. Über die positiven Ergebnisse dieser Art der Geburtsvorbereitung wird im Zusammenhang mit dem autogenen Training berichtet (vgl. Kap. 5.5.4.).

5.5. Gemeinsame Elemente psychologischer Geburtsvorbereitung

5.5.1. Aufklärung und Information

Bei fast allen Methoden der Geburtsvorbereitung nimmt die Vermittlung von Wissen über schwangerschaftsspezifische Veränderungen im Organismus der Frau und über den Geburtsvorgang einen wesentlichen Platz ein. Die Themen, die insgesamt als wichtig erachtet werden, variieren dabei von Klinik zu Klinik und von Arzt zu Arzt. Nach *Günther* et al. (1968, S. 113) sollten in 6 bis 10 Unterrichtsstunden folgende Themen behandelt werden: Verhaltensregeln während der Schwangerschaft (Kleidung, Ernährung, Belastungen, körperliche Tätigkeiten, Vorbeugungsmaßnahmen), Gespräche über die Angst vor der Entbindung, Bau des weiblichen Körpers und seine Veränderungen während der Schwangerschaft, Verlauf der Geburt. *Mitchell* (1976) vermittelt u.a. Informationen über die fetale Entwicklung; das Hauptaugenmerk wird auf den Ablauf der Geburtsvorgänge gelegt; es wird eine Erklärung über die Entstehung von schwangerschaftsbezogenen Ängsten und Befürchtungen gegeben und auf Veränderungsmöglichkeiten eingegangen.

Diese Unterrichtsstunden bestehen z.T. nur aus Vorträgen; bisweilen wird der Einsatz von Unterrichtsmedien (Schaubilder, Modelle, Filme) empfohlen. An diese Vorträge können Besuche auf der Entbindungsstation, Erklärungen über die Apparaturen im Kreißsaal und Diskussionen mit gerade entbundenen Frauen anschließen. Diese Art der Vorbereitung wird zumeist in der Gruppe durchgeführt. Bisweilen werden für Frauen aus Heilberufen spezielle Einzelberatungen empfohlen, da bei ihnen eine andere Problematik vorliegen kann („Angst aus Zuvielwissen“).

Trotz eines feststellbaren Booms an Informationsmaterial über Schwangerschaft und Geburt ist diese persongebundene und organisierte Aufklärung immer noch eine Notwendigkeit. So wurde des öfteren festgestellt, daß auch heute noch der Großteil der Frauen in den USA eine erschreckende Unwissenheit über die Geburtsvorgänge erkennen läßt (*Ostrum* 1972, S. 101) oder daß in England nur 57% der Erstgebärenden etwas über die Entbindung gelesen haben (*Matthews* 1961, S. 865). Die

Weitergabe von Information wird deshalb immer zu den Aufgaben einer Vorbereitung auf die Geburt gehören. Da eine Schwangerschaft sehr umfassende Veränderungen in der Frau auslöst, ist von vorneherein mit einem beträchtlichen Primärinteresse für solche Maßnahmen zu rechnen.

5.5.2. *Schwangerschaftsgymnastik*

Es liegen verschiedene Anleitungen für gymnastische Übungen während der Schwangerschaft vor. Je nach den Zielsetzungen dieser Programme steht die Erhaltung einer guten Bewegungsfunktion während der Schwangerschaft oder die Geburtsvorbereitung selbst im Mittelpunkt. Solche Übungen sind auch in die Schwangerschaftsvorbereitungskurse nach *Lamaze* oder nach *Dick-Read* eingebaut; hierbei handelt es sich aber nur um ergänzende Übungen.

Mit dem Übungsprogramm nach *Günther* et al. (1968, S. 98) soll etwa ab dem 5. Monat begonnen werden. Es werden dabei vier Übungsarten durchgeführt. (1) Stoffwechselübungen zur Kreislauf- und Stoffwechselanregung, (2) Schmeidigungsübungen zur Lockerung der durch die Schwangerschaft verspannten Rücken-, Bauch- und Beckenbodenmuskeln, (3) Bauch- und Beckenbodenübungen zur Förderung der Dehn- und Entspannungsfähigkeit, (4) Schwimmen in der Schwangerschaft. Diese Übungen werden ergänzt durch die übende Vorwegnahme des Geburtsablaufes, wobei vor allem Entspannungs- und Atemübungen geprobt werden. In der Übungsanleitung von *Kohlhaas-von-Dorrer* und *Kayser* (1975) wird in sieben Lektionen auf die Geburt vorbereitet. Auch hierbei sind (1) Übungen zur Anregung des Stoffwechsels (Entstauungsübungen), (2) Kräftigungsübungen, (3) Entspannungsübungen, (4) Haltungsübungen, (5) Atemübungen und (6) eine Generalprobe für die Geburt enthalten. Die Empfehlungen von *Wesseling* (1975) beziehen sich eigentlich nur auf Kräftigungs- und Lockerungsübungen. Es werden Beispiele von Übungen gegeben, welche im Sitzen, im Gehen oder im Liegen durchzuführen sind.

Die Effizienz der Schwangerschaftsgymnastik ist schwierig abzuschätzen. Z.T. sind die Zielsetzungen nicht klar, die mit den Übungen verbunden sind. *Jacobson* (1954) hat bereits früh vor dem Fehlverständnis gewarnt, durch Muskelanspannung allein sei eine entspannungsfördernde Wirkung zu erzielen. Die unterschiedlich ausgefeilten Übungsprogramme leiden zudem an mangelnder theoretischer Fundierung. Der Wert solcher Übungen müßte eigentlich durch kontrollierte Untersuchungen nachgewiesen werden, und solche Untersuchungen fehlen. Obwohl man der Schwangerschaftsgymnastik vermutlich einen Wert nicht völlig absprechen können wird, ist es schwer zu sagen, worin dieser eigentlich liegt.

5.5.3. *Atemschulung*

Eine optimale Versorgung des mütterlichen Organismus mit Sauerstoff während der Geburt ist sowohl für die Mutter als auch für das Kind von äußerster Wichtigkeit. Eine Unterversorgung des Muskelgewebes des Uterus mit Sauerstoff ist selbst schmerzauslösend, und damit kann der Schmerz-Angst-Spannungs-Kreislauf in Tätigkeit gesetzt werden. Außerdem kann es durch einen Sauerstoffmangel im mütterlichen Gewebe zu einer Schädigung des Kindes kommen. Durch tägliche Atemübungen während der Schwangerschaft (tiefe langsame Bauchzwerchfellatmung) kann die Kapazität der Lungen um 33% gesteigert werden, was sich günstig auf alle Stoffwechselvorgänge auswirkt (*Roth* 1959, S. 22). Zusätzlich wird einer rhythmischen Atmung ein allgemein entspannender Wert zugeschrieben (*Prill* 1956, S. 217); während der Geburt soll durch eine arhythmische Atmung das Zeiterleben der Kreißenden wesentlich verlängert werden, d.h. eine Stunde wird subjektiv viel länger erlebt, als wenn die Atmung gleichmäßig vor sich ginge. Es hat daher nicht an Versuchen gefehlt, ideale Atmungsweisen für die einzelnen Phasen der Geburt zu entwickeln und in Vorbereitungskursen zu schulen.

Als ein Beispiel dafür kann das Atemprogramm gelten, das von *Mitchell* (1976) im Rahmen der psychoprophylaktischen Geburtsvorbereitung erarbeitet wurde. Während der ersten Kontraktionen zu Beginn der Eröffnungsphase soll normal geatmet werden. Ist das Hochziehen der Zervix abgeschlossen, und beginnt die eigentliche Eröffnungsphase, so wird während der Uteruskontraktionen eine *Tief-langsam-Atmung* empfohlen. Dabei soll nach einem besonders tiefen „Erfrischungs-Atemzug" langsam und regelmäßig durch die Nase ein und durch den Mund ausgeatmet werden. Nach dem Abklingen der Kontraktion wird wiederum ein besonders tiefer Atemzug gemacht und dann normal weitergeatmet. Wenn die Wehenpausen kürzer und die Kontraktionen selbst länger werden, soll während der Kontraktion zum sog. *Kurz-langsam-Atmen* übergegangen werden. D.h., während der Kontraktion soll nach dem einleitenden tiefen Atemzug jeweils kurz durch die Nase eingeatmet und dann doppelt so lange mit dem Mund ausgeatmet werden. Am Ende der Kontraktion erfolgt wiederum ein tiefer Atemzug. Bei einer weiteren Steigerung der Wehentätigkeit wird das sog. *angepaßte Kurz-langsam-Atmen* verwendet. Dabei soll der Atemrhythmus der Wehenwelle angepaßt werden, mit zunehmender Kontraktionsstärke wird dabei die Atmung beschleunigt, bei abnehmender verlangsamt. Das Verhältnis zwischen Ein- und Ausatmungszeit beträgt wie vorher eins zu zwei. Gegen Ende der Eröffnungsperiode, wenn die letzten Zentimeter der Muttermunderöffnung vor sich gehen und bereits ein Preßdrang auftritt, dem aber noch nicht nachgegeben werden soll, wird von *Mitchell* das sog. *Übergangsatmen* empfohlen. Nach dem tiefen Erfrischungsatemzug soll innerhalb von 5 bis 7 Sekunden sechsmal kurz ein- und ausgeatmet und wieder sechsmal kurz aus- und eingeatmet. Bei auftretendem Preßgefühl wird ausgeatmet, um keinen unnötigen Druck auf den Uterus auszuüben. Nach dem Abklingen der Kontraktion erfolgen zwei tiefe Erfrischungs-Atemzüge. Bei noch stärker auftretenden Kontraktionen und Preßdrang wird viermal aus- und eingeatmet, gegen Ende sogar nur mehr zweimal. Ist die Muttermunderweiterung vollständig erfolgt, dann wird für die Austreibungsphase das *Preß-Atmen* empfohlen, d.h., es wird tief Luft geholt und dann der Atem während des Pressens angehalten. Während einer Kontraktion in dieser Geburtsphase wird etwa dreimal zum Pressen angesetzt. Während des Durchschneidens wird die *Hechel-Atmung* verwendet, die nur kurz durch das Mitpressen unterbrochen wird.

Die Atemübungen von *Kohlhaas-von Dorrer* (1975) sind im Prinzip ähnlich. Es wird jedoch wesentlich mehr Wert auf eine didaktisch geplante Vermittlung der Atemtechnik gelegt. Mit dem Fortschreiten der Geburt wird von der *Bauch-* auf die *Brust-* und dann auf die *Hechelatmung* übergegangen. Für die Austreibungsphase wird das Anhalten der Luft und das Mitpressen auf Kommando geübt. Zur Bewältigung der Kontraktionen wird in Abhängigkeit von deren Stärke zwischen den einzelnen Atemtechniken abgewechselt.

Bei dem Atmungsrhythmus während der einzelnen Geburtsphasen sollte vor allem auch nicht vergessen werden, daß es bei tiefem Einatmen und unvollständigem Ausatmen zu Hyperventilationserscheinungen (Kribbeln in den Gliedmaßen, leichtes Schwindelgefühl, Benommenheit) kommen kann. Dieser Überversorgung mit Sauerstoff kann durch längeres Ausatmen (s.o.) entgegengewirkt werden. Bei der Hechelatmung kann durch das Vorhalten einer Hand vor den Mund ein Sauerstoffüberangebot verhindert werden.

Eine gute Atemtechnik scheint eine Voraussetzung für eine schmerzarme Wehenverarbeitung zu sein. Von *Prill* (1965, S. 197) wird daher auch bei unvorbereiteten Frauen versucht, diese Atemtechnik im Rahmen einer Kurzvorbereitung zu vermitteln – selbst dann, wenn die Eröffnungsperiode bereits begonnen hat. Die Atemtechnik wird von den meisten Müttern positiv bewertet (30% sehr gut; 57% gut); vermutlich deshalb, weil sie damit ein gezielt einsetzbares Mittel zur Wehenverarbeitung besitzen. Im Rahmen der Kurzvorbereitung ist es außerdem leichter, eine Atemtechnik zu erlernen, als eine entspannte Grundhaltung einzuüben.

Ein Vorschlag von *Rust* (1962) geht über das Lernen spezieller, auf die einzelnen Geburtsphasen abgestimmter Atemtechniken hinaus. Es soll die gesamte Atmung geschult werden, wodurch sich weitreichende Auswirkungen („Veränderung der seelischen Struktur", „Reifung der Persönlichkeit") ergeben sollen. Im Rahmen der Geburtsvorbereitung wurde dieser Vorschlag jedoch nicht weitergeführt.

5.5.4. Entspannungstechniken

5.5.4.1. Autogenes Training

Das autogene Training ist ein Verfahren der konzentrativen Selbstumschaltung, wodurch eine möglichst maximale körperliche und psychische Entspannung herbeigeführt werden soll. Diese Methode wurde von *Johannes H. Schultz* im Anschluß an Beobachtungen bei Hypnoseversuchen zwischen 1908 und 1925 entwickelt (*Schultz* 1970). Als eine Form der Psychotherapie hat das autogene Training bei zahlreichen funktionellen Beschwerden, psychischen und psychosomatischen Leiden Anwendung gefunden (*Luthe* 1969; *Schultz* & *Luthe* 1958).

5.5.4.1.1. Anwendungen des autogenen Trainings in der Geburtshilfe

Im Rahmen der Geburtshilfe wurde eine entsprechend modifizierte Variante des autogenen Trainings ab 1952 von *Prill* (1966, S. 429) eingesetzt. Die in kleinen Gruppen abgehaltenen Vorbereitungskurse dauerten 12 Wochen (*Prill* 1956). Anfänglich wurden nur die ersten vier Grundübungen an die Schwangeren vermittelt. Aufgrund angesammelter Erfahrungen wurden später auch Vorsatzbildungen mit in das Übungsprogramm aufgenommen, wobei sich die Formeln auf einen raschen und schmerzarmen Geburtsverlauf beziehen (*Prill* 1962). Diese Vorsatzformeln stellten sich auch als wirksam heraus, ohne daß die Oberstufe des autogenen Trainings erlernt werden mußte. Nach einem weiteren Erfahrungsbericht (*Prill* 1966) werden Schwere- und Wärmeübung normal eingeübt. Die Herzübung wird nur kurz angesprochen, dann wird zur Atemübung übergegangen. In Analogie zur Atemübung wird dann auch auf das Wehengeschehen übergeleitet („es atmet mich" – „die Wehe lasse ich in mir"). Im Anschluß daran wird die Hypalgesie im Arm geprobt und die Vorsatzbildung für eine schmerzarme Geburt eingeübt. (Von der Körperwärmeübung wurde abgegangen, da sich dabei öfters starke Kindesbewegungen eingestellt hatten). Während der Geburt soll mit den Übungen zu Beginn der regelmäßigen Wehentätigkeit begonnen werden. Bei 30% der Schwangeren genügt das autogene Training für die Eröffnungsperiode, ohne daß medikamentöse oder andere Hilfen gegeben werden müssen. Wenn das autogene Training nicht für die ganze Eröffnungsperiode ausreicht, so wird zusätzliche Brust- und Bauchatmung empfohlen.

Die Erfolge, die ja nicht allein durch das autogene Training, sondern durch den gesamten Vorbereitungskurs bedingt sind, scheinen beachtlich zu sein (*Prill* 1962, S. 262): bei vorbereiteten Frauen betrug die Geburtsdauer um drei Stunden weniger als bei unvorbereiteten. Die Wehenzahl war um ein Fünftel niedriger, wobei die Wehenfrequenz mit 6 pro halber Stunde höher war als bei unvorbereiteten Frauen (5,4 pro halbe Stunde). Kräftige Wehen traten ebenfalls vermehrt auf. Ein ruhiges und angepaßtes Verhalten zeigten 92,7% der vorbereiteten Frauen; 7,2% mußten hingegen als Versager klassifiziert werden. Bei der weiteren Überprüfung der Erfolge (*Prill* 1966) konnten diese Ergebnisse im großen und ganzen bestätigt werden: die Wehentätigkeit ist bei den vorbereiteten Frauen koordinierter, die einzelnen Wehen erfolgen in gleichmäßiger Stärke. Es tritt eine Arbeitsersparnis des Uterus von 30% auf. Die Muttermunderöffnung erfolgt dadurch in gleichmäßiger Weise. Schließlich läßt sich auch eine Verringerung der Geburtszeit, vor allem der ersten Phase der Eröffnungsperiode, feststellen. Nach dem Eindruck von *Prill* (a.a.O., S. 435) stellen die vorbereiteten Frauen nicht unbedingt eine positive Auslese dar, sondern es soll gerade die Angst vor der Entbindung Frauen zur Teilnahme bewegen. *Prill* (1956, S. 224) weist aber zu Recht darauf hin, daß geburtspathologische Schwierigkeiten mit der Methode der psychischen Schmerzbekämpfung nicht zu kurieren sind und daß (1966, S. 435) der Frau kein „Garantieschein“ für eine schmerzarme Geburt gegeben werden kann: „Der Erfolg hängt wesentlich von ihrer häuslichen Vorbereitung und der wirklichen konzentrativen Selbstentspannung unter der Geburt ab.“

Poettgen (1971) baut ebenfalls Übungen des autogenen Trainings in die Vorbereitungskurse für die Geburt ein. 94% der von ihm betreuten Frauen erlernen innerhalb von drei Wochen die Schwereübung; die Wärmeübung wird von 85% innerhalb von drei bis fünf Wochen erlernt. Daneben wird besonders auf die Atmung geachtet und analgetische Zustände werden den Frauen vor Augen geführt. Als Ergebnisse dieser Vorbereitung wird eine Verkürzung der Geburtsdauer angeführt; die Kaiserschnitt- und Zangenfrequenz war relativ gering (0,7 resp. 0,3%). Bei den Preßwehen werden oft keine Schmerzen, sondern nur ein Druckgefühl berichtet und der Durchtritt von Kopf und Schulter selbst wird von 90% der Frauen als schmerzlos angegeben.

Von *Palmrich* (1961) werden Frauen, die im normalen Vorbereitungskurs eine Körperentspannung nicht erlernen, durch autogenes Training behandelt. In der psychotherapeutischen Ambulanz sollen alle Frauen mit Erfolg behandelt worden sein. Eine vergleichende Effizienzstudie zwischen autogenem Training und Vorbereitung nach *Dick-Read* wurde von *Mauk* und *Lukas* (1968) vorgenommen. Beide Methoden erwiesen sich als wirksam im Hinblick auf eine Tonussenkung, allerdings traten differentielle Effekte auf; beim autogenen Training stellten sich die Erfolge erst nach und nach ein, erst ab der sechsten Behandlungsstunde war ein sicherer Entspannungseffekt vorhanden; bei der Vorbereitung nach *Dick-Read* ist bereits ab der dritten Übungsstunde ein deutlicher Entspannungseffekt zu sichern, allerdings treten im weiteren Verlauf häufiger wieder Verschlechterungen auf.

In einer neueren Vergleichsuntersuchung (*Zimmermann-Tansella* et al. 1979) wurde eine modifizierte Form des autogenen Trainings (respiratorisches autogenes

Training, RAT) der psychoprophylaktischen Vorbereitung (PPT) gegenübergestellt. Beide Vorbereitungsmethoden sind nach einem Kurssystem, das u.a. Aufklärung und Entspannungstraining umfaßt, strukturiert. Die Besonderheit des RAT besteht offensichtlich in einer Kombination von autogenem Training und progressiver Relaxation, wobei die Frauen im Gegensatz zur psychoprophylaktischen Vorbereitung während der Eröffnungsphase zu einer langsamen und entspannten Atmung angehalten werden; besonderes Gewicht wird zusätzlich auf Entspannung und langsame Atmung für die Wehenpausen in der Austreibungszeit gelegt.

Die nachweisbaren Effekte an zwei kleinen Stichproben Erstgebärender ($N_1 = 14$; $N_2 = 20$) waren ähnlich, die Angstabnahme während beider Kurse verlief nicht unterschiedlich. Zu Beginn der Geburt äußerten die RAT-Frauen weniger Angst, während der Geburt weniger Schmerzen und Eröffnungs- sowie Austreibungsperiode waren kürzer; alle diese Unterschiede waren allerdings nicht gegenüber Zufallsdifferenzen abzusichern.

5.5.4.1.2. Vor- und Nachteile des autogenen Trainings

Die Vorteile dieses Verfahrens sind in mehreren Bereichen zu sehen (*Poettgen* 1971, S. 154 f.; *Prill* 1956, S. 225).

(1) Das autogene Training ist ein ökonomisches Verfahren, da es in der Gruppe und im Anschluß an andere geburtsprophylaktische Maßnahmen durchgeführt werden kann.

(2) Durch die Entspannungsübungen kann es zu einer optimalen Relaxation der glatten und quergestreiften Muskulatur kommen, wodurch die Eröffnung der Zervix glatt und beschleunigt vonstatten geht.

(3) Die Wehentätigkeit wird durch den tiefen Entspannungszustand nicht negativ beeinflußt, wie dies nach Verabfolgung von Pharmaka und Leitungsanästhesien der Fall ist. Es erfolgt vielmehr eine Koordination der Wehentätigkeit durch den Entspannungszustand.

(4) Die Gebärende kann gerade wegen der tiefen und erholsamen Entspannung in den Wehenpausen während der Wehe wieder aktiv und konzentriert mitarbeiten. Nach Verabreichung von Spasmolytika u.a. wird hingegen durch die eintretende allgemeine Somnolenz die aktive Mitarbeit ebenfalls beeinträchtigt.

(5) Das autogene Training hat während der Schwangerschaftsperiode einen therapeutischen Effekt auf die verschiedensten streßinduzierten Beschwerden. Zu diesen allgemein positiven Wirkungen kommt noch die angstdämpfende Funktion der während des autogenen Trainings vermittelten Vorsatzformeln.

(6) Wegen der idealen Atemeinstellung durch das autogene Training wird ein hypalgetischer Effekt erzielt, der die Verwendung von schmerzdämpfenden Mitteln stark reduziert.

(7) Da das autogene Training ein Selbstentspannungsverfahren ist, fühlt sich die Gebärende für den Erfolg selbst verantwortlich. Unabhängigkeit von suggestiven Einflüssen und somit Unabhängigkeit der Kreißenden von einem bestimmten Arzt sind zudem gegeben.

(8) Schließlich stellen sich auch die mit anderen psychologischen Vorbereitungsmethoden einhergehenden Vorteile ein (Geborgenheitsgefühl, Miterleben, Zufriedenheit und Dankbarkeit).

Poettgen (1971, S. 155) meint deshalb, das autogene Training sei eventuell die modernste Methode einer gezielten Geburtsprophylaxe. Demgegenüber ist zu fragen, warum das Verfahren nicht weiter verbreitet ist.

Und dabei sind einige Nachteile dieser Methode zu erwähnen:

(1) Das autogene Training erfordert eine aktive Mitarbeit, d.h. die Frauen müssen täglich zu Hause weiterüben, damit das Verfahren wirklich erlernt wird.

(2) Damit werden gewisse Anforderungen an die Persönlichkeit der Frau gestellt, die oft mit Rationalisierungen („keine Zeit", „zuviel Arbeit") umgangen werden.

(3) Eine wirksame Vorbereitung kann nur bei entsprechend früh einsetzenden Maßnahmen durchgeführt werden. Kurzvorbereitungen sind mit dieser Methode nicht zielführend.

(4) Das autogene Training muß natürlich von den Ärzten oder den anderen Betreuern beherrscht werden. Auch dies ist eine Barriere gegenüber der Verbreitung des Verfahrens, da es nicht in die therapeutische Standardausbildung aufgenommen ist.

5.5.4.2. Progressive Relaxation

Eine andere Entspannungstechnik wurde von *Edmund Jacobson* (1928, 1964, 1970) entwickelt. Dieses System muskelentspannender Übungen entstand dabei in Zusammenhang mit experimentellen physio-psychologischen Studien. Auch für dieses Verfahren existiert ein breites Anwendungsgebiet. Es sind vor allem wieder streßabhängige Störungen wie Einschlafstörungen, Ängste, spastischer Ösophagus, Tics, Phobien, Ulcera, Angina pectoris u.a.m., die damit behandelt werden (*Budzynski & Stoyva* 1973, S. 249). Als Erklärungsmodell für die therapeutischen Effekte wird von der Unvereinbarkeit von muskulären Entspannungszuständen mit emotionalen Erregungen (Angst, Schmerzwahrnehmung) ausgegangen. Solange der muskuläre Zustand unter Kontrolle ist, können bestimmte emotionale Erregungen nicht eintreten. Als Entspannungstechnik kommt das Verfahren auch bei der systematischen Desensibilisierung zum Einsatz.

5.5.4.2.1. Technik der progressiven Relaxation

Bei der progressiven Relaxation geht man davon aus, daß Entspannung nur unzureichend durch willkürliches Bemühen erreicht werden kann. Es ist jedoch sehr leicht zu demonstrieren, was unterbleiben muß, wenn ein Entspannungszustand hergestellt werden soll. Deshalb muß der Proband eine Reihe von Übungen durchmachen, in denen er zuerst bewußt erfährt, wie einzelne Muskelgruppen angespannt werden, wobei er im Anschluß daran alles unterläßt, was zu dieser spezifischen Anspannung geführt hat.

In einem Übungsbuch (*Bernstein & Borkovec* 1975) sind dabei mehrere Schritte angegeben, wie einzelne Muskelpartien zuerst gespannt und dann entspannt werden. Es sind sechs Körperbereiche, deren Tonusbeherrschung in mehreren Übungen erreicht werden soll: (1) Entspannung der Arme, (2) Entspannung der Beine, (3) Atmung und Brustmuskulatur, (4) Entspannung der Stirn, (5) Entspannung der Augenpartie, (6) Entspannung der Sprechorgane. Jede Spannungs-Entspannungsübung ist während einer Stunde mehrmals zu wiederholen. Ein intensiver Kurs dauert 87 Stunden. Als Kurzmethode wird angegeben, pro Übungsstunde jeweils drei der angegebenen Übungen durchzuführen. Einen Verbesserungsvorschlag für diese Methode gab *Kitzinger* (1975) zu bedenken. Sie setzt Berührungen durch einen Partner systematisch zur Kontrolle und Unterstützung der Entspannung ein ("touch relaxation").

5.5.4.2.2. Progressive Relaxation und Geburtshilfe

Als zusätzliche therapeutische Methode kommt die progressive Relaxation bei der Vorbereitung nach *Dick-Read* und bei der systematischen Desensibilisierung von Schwangerschaftsängsten zum Einsatz (vgl. Kap. 6). Die Effekte, welche die progressive Relaxation als Geburtsvorbereitungsmethode allein besitzt, wurde an einigen Frauen durch *Jacobson* (1954, S. 1045) demonstriert. *Roemer* (1967, S. 643) meint, die Erfolge sind ähnlich denen anderer Verfahren. Der Verbreitung steht allerdings wieder die Schwierigkeit der Erlernung dieser Technik entgegen. Muskuläre Entspannung und die damit in Zusammenhang stehende Tonusregulierung wird bei anderen Methoden der Geburtsvorbereitung ebenfalls angezielt, ohne daß der relativ zielführende Weg *Jacobsons* eingehalten wird.

Jacobson (1954, S. 1047) selbst meint, seine Entspannungsmethode bringe allein einen weitgehend schmerzlosen Geburtsverlauf mit sich. Es sei unnötig, zusätzlich bei den Frauen Begeisterung für das Kind anzuregen, Vertrauen zu kultivieren oder sie über den Mechanismus der Geburt aufzuklären. Die durch progressive Relaxation erreichbare Entspannung kann mit schlafähnlichen Zuständen in den Wehenpausen einhergehen. Diese tiefe Entspannung hat aber nichts mit einem Trancezustand gemeinsam.

5.5.5. Einzel- versus Gruppenvorbereitung

Bei den verschiedenen Methoden der Geburtsvorbereitung hat es sich so eingespielt, daß 4 bis 8 (12) Frauen zusammengefaßt und gemeinsam betreut werden. Diese primär aus ökonomischen Gründen getroffene Maßnahme besitzt aber noch darüber hinausgehende positive Effekte (*Prill* 1960, S. 216 f.):

„1. Die ausführliche Besprechung der Schwangerschaft und Geburtsvorgänge ist in der Gruppe zeitsparender und dient der Entängstigung.

2. Die körperlichen Entspannungs- und Atemübungen sind in der Gruppe wirkungsvoller durch den Vergleich. Schwierigkeiten und Fehler sind besser zu vermeiden, weil alle mitlernen.

3. Die Schwangeren werden aus der Singularität ihres Erlebens in die viel leichter zu ertragenden Gemeinschaftsempfindungen hinübergeführt. Es wird eine Schicksalsgemeinschaft gebildet.

4. Die Gruppenerfahrung, d.h. die Geburtserfahrung eines Gruppenmitgliedes ist eine starke emotionale Kraft der Selbstbewältigung für die anderen. Der Geburtsbericht eines Gruppenmitgliedes hat für die vorgeburtlichen Übungsverfahren einen viel größeren Übungsanreiz als Hinweise und Appelle von Arzt, Hebamme und Krankengymnastin.

5. Die Steigerung des Selbstwertgefühls und der Leistungsfähigkeit kann in der Gruppe ebenfalls besser erreicht werden. Dies ist besonders für die ängstlichen Erstgebärenden und älteren Frauen wesentlich, die an ihrer körperlichen Leistungsfähigkeit unter der Geburt zweifeln. Auch die nicht kleine Gruppe der der Mutterschaft fremd gegenüberstehenden, retardierten Frauen kann durch das Gruppenerlebnis eine bessere, selbständigere und bewußtere Haltung gewinnen."

Die Gruppen werden zumeist nicht vorselegiert. D.h., es können Mütter aus verschiedenen sozialen Schichten und auch mit unterschiedlichen Problemen in dieselbe Gruppe kommen (*Römer* 1967, S. 649). Die Wirksamkeit solcher Zusammenkünfte wird auch durch die Tatsache bestätigt, daß für werdende Mütter Freundinnen (neben dem Ehemann) die wichtigsten Bezugs- und Aussprachepersonen während der Schwangerschaft sind und nicht so sehr andere Familienmitglieder (Mütter) oder auch Ärzte (*Ostrum* 1972). Bisweilen wird auf die Notwendigkeit der Ergänzung durch Einzelberatung hingewiesen (*Lukas* 1959; *Burnett* 1956).

5.5.6. Interpersonale Beziehungen

Einen wesentlichen Aspekt aller Vorbereitungsmaßnahmen macht die sog. Milieusanierung im Krankenhaus aus (*Lukas* 1959; *Prill* 1977; *Dick-Read* 1958; *Roemer* 1967). Alle Personen, die in der Klinik mit der Schwangeren zu tun haben, sollten in der Lage sein, Zeit, Wärme und Verständnis für die Frau aufzubringen, so daß eine Atmosphäre der Sicherheit und Geborgenheit zustande kommt. Diese Merkmale werden allgemein als bedeutsame Kriterien angemessenen therapeutischen Verhaltens angesehen. Optimal wäre dabei, wenn bereits vor dem Geburtstermin eine solche Beziehung zu dem betreuenden Arzt und der Hebamme hergestellt werden kann und diese Personen während der Entbindung auch tatsächlich zur Verfügung stehen (*De Soldenhof* 1956). Es ist selbstverständlich, daß die betreuenden Personen keine Angst zeigen, keine Hektik verbreiten u.ä. sollten, obwohl sich dies je nach Umständen nicht immer vermeiden läßt. Einen wesentlichen Faktor macht dabei auch die Anwesenheit des Partners (oder einer anderen vertrauten Bezugsperson) aus. Zusätzlich dazu wird eine familienähnliche Gestaltung des Entbindungsraumes angestrebt (*Odent* 1978).

Prill (1965) berichtet von einer Befragung von 204 Frauen im Wochenbett: dabei wünschten sich 33% eine intensive persönliche Betreuung durch den Arzt, die über die geburtshilflichen Maßnahmen im engeren Sinn hinausgeht, weitere 53% wollten ebenfalls eine Betreuung, die sich aber hauptsächlich nur auf die Korrektur falschen Verhaltens beziehen soll, 7% der Frauen waren in dieser Frage indifferent, während 6% die geburtshilfliche Betreuung genügte. Der Wunsch nach einer zusätzlichen Unterstützung bei diesen 86% der Frauen ist durch das intensive Verlangen nach absoluter Geborgenheit motiviert, das in der Geburtssituation auftritt.

Die Forderung nach einer gelösten und vertrauensvollen Beziehung zwischen Gebärender und dem sie betreuenden medizinischen Personal ist leichter zu erheben als zu erfüllen. Vor allem, wenn sich Gebärende nicht so verhalten, wie es für Arzt und Hebamme angenehm bzw. zur Wahrnehmung ihrer Aufgaben notwendig ist, wird es schwierig, eine positive Beziehung aufrecht zu erhalten. Im alltäglichen Interaktionsverhalten würde sich vielmehr die Tendenz einstellen, auf lautes und aggressives Verhalten mit ähnlichen Verhaltensmustern zu antworten. In der speziellen Gebärsituation muß jedoch dieser circulus vitiosus hintangehalten oder zumindest durch das medizinische Personal durchbrochen werden. Hilfreich kann es für Arzt und Hebamme sein, sich immer wieder in die Situation der Gebärenden hineinzuversetzen, für die ja eine Geburt keine tägliche Routineverrichtung darstellt, sondern einen seltenen Kulminationspunkt in ihrem Leben und ihrer Entwicklung.

Während der Vorbereitungskurse wurde von *Kreutzer-Bohn* (1979, S. 125) besonders der Induktion von Erwartungen eine wesentliche Bedeutung im therapeutischen Prozeß zugeschrieben. Vorausgesetzt ist dabei die Überzeugung im Kursleiter oder Therapeuten, daß das Vorbereitungsprogramm hilfreich ist. Kann er diese Haltung auf die Schwangere übertragen (d.h. kommt es zu einer Übereinstimmung in der Problemdefinition, der Akzeptierung der therapeutischen Mittel sowie insgesamt der therapeutischen Situation), so kann allein dies einen therapeutischen Effekt haben (*Torrey* 1972). In bezug auf Untersuchungen zur Schmerztoleranz wurde gefunden, daß Schmerzreize höherer Intensität von Probanden, die von der Wirksamkeit eines (Placebo-) Mittels überzeugt waren, länger ausgehalten werden. Eine ähnliche Wirkung tritt ein, je mehr spezifische Aufmerksamkeit den Probanden gewidmet wird (*Bobey & Davidson* 1970).

Gerade diese Bedingungen werden aber bei den geburtsvorbereitenden Kursen herzustellen versucht (*Kreutzer-Bohn* 1979, S. 133): die Proponeten der jeweiligen Methode sind mit Enthusiasmus von ihrer Richtigkeit und Wichtigkeit überzeugt, die positive Erwartungshaltung wird auf die Schwangeren übertragen und wegen der Zuwendung und emotionalen Wärme, welche der Schwangeren während der Vorbereitung zuteil wird, sind auch die interpersonellen Voraussetzungen für die Übernahme der Erwartungen gegeben.

5.5.7. Kognitive Kontrollstrategien

Von *Kreutzer-Bohn* (1979) wurde darauf verwiesen, daß in die vorhandenen Vorbereitungsmethoden kognitive Aspekte der Verhaltensbeeinflussung eingebettet sind (vgl. auch Kap. 6.3.2. und 6.4.3.). Grundlegend dafür ist die Beobachtung, „daß das emotionale Befinden einer Person davon abhängt, wie sie einen Reiz bewertet oder sprachlich etikettiert und nicht unbedingt von den objektiven Kennzeichen der Situation" (a.a.O., S. 111).

5.5.7.1. Kognitive Kontrolle

Bei dieser Methode zur Schmerzbehandlung werden die Gedanken des Patienten auf Inhalte gelenkt, die mit schmerzvollen Vorstellungen unvereinbar sind (vgl. auch Kap. 6.2.1.4.).

Bei der *Dissoziationstechnik* wird die Aufmerksamkeit der Person ganz auf eine nicht schmerzhafte Eigenschaft des Schmerzstimulus gerichtet, zusätzlich werden noch Ablenkungssituationen suggeriert, welche diese Eigenschaften des Schmerzreizes als besonders wertvoll erscheinen lassen. Diese Technik hat sich als wirksam zur Erhöhung der Schmerzschwelle erwiesen (*Blitz & Dinnerstein* 1971; *Barbes & Hahn* 1962).

Übertragen auf die Geburtssituation bedeutet dies, daß „die Schwangere lernt, in der Uteruskontraktion nicht den Schmerzstimulus ‚Wehenschmerz' zu sehen, sondern die Kontraktion als zweckmäßige physiologische Reaktion zu deuten"

(*Kreutzer-Bohn* 1979, S. 114). Der positive Aspekt der Kontraktion, daß damit das Kind zur Welt gebracht wird (besonders in der Austreibungsphase), kann dabei hervorgehoben und als Auslöser von Freude auf das Kind interpretiert werden. Die Kontraktion ist zugleich das Signal, mit der Atem- und Entspannungstechnik einzusetzen (aktive Situationsbewältigung).

Soll die *Interferenztechnik* zur Schmerzbehandlung eingesetzt werden, muß der Proband seine ganze Aufmerksamkeit während der Schmerzsituation auf ablenkende Reize konzentrieren. Solche Reize können Lärm, Musik, eine Geschichte anhören, lautes Zählen, Fixieren eines Gegenstandes usw. sein. Diese Methode, deren Wirksamkeit zur Erhöhung der Schmerztoleranz ebenfalls nachgewiesen ist (*Kanfer & Seidner* 1973; *Melzack* et al. 1963), ist vor allem bei langsam ansteigenden Schmerzintensitäten, nicht aber bei plötzlich einsetzenden intensiven Schmerzreizen effektiv. Auf die quantitativ unterschiedliche Wirkung einzelner Ablenkungsstrategien muß allerdings hingewiesen werden (vgl. Kap. 6.2.1.4.).

Kreutzer-Bohn (1979, S. 116) schreibt einen Teil der Wirkung von Atmung und Entspannung dem Interferenzeffekt zu. Durch die Aufforderung, sich ganz auf Atmung und Entspannung zu konzentrieren, wird von unangenehmen Körpersensationen abgelenkt. Jede Art der aktiv oder passiv herbeigeführten intensiven Konzentration induziert eine Bewußtseinseinengung (*Römer* 1966), die schmerzreduzierende Effekte hat.

5.5.7.2. Kognitive Restrukturierung

Wie noch genauer auszuführen sein wird (vgl. Kap. 6.4.3.1.), ist es dabei Ziel, die Interpretation eines Ereignisses zu verändern; dabei sollen irrationale Annahmen, die unangepaßten Gefühlen und Verhaltenweisen zugrundeliegen, bewußt gemacht und durch rationale Ansichten ersetzt werden. Wird dieses Konzept zur Schmerzbekämpfung eingesetzt, so erhält der Proband eine genaue und klare Information über die auf ihn zukommenden Schmerzreize. Er kann sich in realistischer Weise mit den vor ihm liegenden Situationen auseinandersetzen. Auch diese kognitive Antizipation ist eine erfolgreiche Strategie, um die Schmerzwahrnehmung zu senken (vgl. Kap. 4.3.2.), allerdings nur dann, wenn die gegebene Information kongruent mit den eigenen Erfahrungen ist und keine Illusionen geweckt werden.

Kognitive Restrukturierungen sind in die Geburtsvorbereitungsmaßnahmen in der Weise eingebaut, indem erklärt wird, daß irrationale Vorstellungen über die Geburtssituation Ängste erzeugen und diese eine Steigerung des Geburtsschmerzes bewirken.

„Erwähnt werden besonders die irrationalen Denkstile ‚Übersozialisierung' und ‚extreme Abhängigkeit vom Urteil anderer'. Welche konkreten irrationalen Annahmen bei den Frauen bezüglich der Geburt zugrundeliegen, wird in der rationalen Aufklärung der Geburtsvorbereitungskurse nicht erarbeitet. Hier könnten die umstrukturierten Gruppengespräche, die die heutigen Trainingsformen anbieten, von Nutzen sein. Die Schwangere kann in der Gruppe ihre persönlichen, konkreten Ängste äußern. Durch die Konfrontation mit Frauen, die in der gleichen Situation sind, kann ihr bewußt werden, daß ihre Ängste auf irrationalen Annahmen beruhen. Dies würde der therapeutischen Konsequenz ‚Konfrontation mit einer objektiven Bezugsgruppe' entsprechen.

Während die konkreten, irrationalen Annahmen im Trainingsprogramm kaum erarbeitet werden, wird die therapeutische Konsequenz der kognitiven Restrukturierung ‚realistische Antizipation des Geburtsprozesses' in den Mittelpunkt gestellt" (*Kreutzer-Bohn* 1979, S. 121 f.).

5.6. Motivationen zur Teilnahme an geburtsvorbereitenden Kursen

Aus den bisherigen Angaben über die Effekte geburtsprophylaktischer Vorbereitungsmaßnahmen ging hervor, daß bestimmte Selektionsmechanismen die Kursteilnahme zum Teil bestimmen. Zuerst sei hier ein Schichteffekt erwähnt: Frauen aus sozial höher gestellten Gruppen tendieren eher dazu, an einem solchen Kurs teilzunehmen, als Mütter aus sozial schlechteren Verhältnissen (*Nunnensiek* 1971, S. 26; *Krzysztoporski & Fijalkowski* 1965; *Holtorff & Mühlbach* 1961). Daran wurden nun die verschiedensten Vermutungen geknüpft, z.B., daß es sich dabei um an der Schwangerschaft besonders interessierte Mütter handelt bzw. daß diese die Schwangerschaft und Geburt bewußt erleben und nicht nur passiv über sich ergehen lassen wollen. Es wurde aber auch öfter die Vermutung ausgesprochen, diese Mütter seien auch ängstlicher bzw. gegenüber der Schwangerschaft positiver eingestellt als andere (*Prill* 1962). Es werden also sowohl positive wie negative Motivationen für eine Kursteilnahme ins Spiel gebracht.

Nunnensiek (1971, S. 27) fand bei den Teilnehmerinnen an den Vorbereitungskursen zwar keine signifikante Häufung von Ängsten, aber mehr Frauen als in der Kontrollgruppe wiesen Anzeichen einer verminderten Affektstabilität auf.

Ostrum (1972) ging in einer kleinen Untersuchung diesen Thesen nach. Dabei suchte sie nach Unterschieden zwischen einer Gruppe von Frauen, die für die Geburt eine Vollnarkose verlangt hatten, solchen, die eine Lokalanästhesie vornehmen ließen, und schließlich einer Gruppe, welche die „natürliche Geburt" gewählt hatte. Es ließen sich allerdings hier keine Unterschiede hinsichtlich der manifesten Angst gegenüber der Geburt, den Angstverarbeitungsmechanismen (repression-sensitization), den Reaktionen auf externe sensorische Stimulation oder den Erwartungen gegenüber der Geburt finden. Damit bestätigt sie Ergebnisse von *Bauman* (1960) und *Lapidus* (1968), die ebenfalls keine Beziehung zwischen Geburtsangst und der Wahl einer Entbindungsmethode finden konnten. Hinsichtlich der interpersonellen Kommunikation war – wie zu erwarten – bei der Frauengruppe mit der „natürlichen Geburt" ein häufigerer Meinungsaustausch über die Geburt mit dem Gatten festzustellen. Diese Gruppe sprach auch öfter mit Ärzten und erhielt vom Partner mehr Zustimmung über ihre Vorbereitungswahl als von Fremden. Die größten Unterschiede betrafen allerdings die Schichtzugehörigkeit: Frauen mit dem Wunsch nach Vollnarkose gehörten öfter sozial niedrigen Gruppen an als solche mit dem Wunsch nach „natürlicher Geburt". Die Autorin führt deshalb die gefundenen Unterschiede auf diese Hintergrundsvariable zurück. Sie meint, daß sich auch in diesem Bereich die Einflüsse früher familiärer Sozialisation bemerkbar machen. Autoritätsgläubigkeit und konformistische Tendenzen, die in sozial unteren Gruppen gehäuft vorkommen, führen bei der Wahl der Geburtsart tendenziell zu blindem Vertrauen zum Arzt und zu einem Abschieben der Verantwortung an externe Instanzen.

In direkter Weise wurden die Motive für die Teilnahme an einem Vorbereitungskurs von *Friedman* (1972b) untersucht. Die zuerst von 130 Frauen angegebenen Begründungen für die Kursteilnahme verteilen sich wieder auf positive und auf negative (vgl. Tab. 5.3). 45% der Frauen nahmen aus primär negativen Gründen (Ängste) an dem Vorbereitungsprogramm teil. Von den Frauen, die später nicht ohne analgetische und anästhetische Medikamente entbunden werden konnten, hatten 38% „Neugierde" als primär motivierenden Faktor angegeben. Gegen Ende des Vorbereitungskurses konnten die Frauen nochmals aus einer Liste die Gründe anführen, die jetzt ihrer Meinung nach für eine Teilnahme an dem Vorbereitungs-

Tabelle 5.3 Beweggründe für die Teilnahme an einem Vorbereitungskurs bei 130 Schwangeren (*Friedman* 1972b, S. 30)

(pos./ neg.)	Motive am Beginn des Kurses	Primi-parae	Multi-parae	Gesamt
+	Wunsch nach aktiver Teilnahme an der Geburt	15	16	31
–	Abneigung gegen Anästhesie und deren Wirkungen	10	11	21
+	Wohltat für Mutter und Kind	4	10	14
–	Vorhergehende unangenehme Erfahrungen	–	11	11
+	Wunsch, den Geburtsvorgang wach zu beobachten	4	5	9
±	Neugierde	5	3	8
+	Vorhergehende leichte Geburt	–	7	7
–	Generalisierte Ängste	5	2	7
+	Erziehung	6	1	7
–	Mütterliches Unvermögen	1	4	5
–	Furcht vor Komplikationen	3	–	3
–	Früheres abnormales Kind	–	3	3
+	„Gefühl des Fehlens" bei Anästhesie	–	3	3
+	Ermutigung durch den Ehemann	1	–	1

kurs sprechen (vgl. Tab. 5.4). Als ein Ergebnis des Kurses zeigte sich, daß nun die positiven Motivationen bei den meisten Frauen (72%) überwiegen, nur bei 7% sind die negativen stärker ausgeprägt als die anderen. Das Überwiegen der einen oder der anderen Motivationsart ist ein prognostisches Zeichen für einen erfolgreichen Geburtsverlauf im Sinne einer „natürlichen Geburt": 93% der positiv motivierten Mütter konnten eine solche Entbindung erleben, bei solchen mit überwiegend negativer Motivation waren es 86% und bei ambivalenter Motivation nur mehr 62%.

Tabelle 5.4 Wichtigkeit von Beweggründen für die Teilnahme an einem Vorbereitungskurs (*Friedman* 1972b, S. 31)

(pos./ neg.)	Motive am Ende des Kurses	Gesamt (%)
+	Starkes Gefühl der Vollendung	95
+	Vorteil für Mutter und Kind	94
+	Unterstützung durch den Arzt	91
+	Starker Wunsch, die Entbindung zu erleben	88
–	Abneigung gegenüber Beschränkungen	77
+	Unterstützung durch den Ehemann	66
–	Befürchtungen wegen eines abnormen Kindes	63
–	Verborgene Ängste	60
–	Furcht vor Komplikationen	59
–	Furcht vor der Anästhesie	48
–	Angst, die Kontrolle über sich zu verlieren	46
–	Angst, das Bewußtsein zu verlieren	44
–	Angst vor dem Sterben	35
±	Neugierde	19

In einer früheren Untersuchung (*Davis & Morrone* 1962, S. 1198) wurden z.T. ähnliche Gründe für den Besuch eines Vorbereitungskurses angeführt. Von 407 Frauen, die an einem solchen Kurs interessiert waren, wurden folgende Erwartungen geäußert: Hilfe für die Geburt (36,1%), Wissen über sich selbst oder das Hospital erwerben (23,8%), Erleichterung von Spannung (10,3%), Instruktion über Babypflege (17,9%), Erlernen von Übungen (8,2%) und andere (3,7%).

Tupper (1956) betont nachhaltig die gesellschaftlichen Umstände, die es angemessen erscheinen lassen, eine Geburt aktiv mitzuerleben: „Warum ist eine moderne Frau nicht zufrieden, wenn sie ein Kind bekommt . . . ? Aus einem Grund: die Gesellschaft gibt ihr deswegen kaum oder gar kein Prestige. In einer Männerwelt muß eine Frau, wenn sie den Beifall ihres Gatten erhalten will, eine seiner Aufgaben übernehmen – ein Buch schreiben, in einem Film mitspielen oder ein Geschäft betreiben. Haben wir als Geburtshelfer dazu beigetragen, daß dies geändert wird? Ganz im Gegenteil. Um eine Geburt so sicher und schmerzfrei als möglich zu machen, haben wir der Frau praktisch die ganze Prozedur abgenommen. Wir dirigieren beinahe jeden Schritt, den sie während der Schwangerschaft macht, die Geburten erfolgen größtenteils im Spital und wir dominieren die letzten Stadien der Geburt zumeist in solchem Ausmaß, daß die Frau bewußtlos ist, wenn sie ihr Kind gebiert. . . . Wenn ihr dann etwas später das Kind gezeigt wird, muß ihr unser Wort genügen, daß dies tatsächlich ihr Kind ist. Betrachtet man es nun als Tatsache, daß es für einen Großteil der Frauen die wichtigste Angelegenheit ist, ein Kind zu haben – die einzige Sache, die nur sie und nicht auch Männer können – dann raubt ihnen unsere Vorherrschaft über die Schwangerschaft und die Geburt einen beträchtlichen Teil der psychologischen Befriedigung, die sie daraus ziehen könnte." Die Bemühungen um einen von Medikamenten unbeeinflußten Geburtsverlauf, bei dem die Frau eine aktive Rolle spielt und nicht nur entbunden wird, können dazu angetan sein, den Frauen die ihnen zukommende Rolle wieder zurückzugeben.

In diesem Zusammenhang ist auf kulturelle Unterschiede zwischen amerikanischen und europäischen Frauen hinzuweisen. *Buxton* (1962) stellte fest, die Motivation in Amerika für eine „natürliche Geburt" sei u.a. davon gespeist, die übergroße Verwendung an anästhetischen Mitteln unter der Geburt zurückzudrängen, um wieder ein Geburtserlebnis zu haben. In Europa habe es hingegen nie einen solchen exzessiven Gebrauch dieser Mittel (einschließlich „prophylaktischer" Zangengeburten) wie in den USA gegeben. Ein wichtiger Grund für die Europäerin sei es hingegen, durch den Vorbereitungskurs die Mittel in die Hand zu bekommen, um die Geburt möglichst schmerzfrei zu überstehen. Das heißt, Frauen aus den USA und Europa finden aus höchst unterschiedlichen Motivationen zu einer Geburtsvorbereitung und aktiven Geburtsbeteiligung.

5.7. Schwierigkeiten bei der Organisation und Durchführung geburtsvorbereitender Maßnahmen

Aufgrund der Untersuchungen über die Effekte von geburtsvorbereitenden Maßnahmen, in welcher Weise auch immer sie stattfinden mögen, muß man zu einer positiven Einschätzung gelangen. Zusammenfassende Bewertungen, wie die folgende von *Holtorff* (1966, S. 1908), sind daher nicht selten zu finden: „Ohne Zweifel ist die psychoprophylaktische Geburtsvorbereitung und -leitung zur Zeit das einzig völlig unschädliche Verfahren und bietet uns die Chance, daß der Geburtsvorgang unter optimalen Bedingungen für Mutter und Kind abläuft. Wenn uns an deren Wohl gelegen ist, sollten ökonomische Bedenken über Aufwand und Nutzen nicht am Platze sein.“

Diese Bewertung geburtsprophylaktischer Maßnahmen steht allerdings nicht mit ihrer Verbreitung in Einklang. *Leinzinger* und *Zwinz* (1965) berichten etwa aus der Landesfrauenklinik Linz (Österreich), daß bei 4000 Geburten im Jahr nur 10 Schwangere zu den wöchentlichen Vorbereitungskursen kommen. *Roemer* (1962, S. 272) meint, an den großen Entbindungskliniken in der BRD kommen zwischen 5 und 10% der Frauen vorbereitet zur Entbindung. Kurse selbst werden an ungefähr 100 Kliniken durchgeführt, dabei überwiegen die Vorbereitungsmaßnahmen nach dem Buch von *Dick-Read.* Für England schätzte *Wood* (1962, S. 446), daß ca. 70% der primiparen Frauen einen Vorbereitungskurs mitmachen, nach *Matthews* (1961, S. 865) waren es 35% und in einer noch früheren Untersuchung (*Burnett* 1956) sogar nur 18%. In einer österreichischen Studie in Wien wurde eine Anmeldefrequenz von 25% bei geburtsvorbereitenden Kursen gefunden (*Ringler* 1979), auch hier war ein sozialer Selektionseffekt nachgewiesen worden.

In Tel Aviv nehmen ca. 14% – vor allem erstgebärende Frauen – an regelmäßigen Vorbereitungen teil (*Elan* et al. 1975, S. 377). Aus der DDR wird von *Rothe* (1965, S. 135) berichtet, daß die Häufigkeit, mit der psychoprophylaktische Kurse besucht werden, zwischen 1957 und 1964 von 1,7% auf 16,1% angestiegen sei. In einzelnen Krankenhäusern, z.B. der Frauenklinik des Krankenhauses in Dresden-Neustadt, stieg der Anteil der vorbereiteten Frauen von 26,5% im Jahre 1957 auf 87% in den Jahren 1959/60. Trotz dieser Steigerung muß man die Frage stellen, warum auch heute noch der Verbreitung psychologischer Geburtsvorbereitung Grenzen gesetzt sind. Es lassen sich hier eine Reihe von Gründen anführen, die in der Literatur immer wieder herausgestrichen werden (*Vellay* 1972, S. 337; *Leinzinger* 1962, S. 493).

(1) Einmal sind hier organisatorische Gründe zu erwähnen (*Leinzinger* 1962, S. 493): (a) keine Möglichkeit der organisatorischen Erfassung der schwangeren Frauen, besonders auf dem Lande (b) geographisch entlegene Einzugsgebiete zur Klinik für die Landbevölkerung; (c) ablehnende Haltung der zuständigen Behörden, oft aus finanziellen Bedenken; (d) Scheitern der Bemühungen an formellen Kompetenzfragen beim Gesundheitsdienst.

(2) Als Faktoren auf seiten der Schwangeren wären zu nennen (*Vellay* 1972, S. 337; *Leinzinger & Zwinz* a.a.O.): (a) Mangel an Interesse und an Vertrauen infolge ungenügender Aufklärung über die Vorteile der Geburtsvorbereitung; (b) starke Angst vor der Geburt, so daß keine anderen Überlegungen als solche über schmerzstillende medikamentöse Maßnahmen angestellt werden; (c) Weg des geringsten Widerstandes, eine Anästhesie erfordert keine längere und aktive Vorbereitung; (d) berufliche und familiäre Beanspruchungen, d.h. Zeitmangel durch Verpflichtungen im Beruf und zu Hause; (e) Weigerung an Gruppen teilzunehmen, in denen Frauen aus unterschiedlichen sozialen Schichten sind; (f) wie der Sexualbereich ist die Schwangerschaft für einzelne Frauen tabu, es ist etwas, worüber man nicht redet; (g) masochistische Verhaltenszüge; Schmerz wird als notwendig angesehen, damit die Mutter das Kind liebt; (h) negativ-ablehnende Haltung gegenüber der Schwangerschaft und dem Kind; (i) unglückliche Ehebeziehung, Wunsch, alle Schuld dem Partner oder Männern im allgemeinen zuzuschreiben; (j) Wunsch, sich von anderen zu

unterscheiden; (k) passive und submissive Persönlichkeitseigenschaften, einzelne Frauen bringen die Freiheit und Selbständigkeit nicht auf, die eine „natürliche Geburt“ erfordert; (l) negatives Selbstbild („ich bin zu nervös, zu emotional, um auf diese Weise Kinder zu gebären“); (m) Angst vor einem mißgeformten Kind („ich möchte das Kind nicht sehen, wenn es geboren wird“); (n) totale Zurückweisung der Weiblichkeit und der weiblichen Rolle; (o) Einschätzung der Geburt als einen widerwärtigen Vorgang, der es nicht wert ist, bewußt erlebt zu werden. *Vellay* (a.a.O.) weist darauf hin, daß diese Faktoren, wenn sie in die andere Richtung ausgeprägt sind, die Motivation zu einer Geburtsvorbereitung erhöhen können.

(3) *Vellay* (a.a.O.) hat daneben noch Einflüsse aus der unmittelbaren Umgebung der Schwangeren aufgeführt, die eine ablehnende Einstellung gegenüber geburtsvorbereitenden Maßnahmen begünstigen können: (a) die Mutter oder Schwiegermutter der Schwangeren kann gegen diese Methoden sein, entweder aus Gründen der Tradition oder aus Mangel an Einsicht in die Vorteile dieser Methode („zu meiner Zeit hat man von einer Geburt nicht so viel Aufhebens gemacht“, „früher haben die Frauen auch ohne Vorbereitung Kinder bekommen“); (b) Ablehnung von seiten des Partners: diese kann entweder aus prinzipiellen Gründen oder auch aus Überfürsorglichkeit resultieren („ich möchte nicht, daß meine Frau unter der Geburt leidet“); (c) Einflüsse der sozialen Gruppen, denen man angehört (soziale Traditionen, Aufklärungsgrad).

(4) Schließlich sind auch in der Ärzteschaft Faktoren wirksam, die einer Weiterverbreitung psychosomatischer Vorbereitungsmethoden im Wege stehen: (a) Negative Haltung auf seiten des Hausarztes, verbunden mit Unwissenheit über die Vorbereitungsmethoden. Durch die Vertrauensstellung, die er in der Familie besitzt, kann er der entscheidende Faktor sein: „Der Mythos des allwissenden Arztes ist auch heute noch voll wirksam. Diese absurde Form des Obskurantismus muß bekämpft werden“ (*Vellay* 1972, S. 338). (b) Befürchtungen, durch den Kontakt mit der Klinik könnte der Anteil an Hausgeburten, die von den frei praktizierenden Geburtshelfern durchgeführt werden, noch weiter zurückgehen (*Leinzinger & Zwinz* 1965, S. 279). (c) Befürchtung, der Geburtshelfer könnte eine zweitrangige Stellung einnehmen, wenn die Frauen leicht und schnell gebären (*Miller* 1965, S. 271). Ärzte werden als „Retter“ angesehen und sie zögern, selbst einen Teil dieser beneidenswerten Position aufzugeben. (d) Widerstand gegenüber dem Aufwand, den die Geburtsvorbereitung mit sich bringt. Dies schließt auch die Ausbildungszeit für solche Methoden ein. (e) Widerstand, mit der Vergangenheit zu brechen. Die eingeschliffenen Routinen können sowohl für den einzelnen Arzt als auch für ganze Kliniken einen unbezweifelbaren Selbstwert erhalten haben. (f) Befürchtungen vor zusätzlichen Belastungen, z.B. dauernde Überwachung der Gebärenden. Technische Hilfen können demgegenüber schneller und einfacher durchgeführt werden. (g) Abneigung, Zeugen bei einer Geburt dabei zu haben (besonders den Ehemann), die über den Geburtshelfer urteilen könnten. Dadurch könnte auch der Schleier des Mysteriums von der Geburt genommen werden, der traditionellerweise den Kreißsaal umgibt. (h) Abneigung, sich in einen Dialog hineinziehen zu lassen, der fordert, daß der Arzt von seinem Podest auf die Ebene des Patienten heruntersteigt. (i) Psychosomatische Geburtsvorbereitung bedeutet die dauernde Auseinandersetzung mit Neuerungen, auch auf Gebieten, über die sich ein Teil der Ärzteschaft bisher wenig kümmerte. Letztlich läuft das darauf hinaus, daß der Geburtshelfer nicht mehr eine Maschine ist, welche Kinder zur Welt bringt. (j) Zudem liegen die Vorbereitungsmaßnahmen

zumeist nicht in den Händen der Geburtshelfer oder Gynäkologen selbst, sondern sind an Heilgymnastinnen, Hebammen, Monitricen etc. delegiert. Möglicherweise liegt auch in dieser sicherlich notwendigen Arbeitsteilung ein Grund für eine nur halbherzige Unterstützung der Vorbereitungsmaßnahmen durch die Ärzteschaft.

(5) Schließlich ist auch der Streit zwischen den einzelnen „Schulen" zu erwähnen, welcher der Verbreitung von Vorbereitungskursen nicht gerade förderlich ist. Durch den raschen Wechsel von psychosomatischen Neuheiten und Moden („angstfreie Geburt", „schmerzfreie Geburt", „natürliche Geburt", „programmierte Geburt, „sanfte Geburt"), die nur für den Eingeweihten zumindest partiell neue Anregungen erkennen lassen, werden die auf konservativ-operative Eingriffe orientierten Geburtshelfer zunehmend skeptischer. Die mit missionarischem Eifer vorgetragenen Vorbereitungs- und Geburtsleitungsverfahren verfestigen die Spaltung zwischen „psychosomatisch" und „medikamentös-operativ" eingestellten Ärzten.

Angesichts dieser Sachlage erscheint es erwägenswert, einige Vorschläge zu bedenken, welche zu einer fortschreitenden Änderung in der Einschätzung geburtsvorbereitender Maßnahmen beitragen können. Von *Vellay* (1972, S. 339) wurden folgende Ideen geäußert:

(1) Allgemeine und vorausschauende Information der Öffentlichkeit, wobei die Vorteile der Methoden vom Standpunkt des sich entwickelnden Kindes, der Psychologie der Mutter und der Psychologie der Partnerbeziehung beleuchtet werden.

(2) Radikaler Bruch mit den vorherrschenden Einstellungen über den Akt des Kindergebärens. Hierzu gehört auch die Information über die Geburtsvorgänge im Rahmen der Sexualaufklärung und der Familienkunde.

(3) Umerziehung des Personals in den Entbindungsstätten. Da der Erfolg geburtsprophylaktischer Maßnahmen von allen an der Geburt beteiligten Personen (Krankenschwestern, Hebammen, Ärzten) abhängt, muß hier Einstimmigkeit über die zu treffenden Maßnahmen herrschen. Es wurde sogar einmal darauf hingewiesen, daß im Extremfall diejenigen zu entlassen sind, welche sich in ihrem Verhalten nicht den Spielregeln des Entbindungsteams anpassen wollen.

(4) Änderung der Rolle des Geburtshelfers. Das schließt ein, daß er sich selbst nicht nur als exzellenter Techniker ansieht, sondern auch als Psychologe, der darauf vorbereitet ist, von allen Maßnahmen Gebrauch zu machen, die mit einem minimalen Risiko die besten Chancen für Mutter und Kind garantieren.

(5) Es müßte schließlich dafür gesorgt werden, daß Vorbereitungskurse nicht nur an den großen Kliniken durchgeführt, sondern auch auf dem Land und in kleinen Kliniken angeboten werden. Nach *Medweth* und *Vierneysel* (1960, S. 1043) ist heute auf dem Land bereits mit einem etwa gleich hohen Prozentsatz an interessierten Frauen zu rechnen wie in der Stadt.

5.8. Zusammenfassung, Kritik und Ausblick

5.8.1. Ergebnisse psychologischer Geburtsvorbereitung

Durch psychologisch aufgebaute Geburtsvorbereitungskurse werden verschiedene Zielsetzungen verfolgt (*Hüter* 1962a, S. 353). Im einzelnen sind dies: (a) Abbau von Schwangerschafts- und Gebärängsten, (b) möglichst weitgehende Ausschaltung des Wehenschmerzes, (c) Abkürzung der Geburtsdauer, (d) keine Komplizierung des Geburtsverlaufes, (e) Unschädlichkeit für Mutter und Kind sowie (f) Erhaltung des Geburtserlebnisses für die Mutter. Obwohl nicht alle Untersuchungen, in denen die Effizienz der verschiedenen Kurse überprüft worden sind, Ergebnisse in dieser Richtung gebracht haben (*Davis & Morrone* 1962; *Matthews* 1961; *Burnett* 1956), weist die überwältigende Mehrheit der Berichte darauf hin, daß diese Effekte tatsächlich erreicht werden können.

(1) Eine weitgehende Schmerzausschaltung unter der Geburt ist in 70 bis 98% der Fälle dokumentiert (vgl. Tab. 5.5). Diese Erfolgsstatistik darf aber nicht darüber hinwegtäuschen, daß die herangezogenen Kriterien für die Erfolgsbeurteilung äußerst unterschiedlich sind. Als Erfolge werden dabei nicht nur die Mütter gezählt, die ganz ohne analgetische Medikamente die Geburt bewußt erleben, sondern je nach Autor und Klinik werden darunter auch Frauen subsumiert, die solche Medikamente bis zu einem gewissen Ausmaß erhalten. Das Minimalkriterium ist das Erhaltenbleiben des bewußten Geburtserlebnisses.

(2) Durch die verschiedenen Arten der Geburtsvorbereitung wird eine Abkürzung der Geburtsdauer erreicht (*Holtorff* 1966; *Hüter* 1966; *Nicolai* 1965; *Bergström-Walan* 1962; *Lohmer* 1955; *Heardman* 1953). Je nach Untersucher und untersuchter Stichprobe beträgt die Zeitersparnis zwischen 1 und 4 Stunden. Diese Ersparnis geht vor allem auf die Abkürzung der Eröffnungsperiode zurück.

(3) Mit diesem Faktum stimmt überein, daß bei vorbereiteten Frauen eine bessere Wehenkoordination erfolgt (*Hüter* 1966; *Holtorff* 1966; *Prill* 1962). Es sind weniger Uteruskontraktionen, d.h. weniger Geburtsarbeit, bis zur Beendigung der Geburt notwendig.

(4) Geburten bei vorbereiteten Frauen müssen seltener durch operative Geburtshilfen beendet werden. Die Verminderung der Vakuumextraktions- und Zangenhäufigkeit steht mit der geringen Verabreichung von analgetischen und anästhetischen Medikamenten während des Geburtsverlaufes bei vorbereiteten Frauen in Zusammenhang.

(5) Neugeborene vorbereiteter Frauen weisen seltener Anoxie- und Hypoxieerscheinungen auf, ihre Apgar-Werte sind fast immer im Normalbereich (*Conradt* et al. 1975; *Friedman* 1972a; *Hüter* 1966; *Holtorff* 1966; *Tupper* 1956). Auch dies steht mit der geringeren Medikation in Verbindung. Dadurch sind auch zerebrale Spätschäden bei diesen Kindern seltener zu beobachten (*Hüter* 1966).

(6) Vorbereitete Frauen weisen weniger Schwangerschaftskomplikationen auf als nicht-vorbereitete. Dies ist auf die intensivere Betreuung dieser Frauen während der Schwangerschaft zurückzuführen. Auch die psychotherapeutischen Effekte der Vorbereitung können an diesem Ergebnis beteiligt sein.

(7) Als weiteres Beispiel für die positive Wirkung der Kurse auf mütterliche Einstellungen kann die höhere Stillfrequenz bei den vorbereiteten Müttern gelten (*Conradt* et al. 1975; *Yahia & Ulin* 1965; *Davis & Morrone* 1962).

(8) Durch das bewußte und schmerzarme Geburtserlebnis wird schließlich noch eine positive Wirkung auf das Selbstbewußtsein der Frau, ihr Sexualleben und für die Mutter-Kind-Beziehung postuliert (*Vellay* 1972, S. 332 f.; *Römer* 1967, S. 656; *Buxton* 1963, S. 672; *Thoms & Karlovski* 1954, S. 279).

Tabelle 5.5 Erfolgsstatistik über Geburtsvorbereitende Kurse (ergänzt nach *Römer* 1967, S. 655; *Lukas* 1959, S. 120 f.; *Chertok* 1959, S. 138 f.). Angaben in Prozent

Autor	Ort	Kursart	N	Stichprobe	Erfolge				Mißerfolge		
					I	II	III	gesamt	IV	V	gesamt
Velvovski et al. (1954)	Kharkov	Psychoproph.	1200		43,8	37,2	13,5	94,5		5,5	5,5
Thoms & Karlovsky (1954)	Yale-Univ.	*Dick-Read*	2000		34,0	62,0		96,0		4,0	4,0
Levit & Rabinovic (1955)		Psychoproph.						82,0			18,0
Rochat & Rossel (1956)	Lausanne	Psychoproph.	400		20,0	28,5	38,9	87,4	6,7	5,9	12,6
De Soldenhoff (1956)	England	*Dick-Read*	1000		25,0	50,0		75,0	20,0	5,0	25,0
Lamaze (1956)	Paris	Psychoproph.	4850		41,0	42,0		83,0	12,0	5,0	17,0
Tupper (1956)	Halifax, USA	*Dick-Read*	1200		19,7	22,6	27,7	70,0	22,0	8,0	30,0
De Watteville (1957)	Genf	*Lamaze*	700		25,0	49,0		74,0	12,0	14,0	26,0
Draps & Schoysman (1957)	Belgien	komb. Meth.		Primiparae	69,0	18,0		87,0	?	6,0	6,0
				Multiparae	41,0	38,0		79,0	?	19,0	19,0
Nikolajev (1957)		Psychoproph.			50,0	42,0		92,0		8,0	8,0
Lepage & Langevin-Droguet (1957)		*Dick-Read*			32,5	26,6		59,1	20,0	20,9	40,9
Bonstein (1958)	Cleveland	*Lamaze*			18,0	24,6	40,2	82,8	12,4	4,8	17,2
Wolf (1958)	Frankenberg	Psychoproph.			65,0	24,0		89,0		11,0	11,0
Lukas (1959)	Tübingen	*Dick-Read*			37,0	43,0		80,0	15,0	5,0	20,0
		Kurzvorbereitung			17,0	57,0		74,0		26,0	26,0
Holtorff & Mühlbach (1961)	Dresden	Psychoproph.	878		12,9	38,3	25,2	76,4	6,1	17,5	23,6
Hüter (1962b)	Düsseldorf	*Dick-Read*	347	Primiparae	16,4	69,2		85,6	11,2	3,2	14,4
			89	Multiparae	39,3	53,9		93,3	5,6	1,1	6,7
Hüter (1965b)	Düsseldorf	*Dick-Read*	1757	Primiparae	16,8	57,4	15,5	89,7	9,5	0,8	10,3
			1115	Multiparae	36,3	51,6	10,0	97,9	1,8	0,3	2,1
Nunnensieck (1971)	Tübingen	*Dick-Read*	56		57,2	33,9		91,1	8,9	0,0	8,9
		Kurzvorbereitung	81		59,3	35,8		95,1	4,9	0,0	4,9

Die bisherigen Untersuchungen haben aber auch gezeigt, daß in die geburtsvorbereitenden Maßnahmen nicht übertriebene Hoffnungen gesetzt werden dürfen (*Holtorff* 1966, S. 1907). Es treten immer wieder Versager auf, denen dann medikamentös geholfen werden muß. Durch die Bezeichnung „schmerzlose Geburt", die bisweilen von den Vertretern aller geburtsprophylaktischer Richtungen gebraucht wird, wird ein zu hoher Anspruch erweckt, der dann nicht eingelöst werden kann. Frauen, die trotz allem nicht schmerzfrei gebären, können dadurch zu „Versagern" abgestempelt werden (*Lukas* 1959, S. 36). Es ist auch klar und braucht eigentlich nicht erwähnt zu werden, daß durch Vorbereitungskurse geburtspathologische Verhältnisse (z.B. Mißverhältnis zwischen Beckenausgang und Kopf des Kindes) nicht verändert werden können.

Für erfolgreiche Vorbereitungskurse wurden mehrmals einige Regeln aufgestellt (*Römer* 1967, S. 654; *Lohmer* 1962, S. 207), die hier der Vollständigkeit halber wiederholt werden sollen: Das ganze Klinikpersonal muß in den Methoden geschult werden. Bisweilen wird sogar zu bedenken gegeben, daß nur durch die Entlassung von Personal, das nicht mitmachen will, eine optimale Milieusanierung erreicht werden kann. Während der ganzen Geburt muß die Gebärende die Gewißheit haben, daß Arzt und Hebamme immer für sie da sind. Für die Entbindung wird ein Einzelzimmer empfohlen, wodurch negative Beeinflussungen durch andere Gebärende vermieden werden können. Vorbereitungskurse sind auch für Mehrfachgebärende einzurichten. Durch eine einmal gut verlaufene Geburt glauben viele Frauen, daß sie sich nicht mehr vorbereiten müssen. Fehlschläge und Enttäuschungen können die Folge davon sein.

5.8.2. *Kritik der Untersuchungen*

Trotz der unbestreitbaren Efolge geburtsvorbereitender Maßnahmen ist auf dem Gebiet der Geburtsprophylaxe noch viel Arbeit zu leisten, um zu tatsächlich gesicherten Ergebnissen zu kommen. Dies betrifft sowohl die theoretische Begründung als auch die praktische Durchführung und Überprüfung von Geburtsvorbereitungskursen. Die in ihrer Zahl beeindruckenden Untersuchungen über die Effekte solcher Kurse leiden nämlich unter verschiedenen methodischen Mängeln.

(1) Diese betreffen einmal die Zusammenstellung von Experimental- und Kontrollgruppen. Nicht bei allen Untersuchungen werden überhaupt Kontrollgruppen mitgeführt, aufgrund derer man die Überlegenheit der Vorbereitungsmaßnahmen in einem gegebenen klinischen Setting überhaupt erst erschließen könnte. In anderen Untersuchungen ist von der Stichprobenzusammensetzung her eine Vergleichbarkeit von Experimental- und Kontrollgruppe nicht gegeben. Vor allem die unterschiedliche Zusammensetzung nach sozialen Schichtungsgruppen und die verschiedenen Motivationen, welche zur Wahl oder zur Ablehnung eines Vorbereitungskurses führen können, erschwert eine Würdigung der Ergebnisse. Letztlich bedeutet dies, daß der Einfluß der Vorbereitungskurse und die unterschiedliche Stichprobenzusammensetzung, die allein für manche Effekte verantwortlich sein könnte, oftmals kontaminiert wurde.

(2) Die Überprüfung der Erfolge wurde fast nie im Blindversuch vorgenommen. Da aber bekannt ist, wie sehr Erwartungshaltungen auch des bestmeinenden Untersuchers die Ergebnisse zu beeinflussen vermögen, ist darin ein schwerwiegendes

Manko zu sehen. Bei einzelnen Vorbereitungsverfahren ist zusätzlich mit einem besonders großen Engagement des Untersuchers zu rechnen. Dies steht mit der ans Ideologische grenzenden Befürwortung oder Ablehnung einzelner Methoden in Verbindung, aber auch mit der Tendenz, die eigene Praxis als bewährt bestätigt zu wissen. Selbstbeurteilungen durch die entbundenen Mütter sind dabei kein sicherer Ausweg, da auch sie durch die intensive Patient-Arzt-Beziehung beeinflußt werden.

(3) Der Kampf der Schulen, der heute eigentlich nur mehr in Nachzugsgeplänkeln geführt wird, hatte zur Folge, daß systematische Untersuchungen der einzelnen Komponenten eines Vorbereitungskurses nicht stattfanden. Nun wird aber schon seit langem der Anspruch erhoben, daß etwa die Entspannung nach der Methode der progressiven Relaxation allein für die positiven Effekte verantwortlich sei (*Jacobson* 1954). Diese und ähnliche Ansprüche – etwa hinsichtlich der Atemschulung durch *Rust* (1962) oder die Milieusanierung – sind schwerlich zurückzuweisen, solange nicht systematische Therapieexperimente vorliegen, in denen die Wirksamkeit unterschiedlicher Kombinationen der Komponenten gegeneinander und unter Berücksichtigung der verschiedenen Gegebenheiten in einer Klinik abgeprüft sind.

Die Streubreite der Erfolgsberichte bei den verschiedenen Kursen (*Buxton* 1963, S. 671; *Römer* 1962, S. 271) läßt darauf schließen, daß die optimale Vorbereitungsstrategie noch nicht gefunden ist und daß diese auch nicht bei einer Frontenziehung zwischen englischer (*Dick-Read*) und russisch-französischer (*Velvovski, Lamaze*) Methode zu finden ist.

(4) Eine gezielte Überprüfung der Wirksamkeit einzelner Maßnahmen ist nur dann möglich, wenn diese in mehr oder minder standardisierter Form vorliegen. Aus den Beschreibungen der an den verschiedenen Orten durchgeführten Kurse ist aber oft nicht ersichtlich, warum der eine Kurs gerade unter diesem oder jenem Namen angeboten wird.

(5) Jede bisher geschilderte Methode hat einen gewissen Prozentsatz an absoluten und bedingten Versagern zu verzeichnen; dieser liegt zwischen 2 und 40% (vgl. Tab. 5.5). Die Erklärungen, die für solche Versager gegeben werden, weisen – solange sie sich nicht auf eindeutig nachgewiesene geburtspathologische Gegebenheiten beziehen – ein beträchtliches Maß an Adhocheit und Willkür auf. Das heißt, es wird für solche Fälle angegeben, hier sei die Entängstigung nicht in ausreichendem Maße gelungen, die Frauen hätten die Übungen nicht mit der nötigen Sorgfalt durchgeführt oder es haben besondere persönliche Umstände vorgelegen, welche die Geburt als negatives Ereignis erscheinen ließen (*Lukas* 1959, S. 123). Eine genaue Überprüfung dieser Aussagen erfolgt hingegen nicht. Es ist aber auch hier zu fordern, daß diese Ursachen mit aller möglichen Sorgfalt unter Ausschaltung von zufällig konkomitant auftretenden Vorkommnissen geklärt werden. Auf diese Weise ließen sich Maßnahmen entwickeln, welche geeignet wären, auch diese Schwierigkeiten zu überwinden.

(6) In gleicher Weise könnte man Frauen näher untersuchen, die eine absolut schmerzfreie Geburt hinter sich gebracht hatten. Die Angaben über die Häufigkeit solcher Fälle schwanken beträchtlich, sie liegen zwischen 12 und 44% (vgl. Tab. 5.5). Aus der Analyse dieser Fälle könnte es ebenfalls möglich sein, Hinweise über Bedingungen zu erhalten, die für einen optimalen Geburtsverlauf förderlich sind.

5.8.3. Zukünftige Forschungs- und Entwicklungsaufgaben

Aus der Kritik der bisherigen Maßnahmen ergeben sich mehrere Anregungen für zukünftige Untersuchungen.

(1) An erster Stelle steht die experimentell kontrollierte Überprüfung einzelner Therapiemaßnahmen oder von Therapiepaketen. Nur durch solche Untersuchungen läßt sich abschätzen, was daran tatsächlich wirksam ist und was nur aus unbegründeter Überzeugung praktiziert wird.

(2) Dies setzt die Erarbeitung standardisierter Verfahren voraus, die in möglichst vergleichbarer Weise unter den verschiedenen institutionellen Bedingungen eingesetzt werden können.

(3) An die gezielte Überprüfung solcher Vorbereitungsverfahren muß sich die Entwicklung von Implementierungsstrategien anschließen. Das heißt, es genugt nicht, ein als effizient nachgewiesenes Programm aufzustellen, sondern man muß auch untersuchen, wie sich solche Programme möglichst optimal unter den unterschiedlichen Bedingungen realisieren lassen.

(4) Nach der Übernahme eines solchen Verfahrens müssen Maßnahmen ergriffen werden, die garantieren, daß das Verfahren in der ursprünglichen Form durchgeführt wird. Diese Selbstkontrollen haben der Routinisierung und der Verfälschung einzelner Maßnahmen entgegenzuwirken. Z.B. ist die vielfach angestrebte Milieusanierung nicht etwas, was ein für allemal eingeführt werden kann. Wenn nicht immer wieder selbstkritisch überprüft wird, ob dies von allen an einer Entbindung beteiligten Personen eingehalten wird, kann das damit Intendierte schnell zu einem inhaltsleeren Schlagwort werden.

(5) Ein umfassendes Vorbereitungsprogramm müßte Möglichkeiten in sich schließen, je nach den individuellen Gegebenheiten bei einzelnen Frauen differenzierte Maßnahmen zu ergreifen (z.B. Zuweisung zu einer Desensibilisierungstherapie bei hochängstlichen Frauen). Durch wahlweise zur Verfügung stehende Therapieprogramme könnten die Vorbereitungsmethoden sowohl von der Effizienz als auch der Ökonomie her optimalisiert werden.

6. Verhaltenstherapeutische Interventionen bei Schwangerschafts- und Geburtsängsten

6.1. Bewältigungsmöglichkeiten von Ängsten im Alltag

Ängste vor bestimmten Situationen zu entwickeln, gehört zu den Erfahrungen des Alltagslebens. Genauso wie es ein Grundtatbestand des menschlichen Lebens ist, Angst zu entwickeln, verfügt der Mensch über Strategien, um mit diesen Ängsten fertig zu werden, sie zu verarbeiten oder ihre negativen Auswirkungen zu minimieren.

Die erste Gruppe von Möglichkeiten, Angstzustände zu bewältigen, umfaßt solche Verhaltensweisen, mittels derer unangenehme Erregungszustände kurzzeitig unterdrückt werden können. *Levitt* (1971, S. 50) bezeichnet diese Möglichkeiten als „Ablenkungsmechanismen des täglichen Lebens". Ihre Wirkung ist zeitlich begrenzt, mit ihnen kann man sich aber bei vorhandenen negativen emotionalen Zuständen vorübergehend Erleichterung verschaffen. Welche dieser Reaktionsweisen gewählt wird, ist neben situativen Umständen von der Lerngeschichte eines Individuums abhängig. Die Vielfalt dieser Ablenkungsmechanismen ist praktisch unbegrenzt.

Die folgende Zusammenstellung stammt von *Menninger* et al. (1964, S. 133 f.) und gibt einen exemplarischen Einblick in vorhandene Möglichkeiten:

- Beruhigung durch Berührung, rhythmische Bewegungen (Schaukeln, Tätscheln) und leise beruhigende Sprachlaute;
- Essen und andere orale Tätigkeiten (Rauchen, Kaugummikauen, Daumenlutschen);
- Alkoholkonsum und Einnahme anderer selbststimulierender Substanzen;
- Lachen, Weinen, Fluchen;
- Rückzug in den Schlaf;
- Sich aussprechen;
- Gedankliche Verarbeitung; Tagträume; Ausmalen von Phantasiebildern, in denen die eigenen Probleme nicht bestehen oder gelöst sind;
- Sich „ausarbeiten", in die Arbeit stürzen;
- Ziellose Überaktivitäten (Trommeln mit den Fingern, Auf- und Abgehen, Hände reiben); körperliche Aktivitäten (Spiel oder Arbeit);
- Träume (vgl. Kap. 1.3.3.);
- Fehlhandlungen (Versprechen, Verlieren usw.);
- religiöse Riten in exzessiver Weise ausführen (Beten, Fasten);
- symbolische Ersatzmöglichkeiten (Theater).

Durch das Ausführen dieser oder ähnlicher Handlungen werden die in einer Person bestehenden Spannungen zumindest zeitweise abgebaut. Einige der während einer Schwangerschaft gehäuft auftretenden Verhaltensweisen sind eventuell auf den in dieser Zeit allgemein erhöhten Spannungsgrad zurückzuführen. Wie *Levitt* (1971, S. 52) bemerkt, ist das psychische Gleichgewicht erst dann ernsthaft gefährdet, wenn diese kleinen Stabilisatoren versagen. Ergänzend könnte man noch hinzufügen, daß auch die Chronifizierung dieser Möglichkeiten (Drogensucht) nicht unproblematisch ist.

Nach der psychoanalytischen Angsttheorie verfügt der Mensch über verschiedene Mechanismen, das emotionale Gleichgewicht aufrecht zu erhalten (*Levitt* 1971,

S. 35 f.). Die Homeostase wird vorwiegend durch psychische Prozesse gesichert, die das Gefühl der Angst entweder nicht in das Bewußtsein gelangen lassen oder welche die Wahrnehmung von Gedanken und Impulsen, die Angst erregen würden, unterbinden. Die Vorgänge, mittels derer dies geschieht, werden als Abwehrmechanismen bezeichnet. „Mechanismen müssen wir sie deshalb nennen, weil sich diese Vorgänge reflexhaft einschleifen, sich dann automatisch vollziehen und auch später überwiegend unbewußt ablaufen" (*Elhardt* 1971, S. 42). Die wichtigsten der genannten Abwehrmechanismen sollen im Anschluß an *Levitt* (a.a.O.) und *Elhardt* (a.a.O.) kurz skizziert werden:

Vermeidung: Die einfachste Form, mit Angst fertig zu werden, besteht darin, den angstauslösenden Situationen aus dem Weg zu gehen. In schweren Fällen (Phobien) kann es dadurch zu einer pathologischen Beeinträchtigung der Verhaltensmöglichkeiten eines Menschen kommen (Vermeidungsverhalten).

Verleugnung: Damit wird der Vorgang der Ableugnung der Realität eines Gedankens, eines Gefühles oder einer Situation bezeichnet, über den sich die betreffende Person selbst nicht Rechenschaft geben kann oder will (Vogel-Strauß-Politik).

Verdrängung: Ereignisse, Gefühle oder Erinnerungen, die Angst hervorrufen könnten bzw. die Angst selbst werden aktiv vergessen. Die angstmachende Vorstellung oder der bedrohliche Wunsch werden nicht mehr bewußt erlebbar, sondern ins Unterbewußte verdrängt. An Träumen, Fehlhandlungen etc. läßt sich nachweisen, daß diese Inhalte weiterhin vorhanden sind.

Projektion: Dies ist die Übertragung von unerwünschten und bedrohlich erlebten Selbstwahrnehmungen – wie eigene Gedanken, Gefühle, Meinungen, Wünsche, Charaktereigenschaften – auf andere Personen. So wird die Ursache von Angst, die man bei sich selbst wahrnimmt, auf die soziale Umgebung verlagert.

Regression und Fixierung: Das Auftreten von Verhaltensweisen aus einer früheren Entwicklungsstufe (zumeist Formen des Abhängigkeitsverhaltens) wird als Regression bezeichnet. Fixierung ist die dauernde Verkümmerung von bestimmten Aspekten und Festhalten an bestimmten Stadien der Persönlichkeitsentwicklung, wodurch ein Selbständigwerden in manchen Teilbereichen nicht zustande kommt.

Somatisierung, Konversion: Angstsymptome können in körperliche Symptome überführt werden, um das Bewußtwerden der Angst zu verhindern (Konversionshysterie).

Reaktionsbildung: Ein unannehmbarer Impuls wird unterdrückt und in die gegenteilige Empfindung verwandelt. Einen Spezialfall der Reaktionsbildung stellt die Überkompensation dar, die im Falle von Angstimpulsen in dem völligen Hinwegsetzen über die eigene Angst besteht.

Zwangshandlungen: Verhaltensweisen, mit denen es einmal gelungen ist, Angst zu reduzieren, können sich zu Ritualen entwickeln, die abgelöst von der jeweiligen Situation ausgeführt werden. Solche Verhaltensweisen, die isoliert von ihrem ursprünglichen Zweck eigentlich sinnlos sind, wirken angstreduzierend.

Alle diese Reaktionsmechanismen und noch weitere (wie etwa Rationalisierung, Identifikation, Introjektion, Verschiebung, Ungeschehenmachen, Isolierung, Wendung gegen die eigene Person, Sublimierung), die aber für die Angstthematik nicht so vordergründig wichtig sind, bewirken, daß Angstimpulse unterdrückt, verschoben oder eben abgewehrt werden. In der Persönlichkeitsforschung hat es sich darüber hinaus als notwendig erwiesen, genau die umgekehrten Angstbewältigungsstrategien ebenfalls zu thematisieren.

Neben Personen, die dazu neigen, Ängste zu verdrängen oder zu vermeiden, gibt es solche, welche sich ganz deutlich mit den angstauslösenden Situationen auseinandersetzen. Diese entgegengesetzten Verhaltensmöglichkeiten wurden in dem Angstabwehrkonstrukt „Repression-Sensitization" zusammengefaßt (*Krohne* 1975, S. 56). Durch die bewußte Auseinandersetzung mit Ängsten (Intellektualisierung) kann ebenfalls eine persönlichkeitsspezifische Bewältigung von emotional unangenehmen Situationen möglich sein. Hier wirkt die Angst im Sinne eines Signals, sich mit den bedrohenden Inhalten auseinanderzusetzen. Dies sei an einem Beispiel demonstriert: Die Mehrdeutigkeit einer bedrohlichen Situation kann angstauslösend wirken. Mehrdeutigkeit kann nun auf zweierlei Weise verringert werden, entweder indem man sich genau mit den möglicherweise schädlichen Komponenten einer Situation beschäftigt (Intellektualisierer, Sensitizer) oder versucht, sich von der Situation ganz abzuwenden (Represser, Vermeider).

Einige der bisher genannten Angstverarbeitungsmöglichkeiten wurden tatsächlich von *Klein* et al. (1950, S. 49) bei einer Stichprobe erstgebärender Frauen gefunden. Am häufigsten war zu beobachten:

- Durch wiederholte Verbalisierung der Ängste schritt manche Frau in der Desensibilisierung (Habituation) gegenüber diesen Angstinhalten fort.
- Durch die Befolgung von Ritualen und Tabus konnte bisweilen die Angst gebunden, weniger diffus und leichter bewältigbar gemacht werden.
- Durch die Identifikation mit einer Frau, die selbst unauffällige Schwangerschafts- und Geburtserfahrungen hatte, erlangten einige Frauen Beruhigung.
- Durch den bewußten Einsatz von Schwangerschaftserfahrungen konnten einige Erstgebärende ihre Ängste bewältigen. Illustriert kann diese Möglichkeit an einer Frau werden, welche sagte, sie versuche während der Nacht munter zu bleiben, um die Bewegungen des Kindes zu verspüren und so sicher zu sein, daß alles in Ordnung ist.
- Durch die Projektion eigener Ängste auf einen Freund oder Verwandten, der seine Sorge um das Wohlergehen des ungeborenen Kindes ausgedrückt hatte, wurde von manchen Frauen eine stillschweigende Verleugnung der eigenen Ängste erreicht.
- Durch die Verschiebung der eigenen Angst auf ein anderes, relativ unwichtiges Problem wurde bisweilen ein oberflächlich ausgewogener Zustand erlangt.

6.2. Geplante Angstbewältigung

Allein die Tatsache, daß Angst für Menschen einen unangenehmen subjektiven Zustand darstellt, rechtfertigt Bemühungen, diesem Zustand vorzubeugen bzw. ihn zu verändern. Bei Schwangerschaftsängsten muß noch auf die möglichen Konsequenzen für Schwangerschaftsverlauf, Geburt und Kindesentwicklung hingewiesen werden, die eine Modifikation durch präventive und korrektive Maßnahmen angezeigt erscheinen lassen (vgl. Kap. 4).

In den meisten Alltagssituationen des Lebens muß jede Person mittels der ihr zur Verfügung stehenden Angstverarbeitungsmechanismen mit den auftauchenden Problemen selbst fertig werden. Nicht immer gelingt diese Bewältigung auftretender Probleme und das bedeutet, daß sich Fehlentwicklungen anbahnen können, die nur durch psychotherapeutische Maßnahmen korrigierbar sind.

Therapieformen zur Reduktion von Ängsten stellen eine der am ausführlichsten untersuchten und am erfolgreichsten angewandten Methoden verhaltenstherapeutischen Vorgehens dar. Klinisch-therapeutische Eingriffe sind jedoch immer nur das letzte Mittel zur Korrektur von Fehlentwicklungen. Geplante Eingriffe können jedoch bereits vor der eigentlichen Entstehung von Persönlichkeitsstörungen zur Verhütung ihrer Entstehung angesetzt werden. Prävention von Fehlentwicklungen kann dabei in dreifacher Hinsicht versucht werden (*Caplan* 1964): unter *primärer Prävention* versteht man alle Schritte, die unternommen werden, um das Auftreten einer Krankheit bzw. Persönlichkeitsstörung zu verhindern; unter *sekundärer Prävention* wird die frühzeitige Behandlung einer Störung verstanden, so sie einmal aufgetreten ist, und mit *tertiärer Prävention* werden alle Versuche bezeichnet, die Langzeiteffekte einer Störung zu minimieren (*Kessler & Albee* 1975, S. 557). Man könnte diese Aufgaben auch als Prävention, Therapie und Rehabilitation bezeichnen. Wie bei den meisten Störungen, sind auch bei den Schwangerschafts- und Geburtsängsten diese drei Aspekte miteinander eng verknüpft. Im folgenden soll kurz auf einige der Möglichkeiten eingegangen werden, die entweder unter präventivem oder korrektivem Aspekt zur Bewältigung von Schwangerschafts- und Gebärängsten eingesetzt werden können.

6.2.1. *Präventive Maßnahmen*

Allen präventiven Methoden zur Angstbekämpfung liegt der Gedanke zugrunde, daß das Ziel der Intervention nicht das Vermeiden streßbesetzter Situationen ist, sondern deren erfolgreiche Bewältigung. Das Grundprinzip aller dieser Verfahren besteht demnach darin, die zu behandelnden Personen einer Vielzahl von Situationen auszusetzen, die – da sie bewältigt werden können – schließlich immunisierend für zukünftige Situationen wirken.

Der Krisencharakter einer Schwangerschaft und Geburt ähnelt in manchen dem einer bevorstehenden Operation. Für die Bewältigung einer solchen Krise sind die Untersuchungen von *Janis* (1958) richtungsweisend, die auch auf das Schwangerschafts- und Geburtsgeschehen übertragen werden können. Patienten, die sich auf das bevorstehende Ereignis vorbereiteten, und zwar indem sie sich den drohenden Charakter der Operation vergegenwärtigten, sich ihre Befürchtungen eingestanden und Wissen über das ihnen bevorstehende Ereignis suchten, standen die Operation besser durch und erholten sich in der Rekonvaleszenzphase in körperlicher und psychischer Hinsicht schneller als andere. Diese Wirkung konnte auch hinsichtlich von Geburtsvorbereitungsmaßnahmen gefunden werden (*Doering & Entwisle* 1975).

6.2.1.1. Aufklärung und Information

Schwangerschaftsängste besitzen zum Teil eine reale Grundlage, jedoch wird die zur Zeit bestehende Gefährdung von Mutter und Kind von einem Laien kaum adäquat eingeschätzt. Ähnliches gilt für manche Befürchtungen, die beinahe überhaupt keine reale Grundlage besitzen (z.B. die Angst, das Kind könne durch den Geschlechtsverkehr während der Schwangerschaft geschädigt werden), sondern oft Nachwirkungen aus der Sexualmoral abgeleiteter Verhaltensnormen darstellen.

Das bedeutet, daß durch *Aufklärung und Information,* über unterschiedlichste Quellen vermittelt, Hilfe geleistet werden kann. Information ist generell eine Möglichkeit der Angstreduktion. Die Wirkung ist allerdings nicht bei allen Personen gleich, sondern hängt u.a. von der Art der Informationsverarbeitung des einzelnen ab (*Davies-Osterkamp* 1977; *Andrew* 1967, S. 8).

Durch Aufklärung und Information kann die Schwangere den Zustand der Hilflosigkeit gegenüber den auf sie zukommenden Ereignissen überwinden. Gerade in dieser Hinsicht sind alle geburtsvorbereitenden Kurse hilfreich, da sie der Gebärenden genau vermitteln, was auf sie zukommt und wie sie auf die einzelnen Phasen der Geburt aktiv reagieren kann. Die Bedeutung der Übermittlung aktiver Bewältigungsstrategien durch Information kann gar nicht hoch genug eingeschätzt werden, wenn man sie im Lichte der Hypothesen *Seligmans* (1976, 1975) sieht. Dieser konnte Belege dafür finden, daß ein Zustand der Hilflosigkeit, der mangelnden Kontrolle über sich selbst und seine eigene Umwelt oder eine existentiell empfundene Abhängigkeit von anderen zu einer Beeinträchtigung der Leistungsfähigkeit bei Menschen und Tieren führt. Depression kann aus dem Glauben an die eigene Hilflosigkeit resultieren, in noch gravierenderen Fällen kann die empfundene eigene Hilflosigkeit sogar zum Tod führen. Überträgt man diese Ergebnisse auf die Vorgänge bei der Geburt, so kann man sagen, daß die Vermittlung von Wissen über die Geburtsvorgänge und die eigene Kontrolle über den Geburtsablauf wesentliche Hilfen darstellen, welche die Belastbarkeit in dieser Situation zu erhöhen vermögen.

Experimentelle Belege für die angstreduzierende Wirkung von Vorausinformationen wurden von *Johnson* (1975; 1974) beigebracht. Sie vermittelte Patienten, die vor einer endoskopischen Untersuchung standen, genaue Informationen über die bevorstehenden Körperempfindungen. Die vorbereiteten Patienten verhielten sich dann während der Untersuchung insgesamt ruhiger, sie zeigten weniger Anspannung und benötigten weniger beruhigende Medikamente. Die Vorinformation bewirkte nicht direkt eine Abnahme der empfundenen Bedrohung durch die bevorstehende Untersuchung. Erst die in der Situation selbst *erfahrene Kongruenz* zwischen den erwarteten und den tatsächlich auftretenden Körperempfindungen führte zu einer Senkung von negativen Affektreaktionen und zu erhöhter Toleranz gegenüber unangenehmen Empfindungen. Vorausinformationen stellen eine Strukturierungshilfe für unbekannte Situationen dar; sie helfen, die Unsicherheit des Patienten zu verringern und ihm ein Gefühl der Kontrolle über die Situation zu vermitteln, womit dem Zustand hilflosen Ausgeliefertseins entgegengewirkt wird.

Die Vermittlung von ausführlicher und verständlicher Information ist dabei nicht nur punktuell (z.B. durch ein Gespräch mit dem Arzt bei eingetretener Schwangerschaft) zu sehen, sondern sollte – um dauerhafte Wirkung zu haben – über einen längeren Zeitraum verteilt sein. Sachkundiges Informationsmaterial und kompetente Berater müßten dabei zu übereinstimmenden Empfehlungen kommen, d.h. es ist für die Wirksamkeit solcher Maßnahmen wichtig, konvergente Ratschläge zu erteilen.

Aufklärungsschriften über die Schwangerschaft sind schon seit langem bekannt, z.B. veröffentlichte im Jahre 1800 der Arzt *Christian August Struve* ein Buch mit dem Titel „Wie können Schwangere sich gesund erhalten und eine frohe Niederkunft erwarten?“, das in seiner Art auch heute nicht uninteressant ist. Seit den Schriften von *Grantly Dick-Read* (1933) ist die Reihe von aufklärerischen Informationsschriften über Schwangerschaft und Geburt nicht mehr abgerissen. Beratungsschriften werden heute praktisch allen Schwangeren kostenlos zur Verfügung gestellt.

Probleme ergeben sich allerdings hinsichtlich der Frage, ob diese Informationsquellen immer zutreffende Auskünfte weiterleiten und ob die Anweisungen und Ratschläge in einer didaktisch adäquaten Weise weitergegeben werden, so daß sie von den Schwangeren nicht nur gelesen, sondern auch verstanden werden. Darüber hinaus ist zu bedenken, daß man die Wirkung von Informationen aus Büchern und Zeitschriften allein auch nicht überschätzen sollte.

6.2.1.2. Modellernen

Die Vorbereitung durch Aufklärung hat sich jedoch nicht nur auf die Weitergabe von Informationen zu beschränken. Eine Erweiterung kann beispielsweise darin bestehen, daß die Effekte des Vorbild- oder Modell-Lernens ausgenützt werden.

Untersuchungen über die angstreduzierende Wirkung von Vorinformation und Vorbildlernen bei bevorstehenden Operationen wurden von *Melamed* und *Siegel* (1975) vorgenommen. Einer Kindergruppe wurde ein Film vorgeführt, in welchem ein Junge dargestellt wird, der eine Operation erlebt. Darin wird gezeigt, wie dieser Junge seine anfänglichen Ängste überwindet, sich ruhig den Vorbereitungsprozeduren zur Operation unterzieht und den Eingriff mitsamt der postoperativen Behandlung gut hinter sich bringt. Einer Kontrollgruppe wurde ein neutraler Film gezeigt; beide Gruppen erhielten zusätzlich die in der Klinik übliche Vorbereitung durch Informationsgespräche. Angstmessungen ergaben, daß die Kinder der Experimentalgruppe kurz vor der Operation und auch bei der Nachuntersuchung signifikant weniger Zustandsangst zeigten als die der Kontrollgruppe. Auch trat bei einem Vergleich der Angstwerte vor und nach der Filmvorführung bei der Experimentalgruppe ein signifikantes Absinken der Angstwerte auf, was bei der Kontrollgruppe nicht der Fall war. Die bei den Kindern vorhandene allgemeine Ängstlichkeit ("trait-anxiety") wurde durch den Film nicht beeinflußt. Überträgt man diese Ergebnisse wiederum auf die Gebärsituation, so ist zu fordern, erfolgreich verlaufene Geburten auf Videoband oder Film festzuhalten und dieses Material Schwangeren im Laufe der Vorbereitungskurse vorzuführen. Die Beobachtung der erfolgreichen Bewältigung einer Geburt kann einen positiven Effekt auf die Entbindung anderer Frauen besitzen.

Zumindest ansatzweise und auf intuitivem Wege wurden solche Vorbereitungsmaßnahmen bereits des öfteren vorgenommen. So haben *Prill* (1956, S. 222) oder *Poettgen* (1971, S. 152) in ihre Vorbereitungsmaßnahmen Diskussionssitzungen mit problemlos entbundenen Frauen eingebaut. Auch Führungen durch die Gebärstation, wobei die verschiedenen Apparate erklärt werden, werden von einzelnen Geburtshelfern bereits seit längerer Zeit praktiziert (*Evans* 1962, S. 159). Eine Verstärkung des Modelleffektes könnte noch durch den Einsatz von Geburtsfilmen erreicht werden, die ja zahlreich vorhanden sind. Dabei kann neben der realitätsnahen Darstellung der Entbindungssituation auch der Einsatz der erlernten Atem- und Entspannungsübungen demonstriert werden. Wichtig dürfte aber sein, daß nicht „Paradegeburten" gezeigt werden, bei denen alles wie am Schnürchen läuft und wodurch unrealistische Erwartungen bei den Schwangeren aufgebaut werden. Positiv dürften sich vielmehr sog. „bewältigende Modelle" auswirken.

Aufgrund des heutigen Entwicklungsstandes der Video-Technik ist es durchaus möglich, daß jede Entbindungsstation ihren eigenen Geburtsfilm herstellt. Damit würde eine höhere Kongruenz im Hinblick auf die spezifische Situation, welche die Frau an dem Krankenhaus erwartet, erreicht werden.

6.2.1.3. Systematische Desensibilisierung

Eine andere Möglichkeit, präventive Maßnahmen zu ergreifen, geht davon aus, mögliche Risikogruppen, bevor sie in die angstproduzierende Situation kommen, zu erfassen. Schwangere, aber auch deren Männer, sind als eine solche Gruppe zu betrachten. Als eigentliche präventive Maßnahme wurde der Einsatz von Techniken der systematischen Desensibilisierung empfohlen (*Poser & King* 1976, S. 333). Dabei wird von einer Rangreihe potentieller Angstauslöser ausgegangen, welche gemeinsam mit den Patienten aufgestellt wird. Die zu behandelnde Person erlernt eine Entspannungstechnik und wird dann mit den stufenweise nach der Angstbesetztheit angeordneten Situationen konfrontiert. Auf jeder Stufe wird so lange verweilt, bis ein vollständiger Entspannungsgrad gegeben ist, d.h. ein mit Angstreaktionen unvereinbarer Zustand. Dabei kann die kommende Situation in verschiedenen Realitätsgraden repräsentiert sein (Vorstellung der Situation, Film über die Geburt, Besichtigung von Krankenhäusern, Miterleben einer Geburt).

6.2.1.4. In vivo emotive imagery

Dieses Verfahren, das gewissermaßen nur die erste Phase eines Desensibilisierungstrainings umfaßt, besteht in einem Vorstellungstraining. Die Probandin wird dabei gebeten, sich sog. Ruheszenen vorzustellen (z.B. schöner Sommertag, Spaziergang, sanfte grüne Wiesen, lauer Wind), die vom Therapeuten möglichst anschaulich beschrieben werden. Diese Technik ist allgemein zur Schmerzreduktion geeignet (*Horan & Dellinger* 1974; *Stone* et al. 1977), da durch die induzierten positiven Gegenvorstellungen die Schmerzschwelle angehoben wird (vgl. Kap. 5.5.7.1.).

Im Rahmen der Geburtshilfe wurde dieses Verfahren erstmals von *Horan* (1973, 1976) bei der Entbindung seiner eigenen Frau mit gutem Erfolg eingesetzt. Schmerzäußerungen sollen nur vorgekommen sein, wenn die Bilder vom Therapeuten (Ehemann) nicht lebhaft genug beschrieben wurden oder wenn ihm angemessen Wörter zur Beschreibung der Situation nicht einfielen. Für die Einübung dieses einfachen Verfahrens sind nur 2 vorbereitende Sitzungen notwendig. In der ersten wird das Paar gebeten, sich aufgrund einer vorgegebenen Liste die Szenen auszuwählen, welche für die Frau angenehm sind. Im Anschluß daran wird der Ehemann aufgefordert, diese Szenen so lebhaft wie möglich zu beschreiben. In der zweiten Sitzung wird ein Rollenspiel durchgeführt: Die Frau liegt auf einer Couch und signalisiert dem Mann das Einsetzen der Kontraktion. Darauf beginnt er, eine dieser Ruheszenen zu beschreiben und die Frau versucht, sich darauf zu konzentrieren. Wichtig ist, die Beschreibung möglichst lebhaft zu gestalten und die Szene in einer die Vorstellung unterstützenden Sprache zu schildern.

Als Vorlage zur Auswahl von Ruheszenen kann das „Reinforcement Survey Schedule“ von *Cautela* und *Kastenbaum* (1967) verwendet werden (dt. Übersetzung: *Windheuser & Niketta* 1973). Hierbei werden eine große Anzahl von Objekten und Ereignissen mittels einer Fünf-Punkte-Skala danach bewertet, inwieweit diese mit „angenehmen Gefühlen“ assoziiert sind.

Für die Effizienz dieses Verfahrens, das in Abwandlung von einer Vorgehensweise die von *Lazarus* und *Abramovitz* (1962) eingeführt wurde, als “in vivo emotive imagery” bezeichnet wird (*Horan & Deilinger* 1974), dürften zwei Faktoren verantwortlich sein: (a) die vorgestellten positiven Situationen wirken ähnlich wie ein systematisches Desensibilisierungsverfahren (reziproke Hemmung oder Gegenkonditionierung) und (b) die Bilder senken reaktiv die Schmerzschwelle bzw. allgemein die Schwellen für alle Wahrnehmungsmodalitäten. In einem Experiment zur Schmerztoleranz wurde von *Stone* et al. (1977) gefunden, daß „in vivo emotive imagery" wirksamer sei als die Komponenten, welche bei der Psychoprophylaktischen Methode zur Geburtsvorbereitung zur Senkung der Schmerzschwelle eingesetzt werden (Atemtechnik und Punkt-Fixierung unter Entspannung).

6.2.1.5. Allgemeine Bewältigungstechniken — Streßimmunisierung

Eine weitere Möglichkeit besteht in der Vermittlung allgemeiner Bewältigungstechniken (coping techniques), die in Situationen eingesetzt werden können, in denen Angst in bedrohlicher Form erlebt wird (*Poser* & *King* 1976, S. 335). Die Verfahren haben alle eine gewisse Ähnlichkeit mit Desensibilisierungstechniken, zielen aber auf die Vermittlung von nichtsituationsgebundenen Bewältigungsfähigkeiten von Angst ab. Eines dieser Verfahren (stress-inoculation, *Meichenbaum* & *Cameron* 1974) ist dreistufig aufgebaut: (a) Zuerst wird die Beziehung zwischen Streß und Angstemotion erklärt und auf die wichtige Rolle hingewiesen, die dabei kognitive Prozesse spielen. (b) In einer zweiten Phase wird tiefe Muskelentspannung trainiert, wobei die Entspannungszustände an verbale Formulierungen der Selbstwahrnehmungen gekoppelt werden („ich bin tief entspannt", „ich atme tief und regelmäßig" usw.). (c) In einem dritten Stadium werden diese Entspannungsverfahren in Laborsituationen angewandt, in denen Streß erzeugt wird (unvorhersehbarer Schock, kalte Auflagen, Streßfilme, streßvolle Vorstellungsbilder). Durch dieses Training lernen die Personen, Streßsituationen des Alltags zu bewältigen.

6.2.2. Korrektive Maßnahmen

Beim gegenwärtigen Stand der Entwicklung und Verbreitung präventiver Methoden zur Verhinderung der Entstehung von Schwangerschaftsängsten bzw. der Übermittlung von Angstbewältigungstechniken wäre es eine Illusion anzunehmen, daß damit selbst auf längere Sicht diese Problematik aus der Welt geschafft werden kann. Für die Bewältigung von akuten und persönlichkeitsbeeinträchtigenden Ängsten sind aber eine Reihe von Therapieformen entwickelt worden, die z.T. auch für die Reduktion von Schwangerschaftsängsten eingesetzt werden können. Diese Methoden sind den präventiven Verfahren ähnlich, wobei der Übernahmeprozeß aber in umgekehrter Richtung vor sich gegangen ist. D.h. Präventivprogramme sind nach dem Vorbild der weitaus eingehender erforschten Korrektiv-(Therapie-) Verfahren gestaltet worden. Auf das Problem von Schwangerschafts- und Geburtsängste wurden bislang kaum Therapieformen angewandt, welche im Rahmen der akademischen klinischen Psychologie entwickelt worden sind. Bedingt dürfte dies durch den großen Abstand sein, den sowohl Mediziner gegenüber der an Universitäten gelehrten Psychologie haben, wie auch durch die Unwissenheit von Psychologen über die möglicherweise fruchtbare Anwendung ihrer Verfahren im Schwangerschaftsbereich; für sie ist eine Schwangerschaft offensichtlich etwas zu „medizinisches", um sich damit professionell auseinanderzusetzen. Die Konkurrenz wird eher gegenüber der Psychiatrie gesucht bzw. die innerhalb des lerntheoretischen Paradigmas entwickelten Verfahren werden auf solche Bereiche übertragen, mit denen Psychologen traditioneller Weise zu tun haben (z.B. Verhaltensmodifikation in der Schule).

6.2.2.1. Systematische Desensibilisierung

Wie bereits dargestellt, wird bei der systematischen Desensibilisierung (SD) zuerst eine Hierarchie von Ängsten erstellt. Sodann wird eine Form der Entspannung – unter verschiedenen Kontrolltechniken (z.B. Bio-feedback) – erlernt. Schließlich wird der Patient nach einem Vorstellungstraining den angstauslösenden Situationen entweder tatsächlich (In-vivo-Desensibilisierung) oder in abgestuften Realitätsgraden (Vorstellung der Situation, Film oder Bild des angstauslösenden Reizes) ausgesetzt, wobei mit der Situation begonnen wird, welche am wenigsten angstauslösend ist (*Florin* 1978). Nach der Theorie *Wolpes* (1972) tritt immer dann, wenn in Gegenwart der angsterzeugenden Reize eine der Angstreaktion antagonistische Reaktion erfolgt (Entspannungszustand), eine vollständige oder teilweise Hemmung der Angstreaktion ein und die Verbindung zwischen dem Angstreiz und der Angstreaktion wird geschwächt (reziproke Hemmung). Als Entspannungstechniken werden entweder die „progressive Muskelentspannung" nach *Jacobson* (1928) oder das „autogene Training" (*Schultz* 1970) verwendet. In bezug auf Schwangerschaftsängste wurden solche Verfahren des öfteren angewandt (vgl. Kap. 6.3 und 6.4) und haben sich als effektiv erwiesen. Ob der Angstabbau tatsächlich durch *Gegenkonditionierung* („reziproke Hemmung") erklärt werden kann, ist umstritten. Alternative Erklärungen gehen u.a. von dem Extinktions- (*Lomont* 1965) oder dem Habituationsmodell (*Lader & Wing* 1966) aus. Die Erklärung der Wirkung von SD als *Extinktionsvorgang* beinhaltet, daß die Löschung der Angstreaktion durch die Darbietung der konditionierten aversiven Reize folgen würden. In der Therapiesituation kann dies wirksam gestaltet werden, da der Patient nicht wie im realen Leben Vermeidungsverhalten zeigen und somit die Löschung der Angstreaktionen verhindern kann. Die ständige Konfrontation mit graduell abgestuften Angstreizen könnte ebenfalls als *Habituation* zu interpretieren sein. Die Wirkung der SD wäre demnach darauf zurückzuführen, daß hier optimale Habituationsbedingungen hergestellt werden. Weiters denkbar ist die Erklärung der Wirksamkeit der SD durch einen kognitiven *Umstrukturierungsprozeß* (*Valins & Ray* 1967), während dessen eine neue Bewertung der angstprovozierenden Situation erreicht wird. *Tunner* (1975, S. 221) wiederum interpretiert die SD als einen Prozeß, bei dem die Fähigkeit erworben wird, *Strategien zur Überwindung von Angst bei aufkommender emotionaler Erregung* aktiv einzusetzen, wobei der *Entwicklung von Selbstkontrolle* über die physiologischen, motorischen und kognitiven Komponenten der Angst besondere Bedeutung zukommt.

6.2.2.2. Konfrontationstechniken

Bei diesen Verfahren wird „der Betroffene dem Angstinhalt und damit den Angstgefühlen ausgesetzt, ohne daß das Hauptaugenmerk auf das Auftreten angstinkompatibler Reaktionen gelegt wird. Diese Konfrontation kann in vivo ebenso wie in der Hierarchie der Angstsituationen allmählich ansteigend, oder plötzlich vorgenommen werden, d.h. mit Situationen beginnend, die zur stärksten Angstreaktion führt bzw. die am meisten gefürchtet wird (flooding = Reizüberflutung)" (*Butollo* 1977, S. 142 f.). Der therapeutische Effekt wird dadurch erzielt, daß es dem Patienten nicht möglich ist, Vermeidungsreaktionen zu zeigen. Dieses Verfahren soll besonders im Fall stärker generalisierter Angst und bei Ängsten in Verbindung mit Zwangshandlungen besonders erfolgreich angewandt werden können. Im Vergleich mit der Methode der systematischen Desensibilisierung braucht das Verfahren wesentlich weniger Zeit und es werden auch die Schwierigkeiten bei der Erlernung tiefer Entspannung umgangen.

Zur Behandlung von Schwangerschaftsängsten wurde das Verfahren nicht angewandt. Eventuell wird aber bei manchen Geburtsvorbereitungsmethoden zumindest von einzelnen Bausteinen dieser Therapieform Gebrauch gemacht. Bevor therapeutische Maßnahmen auf dieser Grundlage auf breiterer Basis angewandt werden können, müßten jedoch die speziell für die Schwangerschaft eventuell nachteiligen Folgen dieser Therapieform (z.B. starke emotionale Reaktion bei der Konfrontation mit den Angstreizen bei gleichzeitiger Verhinderung von Fluchtreaktionen) genauer untersucht werden.

6.2.2.3. Veränderung angstbezogener Kognitionen

Eine dritte Gruppe von Verfahren zur Reduktion von Ängsten geht von kognitiven Komponenten bei der Angstentstehung, den Erlebnissen, den Selbstaussagen des Patienten in der Belastungssituation, den Situationsinterpretationen, den Erwartungen und den Selbstwahrnehmungen über die Erregungsentstehung aus (*Butollo* 1977, S. 144). Über die Veränderung dieser Kognitionen soll auch eine Veränderung der Angstreaktion herbeigeführt werden.

Diese Technik wurde sowohl von *Haas* (1975), *Teichmann* (1978) wie auch von *Holz* (1979) bei Schwangeren angewandt.

6.3. Gruppendesensibilisierungsverfahren

6.3.1. Klassische systematische Desensibilisierung in der Gruppe

Das erste Mal wurde die systematische Desensibilisierung von *Kondaš* und *Sčetnická* (1972) zur Behandlung von hochängstlichen Schwangeren an einer Preßburger Klinik eingesetzt. Bei dem von ihnen beschriebenen Therapieexperiment wurden zwei parallelisierte Frauengruppen einander gegenübergestellt. In jeder Gruppe befanden sich 20 Frauen (13 Erst- und 7 Mehrfachgebärende), bei denen im medizinischen Sinn normale Schwangerschaften vorlagen. Ausgewählt wurden nur hochängstliche Frauen, wobei die Angstintensität über die Manifest Anxiety Scale und ein selbstentwickeltes Verfahren zur Feststellung von schwangerschaftsspezifischen Ängsten gemessen wurde. Eine Gruppe (PPM-Gruppe) wurde auf die Geburt mittels der psycho-prophylaktischen Methode vorbereitet. Dabei erhielt diese Gruppe Vorträge über Schwangerschafts- und Geburtsverlauf, Gruppendiskussionen und körperliche Übungen. Diese Vorbereitung fand – wie auch bei dem zweiten Verfahren – in Kleingruppen von 4–6 Frauen statt.

Tabelle 6.1 Veränderung der Angstwerte in beiden Therapiegruppen

	SD-Gruppe			PPM-Gruppe		
Skala	vorher $\bar{x}$	nachher $\bar{x}$	p	vorher $\bar{x}$	nachher $\bar{x}$	p
MAS	21,95	16,15	ss	22,45	20,70	ns
KSAT[1]	94,70	64,90	ss	96,05	86,35	ss
SA_p[2]	42,55	23,35	ss	44,80	37,70	ss

1 Selbstentwickelte situationsbezogene Angstskala
2 Geburtsangstitems aus KSAT

Bei der systematischen Desensibilisierungs-Gruppe (SD-Gruppe) wurden aufgrund des schwangerschaftsbezogenen Angstfragebogens und weiterer persönlicher Befragungen Angsthierarchien über die auftretenden Probleme erarbeitet (z.B. gynäkologische Untersuchung, Aufbruch in die Geburtsklinik, Erhalten von Injektionen, Spüren der Geburtskontraktionen, Aufenthalt im Kreißsaal, Erleben der Geburtsphasen) und zwei bis vier in jeder Behandlungssitzung dargeboten. Entspannung wurde über autogenes Training erlernt (4–6 Wochen). Die eigentlichen Desensibilisierungssitzungen fanden individuell unterschiedlich zwischen 7 und 15 Mal statt.

Beide Verfahren führten zu einem deutlichen Absinken der Angstwerte zwischen der Prä- und der Post-Messung. Die Effekte, die durch systematische Desensibilisierung erzielt wurden, waren aber deutlicher als bei der psychoprophylaktischen Vorbereitungsart. Außerdem hatte die SD-Gruppe auch eine positive Veränderung ihrer überdauernden Ängstlichkeit erfahren, während die Effekte bei der PPM-Gruppe auf situationsbezogene Angstinhalte beschränkt blieben.

Was die Bewältigung der Geburt selbst anging, so schnitt die SD-Gruppe wesentlich besser als die PPM-Gruppe ab. Im einzelnen war in dieser Gruppe die Geburtsdauer um ca. 4 Stunden geringer, die Frauen berichteten häufiger über keine Schmerzen (68 zu 21%) und ihr Verhalten während der Geburt war ruhiger und angepaßter. Diese positiven Effekte der SD gelten sowohl für die Erst- wie auch die Mehrfachgebärenden. Insgesamt schreiben die Autoren dem systematischen Desensitivierungsverfahren bei hochängstlichen Frauen eine wesentlich höhere Effizienz zu als der psychoprophylaktischen Vorbereitungsmethode.

Da beide Vorbereitungsmethoden von ein und demselben Therapeuten durchgeführt worden waren (einer PPM-Monitrice und Krankenschwester), wobei der zweite Autor die Supervision übernommen hatte, kann gegenüber dieser Studie nicht der Vorwurf erhoben werden, daß hier Therapie- und Therapeuteneffekt miteinander konfundiert waren. Dieses Problem wird hingegen bei anderen Untersuchungen zu erwähnen sein.

6.3.2. *Kognitive Komponenten bei der Therapie von Schwangerschaftsängsten*

Eine interessante Erweiterung des bekannten Vorgehens nach der systematischen Desensibilisierung wurde in einer aufwendigen Untersuchung in der Frauenklinik Charlottenburg (Berlin) von *Haas* (1975; vgl. auch *Perrez* et al. 1978) vorgenommen. Und zwar wurde neben einer Gruppe von Frauen, die mittels Systematischer Desensibilisierung auf die Geburt vorbereitet wurde, eine zweite Therapiegruppe (EG) gebildet, die zu der SD ein verbales Selbstkontrollverfahren nach der Konzeption von *Meichenbaum* und *Goodman* (1971) erhielt. Beide Experimentalgruppen rekrutierten sich aus Frauen, welche die herkömmliche Schwangerschaftsgymnastik besuchten. Die Effekte aus beiden Therapievarianten wurden mit den Ergebnissen aus zwei Kontrollgruppen (KG) verglichen; die Frauen der ersten KG hatten sich durch den Besuch von Schwangerschaftsgymnastik auf die Geburt vorbereitet, die zweite KG bestand aus Frauen ohne jegliche Vorbereitung. In die Untersuchung wurden nur Erstgebärende einbezogen. Festgehalten wurden noch Alter, Sozialschichtzugehörigkeit, Beruf und physischer Zustand der Frauen. Für EG 1 konnten 15, für EG 2 13, für KG 1 ebenfalls 13 und für KG 2 11 Frauen geworben werden. Die Therapieformen wurden von drei Therapeutinnen appliziert, die ihr Verhalten für jede der Therapievarianten in enger Zusammenarbeit (Rollenspiel) standardisiert hatten.

Die Angstwerte (selbstkonstruierter Fragebogen für situationsspezifische Ängste) waren zu Beginn der Untersuchung zwischen den vier Gruppen nicht unterschiedlich. Am Ende der Therapie konnte hingegen bei beiden Therapiegruppen ein signifikanter Angstabfall festgestellt werden, während sich bei beiden Kontrollgruppen die Angst sogar erhöht hatte. Die Experimentalgruppen wiesen sowohl nach der Fremd- als auch nach der Selbstbeurteilung eine bessere Atmung, Entspannung und ein angepaßteres Verhalten unter der Geburt auf. Die Situation im Kreißsaal wurde von den Kontrollgruppen negativer erlebt als von den anderen. Am schlechtesten schnitten immer die Frauen ab, welche weder an einer der beiden Desensibilisierungsarten noch an dem Schwangerschaftsturnen teilgenommen hatten. Auch aus diesen Ergebnissen ist die eindeutig positive Wirkung der angewandten Therapieverfahren ablesbar. Unterschiede in der Wirksamkeit beider Therapien konnten nicht nachgewiesen werden.

In einer weiteren sehr kleinen Stichprobe (6 Erstgebärende) durchgeführten Interventionsstudie von *Teichmann* (1978) konnten die Therapieeffekte von auf die Geburtssituation bezogenen Selbstinstruktionen nicht statistisch abgesichert werden, was z.T. auf den exklusiven Versuchsplan, Meßprobleme (Rangfeststellungen in

Tabelle 6.2 Angstinhalt und Selbstinstruktionsformel (Beispiel nach *Teichmann* 1978)

Angstinhalt: Ich habe Angst vor einer langen Dauer der Geburt oder Komplikationen

Selbstinstruktion: „Es ist eigentlich nicht so wichtig, wie lange es dauert. Wichtig ist, daß alles gut zu Ende geht – daß ich das Bestmögliche daraus mache:
Ich konzentriere mich auf die Atmung und Entspannung (in der Endphase der Geburt: ich konzentriere mich darauf, nach den Anweisungen der Hebamme gut mitzupressen).
Nichts anderes ist in diesem Moment wichtiger für mich als die Geburt meines Kindes

Es macht nichts, wenn mir das nicht gleich gelingt, ich werde nicht den Mut verlieren oder mich hängenlassen. Ich kann mit den Selbstanweisungen jederzeit anfangen."

„Diese Angst habe ich erwartet. Sie ist das Signal, mit den Selbstanweisungen anzufangen.
Ich bin darauf vorbereitet. Ich bin auf die Geburt optimal vorbereitet
– Atmung – Entspannung – Vorsorgeuntersuchungen
(im Kreißsaal: ich bin ausgeruht und kann mich jetzt ganz auf die Geburt einstellen)."

bezug auf Geburtsangst mit Testverfahren geringer Reliabilität) und eventuell Therapeutenmerkmale (Unerfahrenheit in der Auseinandersetzung mit Schwangeren) zurückzuführen ist. Wertvoll sind an dieser Arbeit aber die mitgeteilten Beispiele für Coping-Techniken (a.a.O., S. 61 ff.). Diese sind drei Bereichen zugeordnet:

(1) Konfliktverarbeitung (Selbstinstruktionen mit dem Ziel, die emotionale Situationsabhängigkeit zu verringern).
(2) Positive Rückversicherung (Strategien mit dem Ziel, allgemein Selbstvertrauen und Zuversicht zu erhöhen).
(3) Situations- und aufgabenbezogene Verhaltensweisen (Ziel ist der Erwerb von Fähigkeiten und Fertigkeiten, situationsgerechtes Verhalten zu begünstigen).

Aufgrund dieses Grobrasters wurde von *Teichmann* (a.a.O.) eine Sammlung von möglichen Inhalten erarbeitet, die mittels positiver Selbstinstruktionen zu bewältigen sind. Ein ausformuliertes Beispiel sei erwähnt (vgl. Tab. 6.2.).

6.3.3. Integratives Wehenkontroll- und Angstbewältigungstraining

6.3.3.1. Einbau eines Angstbewältigungsverfahrens in die Schwangerschaftsgymnastik

Ein beachtenswerter Vorstoß, der die routinemäßige Verwendung von Desensibilisierungstechniken im Rahmen der herkömmlichen Schwangerschaftsgymnastik als möglich erscheinen läßt, wurde an der Universitätsfrauenklinik in Wien vorgenommen (*Ringler* et al. 1980 a, c; *Pavelka* et al. 1980).

Dabei wurde ein Gruppendesensibilisierungsverfahren einschließlich seiner Voraussetzungen (z.B. Entspannungstraining) in eine sog. Schwangerschaftsgymnastik eingebaut. Die Schwangerschaftsgymnastik, in der wie üblicherweise in jeder Stunde dasselbe Programm durchgezogen wurde, ist dabei zu einem Kurssystem ausgestattet worden, das 10 Doppelstunden umfaßte (vgl. Tab. 6.3.). Das Programm wurde zusammen von einer verhaltenstherapeutisch ausgebildeten Psychologin, einer Heilgymnastin und einem Gynäkologen der Klinik durchgeführt. Alle Übungen waren dabei zu einem einheitlichen System zusammengefaßt, so daß eine weitere Aufsplitterung der Vorbereitungsverfahren (zuerst Schwangerschaftsgymnastik, dann Desensibilisierung) nicht gegeben war.

Neben den speziell hier eingesetzten Vorbereitungstechniken wurde auch Aufklärung durch individuell abgestimmte Information geleistet, Probleme in einer nicht-direktiven Weise besprochen und Bekanntschaft mit dem Krankenhaus und seinem Personal (z.B. Kreißsaalführung, Wochenbettstation) gemacht (*Ringler* 1979). Der Kreißsaalführung kann dabei auch eine diagnostische Funktion zugeschrieben werden. Wie *Ringler* et al. (1980 b) berichten, lief in einem Fall „eine Schwangere durch, sah sich nichts richtig an und hörte kaum hin, was aber nicht aus Desinteresse, sondern aus Angst geschah“. Bei den Informationsgesprächen mit den Frauen wurde auch nichts beschönigt, sondern auftauchende Fragen geklärt bzw. auf wahrscheinliche Komplikationen hingewiesen (z.B. Hyperventilationserscheinungen).

Tabelle 6.3 Aufbau von Schwangerschaftsgymnastik und Angstbewältigungstraining (*Pavelka* et al. 1980)

<table>
<tr><th>Angstbewältigungs-training</th><th>Schwangerschaftsgymnastik</th></tr>
<tr><td colspan="2">2 Arztvorträge über Schwangerschaft und Geburt
Kreislauf- und Dehnungsübungen
Atemtechnik und Preßübungen</td></tr>
<tr><td>graduiertes Entspannungs-training</td><td>Kurzentspannung</td></tr>
<tr><td>Angstbewältigungs-Wehenkontroll-training</td><td></td></tr>
<tr><td>Gruppendiskussion mit Gynäkologen</td><td></td></tr>
<tr><td>Besuch des Kreißsaales</td><td></td></tr>
<tr><td>zeitliches Ausmaß:
10 Doppelstunden</td><td>zeitliches Ausmaß:
mindestens 8 Doppelstunden</td></tr>
<tr><td>Gruppengröße: maximal 12 Teilnehmer</td><td>Gruppengröße: bis zu 25 Teilnehmer</td></tr>
<tr><td>Kurssystem</td><td>jede Stunde ein- und derselbe Lehrstoff</td></tr>
</table>

Die Vorbereitungsgruppen umfaßten dabei maximal 12 Frauen. Durch das häufige Zusammentreffen konnten auch gruppendynamische Vorteile genutzt werden. Die Akzeptierung dieses Vorgehens zeigte sich auch darin, daß bei diesem Vorbereitungskurs der Ausfall nur 10% betrug, während er bei der herkömmlichen Schwangerschaftsgymnastik 50% ausmachte.

6.3.3.2. Aufbau und Verlauf des Angstbewältigungstrainings

Die Gruppe, welche nach dem verhaltenstherapeutischen Kurssystem auf die Geburt vorbereitet wurde, erhielt (1) ein Atemtraining, (2) ein Wehenkontrolltraining, (3) Entspannungstraining nach *Jacobson* und (4) ein Desensitivierungsprogramm.

Kreislauf- und Dehnungsübungen wurden ebenfalls beibehalten, wenn auch reduziert. Vor allem die informellen Vorteile (Pufferzeit für Zuspätkommende, Verhaltensbeobachtung, informelle Gespräche, Aufwärmphase) lassen diese Übungen als angebracht erscheinen.

Im Rahmen des *Atemtrainings* wurde die tiefe Bauchatmung, die tiefe Brustatmung, die Schlüsselbeinatmung und das Hecheln im Zusammenhang mit der Kontrolle des Preßdranges gelehrt.

Nachdem dies beherrscht wurde, ist die Atmung im Zusammenhang von Wehenverlauf und Entspannung weitergeübt worden. Die Wirkungsweise der Wehe wurde dabei so erklärt, daß die Frau die Kontraktion nicht als gegen sich gerichtet erlebt. Bei dem *Wehenkontrolltraining* wurde gelernt, den Wehenbeginn zu identifizieren, die Atemtechnik an den Verlauf der Kontraktion anzupassen und nach dem Abklingen die Entspannung aktiv zu kontrollieren. Das *Entspannungstraining* wurde in der üblichen Form vorgenommen (verteilt und wiederholt während der ersten fünf Doppelstunden).

Die zur Desensibilisierung notwendigen Angsthierarchien wurden individuell erarbeitet. Jede Frau mußte 10 Inhalte nach der Besetzung mit Ängsten (1 = minimales Unbehagen, 10 = maximale Angst, Panik) benennen. Dabei waren sowohl rationale wie auch irrationale Befürchtungen mit eingeschlossen. Zur Desensitivierung wurde dann jedes Item nach aufsteigender Angstbesetztheit 10 Minuten lang präsentiert, wobei Entspannung und ruhige Atmung als angstinkompatible Reaktionen verwendet wurden. Offensichtlich waren auch kognitive Aspekte einbezogen, denn die Autoren verweisen darauf, daß wegen der Nicht-Vermeidung Alternativhandlungen gedacht und probehandelnd vollzogen wurden. Als kognitive Interventionsstrategie kann auch gewertet werden, daß das Geburtsereignis absichtlich nicht beschönigt oder verniedlicht worden ist, sondern daß alle Aspekte sachlich besprochen wurden. Beispiele für Angsthierarchien sind in Tab. 6.4 enthalten.

Tabelle 6.4 Beispiele individueller Angsthierarchien nach *Pavelka* et al. (1980)

(1) *21-jährige Grundschichtpatientin*

1 — Sie müssen in Rückenlage liegen
2 — Sie bekommen einen Einlauf
3 — Sie haben Ihren allergischen Schnupfen und müssen im ungeeignesten Augenblick nießen
4 — Sie haben das Gefühl, schreien zu müssen (dabei haben Sie sich vorgenommen, „tapfer" zu sein)
5 — Sie bekommen die Anweisung pressen — nicht pressen und glauben, daß es Ihnen nicht gelingt, der Anweisung nachzukommen
6 — Sie liegen schon stundenlang im Kreißsaal und warten, bis das Baby kommt
7 — Das Baby wird schnell fortgetragen, dabei möchten Sie es einige Zeit behalten und anschauen
8 — Die Geburt dauert schon so lange und ist sehr schwierig — eine Zangengeburt wird vorbereitet
9 — Ein Dammschnitt wird gemacht — es könnte ein Dammriß entstehen (Sie befürchten, daß Sie nachher große Schmerzen haben könnten)
10 — Ihr Kind könnte nicht ganz gesund oder auch schwächlich sein.

(2) *27-jährige Akademikerin*

1 — Beim Durchtritt des Kopfes haben Sie Schmerzen
2 — Sie glauben, Ihre körperlichen Funktionen nicht mehr unter Kontrolle zu haben
3 — Komplikationen sind aufgetreten (Kaiserschnitt)
4 — Sie sind allein
5 — Die Geburt dauert schon sehr lange
6 — Sie wissen nicht genau, was Sie tun sollen
7 — Ein äußeres Ereignis ist eingetreten, das die Hilfe von Ärzten verhindert (Politik, Natur), weil niemand Zeit hat
8 — Arzt oder Hebamme könnten vergeßlich sein, es unterlaufen ihnen Fehler oder Irrtümer
9 — Ihr Kind könnte geschädigt werden
10 — Ihr Kind könnte tot sein

6.3.3.3. Evaluation des Angstbewältigungstrainings

Die Wirksamkeit dieses Vorgehens wurde mittels der Gegenüberstellung von zwei Kontrollgruppen überprüft. Die erste (KG 1) war nach der üblichen Schwangerschaftsgymnastik vorbereitet worden, die zweite (KG 2) bestand aus unvorbereiteten Frauen. Untersucht wurde zu Beginn des letzten Schwangerschaftstrimesters, kurz vor der Geburt und im Wochenbett.

Die Gruppen umfaßten sowohl Erst- wie auch Mehrfachgebärende, auch traten aufgrund der freiwilligen Teilnahme an den Kursen einige Unterschiede im Hinblick auf soziodemographische Daten auf (z.B. waren in der unvorbereiteten Gruppe mehr Frauen der sozialen Unterschicht, weniger berufstätige Frauen und weniger mit einem eigenen Geburtshelfer). In bezug auf die medizinischen Ausgangsdaten waren keine wesentlichen Gruppenunterschiede erkennbar, einzig in der KG 2 befanden sich mehr adipöse Frauen. Bei den psychologischen Variablen lag nach dem Angstfragebogen (Eigenentwicklung) ein vergleichbares Angstniveau vor, im S-S-G (*Lukesch & Lukesch* 1976) war eine negativere Einstellung zur Sexualität bei der KG 2 erkennbar. Da zwischen Erst- und Mehrfachgebärenden keine Unterschiede auftraten, wurden die Ergebnisse nicht gesondert aufgeführt.

(1) *Angstverlauf während Schwangerschaft und Wochenbett*

Bei der Therapiegruppe war eine deutliche Verminderung des Angstniveaus bei dem Vergleich von Beginn und Ende des Kurses festzustellen, das Angstniveau im Wochenbett erhöht sich demgegenüber nur geringfügig. In der Schwangerschaftsgymnastikgruppe steigt die Angst kurz vor der Geburt unerwartet stark an, um dann im Wochenbett wieder abzufallen. Bei der unvorbereiteten Gruppe ist ebenfalls ein Angstanstieg zu vermerken, der aber auch in der Post-partum-Phase nicht wesentlich zurückgenommen wird.

(2) *Bewältigung des Geburtsverlaufes*

Während der Geburt wurde von den Frauen der Therapie- und der Schwangerschaftsgymnastikgruppe häufiger versucht, die Wehen durch Atemtechnik zu kontrollieren. Die Wehenkontrolle gelingt aber häufiger den Frauen nicht, bei denen die Angst vor der Geburt angestiegen war. Angst während der Geburt trat in allen drei Gruppen gleich oft auf, die Angstbewältigung gelang aber den Frauen der Therapiegruppe häufiger.

Operative Geburtsbeendigungen kamen bei den vorbereiteten Frauen signifikant seltener vor als bei unvorbereiteten. Obwohl die gesamte Geburtsdauer zwischen den drei Gruppen nicht unterschiedlich war, ist die Preßperiode bei den Frauen der Therapiegruppe beträchtlich verkürzt (Erstgebärende: 12,25/26,11/23,33 Minuten; Mehrfachgebärende: 5/15,62/17,50 Minuten). Die Preßperiode war umso länger, je stärker der Angstanstieg kurz vor der Geburt war.

(3) *Wochenbettverhalten*

Auch nachträgliche Befragungen ließen den Erfolg des integrativen Vorbereitungsprogrammes erkennen: die Geburt wurde retrospektiv positiver beurteilt und als wichtige Erfahrung der Identität als Frau gewertet, diese Frauen fühlten sich entspannter, ruhiger, meinten, mit aktuellen und künftigen Problemen besser zurecht zu kommen, sie beurteilten die zurückliegende Schwangerschaft positiver und erlebten die institutionellen Zwänge des Krankenhausaufenthaltes als weniger bedrückend.

6.4. Einzeltherapieverfahren

Die Anwendung von verhaltenstherapeutischen Vorgehensweisen bei Gruppen von Schwangeren hat sich z.T. als effektiv erwiesen. Auf der anderen Seite ergeben sich dabei auch Schwierigkeiten, vor allem zu erwähnen sind dabei (1) Angsthierarchien für die Gruppe sind nicht immer optimal den individuellen Gegebenheiten angemessen, (2) die einzelnen Vorbereitungsschritte bei der Systematischen Desensibilisierung werden individuell unterschiedlich schnell erlernt (Vorstellungstraining, Entspannungstraining), (3) die situativen Gegebenheiten sind nicht für alle Frauen gleichermaßen günstig (z.B. beste Entspannung im Liegen oder im Sitzen), (4) mit zunehmender Zahl von Gruppenmitgliedern wird es für den Therapeuten schwieriger, den Überblick zu behalten (subjektive Angstangaben, Kontrolle des Entspannungszustandes), (5) bei kognitiven Interventionsmethoden wird die Erarbeitung von Selbstinstruktionsanweisungen in der Gruppe leicht formelhaft.

Diese Nachteile, die trotz vorhandener Erfolge von Gruppendesensibilisierungsverfahren vorhanden sind, treten bei einer individuellen Behandlung von Schwangerschafts- und Geburtsängsten nicht auf. Deshalb hat es auch nicht an Versuchen gefehlt, Erfahrungen bei der SD in Form von Einzeltherapien zu sammeln. Mit diesem Vorgehen verbindet sich zudem die Hoffnung, auch Hilfen bei extrem hochängstlichen Schwangeren geben zu können.

6.4.1. Herkömmliche SD in Einzeltherapieform

Bei einer kleinen Stichprobe wurde von *Zettler* und *Müller-Staffelstein* (1977) in Tübingen die Wirkung der SD auf den Geburtsverlauf untersucht. Dabei wurden acht Frauen, die einen Vorbereitungskurs besucht und eine SD hinter sich gebracht hatten, mit neun Frauen, die nur den Vorbereitungskurs und weiteren neun, die ohne Vorbereitung zur Entbindung gekommen waren, miteinander verglichen. Die SD fand in Form von Einzelsitzungen statt. Pro Schwangere wurden 5 bis 6 Therapiesitzungen von ca. 45-minütiger Dauer abgehalten.

Der Therapieaufbau war wie folgt: (1) Erklärung zum Ziel der Therapie unter Hinweis auf das Angst-Spannungs-Schmerz-Syndrom. Entspannungstraining nach *Jacobson.* (2) Erstellung einer Angsthierarchie, Entspannungsübung, Vorstellungstraining und Bearbeitung einzelner Angstitems. Übungsanleitung für zu Hause. (3) – (6) Entspannungsübung, Angstitems nach SD bearbeiten, Wiederholung der bewältigten Angstitems.

Die Ergebnisse dieser Untersuchung sprachen nicht für einen spezifischen Effekt der Systematischen Desensibilisierung. So traten im Hinblick auf die Verwendung von medizinischen Hilfsmitteln und die Geburtsdauer keine Unterschiede zwischen den drei Gruppen auf (a.a.O., S. 129), auch in bezug auf das subjektive Geburtserlebnis (allgemeine Einschätzung der Geburt, Entspannungsgrad, Schmerzempfinden) waren keine Vorteile bei den vorbereiteten Frauen nachweisbar. Als Erklärung für diese unerwarteten Resultate werden unterschiedliche Stichprobenzusammensetzungen (z.B. nach der Schichtvariable, Anwesenheit der Väter, Kontrollgruppe war um 4 Jahre jünger), unkontrollierbare Einflüsse von seiten der Klinik und Zufälligkeiten bei der Entbindung (z.B. Überdosierung von Syntozinon) verantwortlich gemacht. Subjektiv wurde von den mittels SD behandelten Frauen besonders die vermittelte Entspannungstechnik als positiv bewertet. Nur zwei Frauen meinten, diese Art der Vorbereitung hätte ihnen nicht genützt. Dabei spielte es vor allem eine Rolle, ob die aufgebauten Erwartungen während der Therapie mit dem tatsächlichen Geburtsverlauf übereinstimmten.

Die Untersuchung weist deutlich auf die Schwierigkeit und zugleich die Notwendigkeit kontrollierter Effizienzuntersuchungen hin. Evaluationskriterien wie etwa Geburtsdauer sind nicht unproblematisch, z.B. wegen der mangelnden Genauigkeit der Angaben (genaue Festlegung des Geburtsbeginns) und auch wegen der Tatsache der medikamentösen Beeinflussung des Geburtsverlaufs. Eigentlich wären nur Geburtsverläufe ohne jeglicher bzw. völlig gleicher Medikamentation vergleichbar. Das gleiche trifft auf die anderen Nebenumstände einer Geburt (z.B. Partneranwesenheit) zu. Gerade bei kleinen Stichprobengrößen kann man nicht davon ausgehen, daß sich diese Fehlereinflüsse ausgleichen; nur bei genauer Parallelisierung der Gruppen sind aussagekräftige Ergebnisse zu erwarten.

6.4.2. *Systematische Desensibilisierung unter Biofeedback-Kontrolle* (Paul Kochenstein)[1]

6.4.2.1. Biofeedback-Verfahren in der klinischen Praxis

Obwohl man gesichert annehmen kann, daß die Einübung von Entspannung – sei es nun in der Form des autogenen Trainings oder der progressiven Relaxation – einen therapeutischen Effekt hinsichtlich verschiedener schwangerschaftsbezogener psychosomatischer Störungen nach sich ziehen kann, stehen der praktischen Anwendung verschiedene Schwierigkeiten entgegen. Eine davon besteht darin, daß Entspannungszustände bei den besprochenen Verfahren nicht objektiviert werden. D.h., sowohl Proband als auch der Therapeut sind sich nie völlig sicher, ob tatsächlich ein Entspannungszustand eingetreten ist.

Durch die Entwicklung von Biofeedbacktechniken können diese Schwierigkeiten überwunden werden (*Birbaumer* 1977; *Legewie & Nusselt* 1975; *Brown* 1975; *Obrist* et al. 1974). Voraussetzung dafür war die Entwicklung von Meßgeräten, mit denen es möglich ist, physiologische Reaktionen am intakten Organismus genau zu messen. Die Ergebnisse solcher Messungen können nun dem Probanden und dem Therapeuten rückgemeldet werden, z.B. in Form von akustischen oder optischen Signalen, so daß beide über das momentane interne Erregungsniveau informiert sind.

Bedenkt man, daß klinisch bedeutsames Verhalten (z.B. Angst) vornehmlich auf den drei Ebenen des subjektiven Erlebens, der motorischen und der physiologischen Reaktionen diagnostiziert, beschrieben und therapiert wird, so ist es nicht verwunderlich, daß man über die Möglichkeit, diese letztgenannten physiologischen Reaktionen mittels Biofeedback modifizieren zu können, in euphorische Stimmung geriet.

Bereits bei den frühen Untersuchungen *Jacobsons* (1964, S. 202) wurde ab 1927 versucht, über Messung von elektrischen Impulsen an verschiedenen Muskelpartien Aufschluß über muskuläre Spannungs- und Entspannungszustände zu erhalten. Es galt dabei besondere technische Schwierigkeiten zu überwinden, da die ableitbaren Stromspannungen bei einem entspannten Muskel äußerst gering sind (1–4 μV) und der

1 Diese Arbeit entstand in enger Kooperation mit dem im nächsten Kapitel (6.4.3.) dargestellten Vorgehen. Bei der Evaluation wird auf identische Kontrollgruppen zurückgegriffen.

Frequenzbereich des Muskelgewebes hoch ist (10–100 Hz). Von *Budzinsky* und *Stroyva* (1973) wurde ein Apparat entwickelt, der zu diesen Messungen imstande ist. Die EMG-Aktivität wird zusätzlich an einen Ton gekoppelt, so daß der Proband aus der Höhe des Tones dauernd über seinen Entspannungszustand informiert wird.

Eine Hypothese, die es nun zu überprüfen galt, war, ob über diese kontinuierliche Rückmeldung des eigenen Entspannungszustandes eine schnellere und tiefere Entspannung erlernt werden kann als ohne diese Rückmeldung. Dies konnte in der Tat nachgewiesen werden. Zudem wurde gefunden, daß die Folgen tiefer Muskelentspannung nicht auf einen Muskel beschränkt bleiben, sondern auf weitere Muskelpartien generalisiert werden. Das unter Kontrolle des EMG stehende Lernen von Entspannung konnte wirkungsvoll zur Bekämpfung von Spannungskopfschmerzen eingesetzt werden, ebenso hat es sich im Rahmen der Verhaltenstherapie bewährt (a.a.O., S .256 und 261).

Biofeedback-Techniken werden bisweilen als Allheilmittel für die verschiedensten psychosomatischen Störungen ausgegeben. In popularisierter Form wird in Zeitschriften wie “Science”, “Playboy” oder „Spiegel“ auf die Erfolge einer Biofeedback-Behandlung bei Schlaflosigkeit, Kopfschmerzen, Herzrhythmusstörungen, Kreislaufstörungen, Rückenschmerzen, Angstzuständen, Schlaganfällen, Epilepsie, Asthma, Leseschwierigkeiten und hohem Blutdruck hingewiesen (*Birks* 1973, S. 1); sogar als Methode der Kontrazeption wird diese Technik angepriesen. Es ist anscheinend auch hier ein Stadium der Begeisterung für diese Behandlungsmethode erreicht, die auch bei anderen therapeutischen Methoden zu beobachten war (z.B. Schlafkuren, Hypnose). Von dieser anfänglichen Begeisterung über den Anwendungsbereich und den Einsatzmöglichkeiten von Biofeedbackverfahren ist heute nicht mehr allzuviel übrig geblieben. Nach gewissenhafter Durchsicht der Literatur zieht *Birbaumer* (1978) das Resümee, daß es bis heute noch nicht entscheidbar ist, ob Biofeedback irgendeiner physiologischen Variablen effektiver als andere Entspannungstechniken ist.

Der Einsatz von Biofeeedback-Techniken zur Erlernung von muskulärer Entspannung im Rahmen von Schwangerschaftsvorbereitungskursen erscheint aber eine durchaus plausible Möglichkeit zu sein. Dabei kann das Verfahren sowohl zur Herbeiführung von Entspannung allein als auch zum Erlernen von Entspannungszuständen für den Gebrauch bei der systematischen Desensibilisierung von Schwangerschaftsängsten eingesetzt werden. Ob damit weitergehende Effekte erzielbar sind (z.B. Erhöhung der Streßresistenz, positive Beeinflussung schwangerschaftsbezogener psychosomatischer Störungen), müßte erst in kontrollierten Untersuchungen abgeklärt werden.

Bislang sind die Erfahrungen, die man bei der Schwangerenbetreuung mit Biofeedback gesammelt hat, spärlich und widersprüchlich. Ein Versuch, den Bluthochdruck von zwanzig hospitalisierten Schwangeren durch ein intensives Entspannungstraining und durch EMG-Feedback zu behandeln, brachte im Vergleich zu einer Kontrollgruppe keinen Erfolg (*Sherman* et al. 1978). Ermutigende Ergebnisse dagegen erhielten *Gregg* et al. (zit. nach *Brown* 1977) bei einem durch Biofeedback unterstützten Entspannungstraining, bei dem die Probandinnen der Treatmentgruppe in allen relevanten Meßbereichen (Dauer und subjektive Einstellung während der Wehen, Medikation usw.) bessere Werte erzielten. Hier wurde ein zweistufiges Feedbackverfahren (EMG und GSR) eingesetzt, das auch noch während der Wehen im Kreißsaal zur Anwendung kam.

6.4.2.2. Therapieaufbau

Um die Möglichkeiten zum Abbau von Gebärängsten voll auszuschöpfen, war geplant, Biofeedback-Verfahren in die Desensitivierungsprozedur einzubauen. Aufgrund der Erfahrungen von *Budzinsky* und *Stroyva* (1973) wurden als physiologischer Indikator die Potentiale im Frontalis-Muskel ausgewählt und über ein EMG rückgemeldet. Dabei sollte das EMG-Feedback nur ein Bestandteil des therapeutischen Treatments sein, ohne auf konservative Methoden zum Erlernen von Entspannung, wie progressive Muskelrelaxation (*Jacobson* 1928) und autogenes Training (*Schultz* 1970), verzichten zu wollen. Es ging also nicht darum, die Überlegenheit einer Methode nachzuweisen, sondern es sollte ein Verbund von Maßnahmen unter experimentellen Bedingungen erprobt werden, mit dem eine effektive Reduktion von Gebärängsten bei Schwangeren möglich ist.

In bezug auf die Verwendung von Biofeedback-Methoden bei der Desensibilisierung von Ängsten liegen nach *Budzynski* (1977, S. 440) dann günstige Bedingungen für den EMG-Einsatz vor, wenn

a) eine beträchtliche muskuläre Komponente an das Angstverhalten gekoppelt ist,
b) der Klient nicht in der Lage ist, mit den einfacheren, herkömmlichen Mitteln Entspannung zu lernen,
c) dem Klienten die Wahrnehmung seines Grades der Muskelentspannung fehlt,
d) der Klient stark daran glaubt, daß EMG-Biofeedback ihm hilft zu entspannen,
e) der Therapeut sich nicht sicher ist, ob der Klient (bewußt oder unbewußt) eine genaue subjektive Einschätzung der Höhe seines Angst- und Entspannungszustandes geben kann.

Im Hinblick auf die geplante Desensitivierung zur Beseitigung von Gebärängsten war es uns ein wesentliches Anliegen, mit Hilfe der vom Stirnmuskel abgeleiteten EMG-Potentiale über eine objektive Kontrollmöglichkeit der Entspannungstiefe zu verfügen. Verschiedene Autoren betonen gerade diese Möglichkeit der Biofeedbackanwendung (*Budzynski* 1977; *Legewie* & *Nusselt* 1975; *Reinking* & *Kohl* 1976; *Hume* 1977), auch wenn diese Ergebnisse nicht unwidersprochen geblieben sind (*Wickramaskera* 1976; *Vaitl* 1978; *Fridlund* et al. 1980). Gerade die Möglichkeit, über die Ableitung einer einzigen physiologischen Variablen einen Hinweis auf den Entspannungszustand zu bekommen, erschien jedoch reizvoll genug, eigene Erfahrungen mit der bereits als „technisches Placebo" (*Birbaumer* 1978) deklarierten Biofeedback-Methode zu sammeln. Somit entschlossen wir uns in einem Therapieexperiment für folgendes therapeutische Vorgehen:

- Entspannungsübung mit Biofeedback,
- Entspannungsübung unter Verwendung von progressiver Muskelentspannung,
- Systematische Desensitivierung mit Biofeedbackkontrolle.

Im Anschluß an die Biofeedback-Übung erfolgte ein Entspannungstraining in Anlehnung an die *progressive Muskelentspannung* (Phase 2). In jedem Fall berücksichtigt wurden dabei die Muskelgruppen der Hände, Unter- und Oberarme, Schultern, Hals und Rücken sowie die Fuß und Unterschenkelmuskulatur. Die Übungen der Gesichtsmuskulatur (Stirn, Mund, Kiefer) wurden im Verlauf des Trainings zugunsten einer stärkeren Betonung einiger Anteile aus dem *autogenen Training* (*Schultz* 1970) fallengelassen:

– Wir atmen ruhig und gleichmäßig.
– Nichts stört uns, wir denken an nichts.
– Unser Körper liegt ruhig und bequem im Stuhl.
– Unsere Füße werden warm (nach Fußanspannung).
– Wir fühlen uns wohl.

Dies erschien auch im Hinblick auf die Schwangerschaft der Klientinnen zweckmäßig, da eine körperumfassende progressive Muskelentspannung (unter Einbezug von Brust-, Bauch-, Beckenbodenmuskulatur) für einige Probandinnen, denen aufgrund einer Muttermundschwäche auch die Teilnahme an einer Schwangerschaftsgymnastik untersagt worden war, ohnehin nicht möglich gewesen wäre.

Einer Empfehlung *Florins* (1975; 1978) folgend, vollzog der Therapeut diesen Trainingsteil simultan mit. Folgende drei Gründe sprechen für dieses Vorgehen:

a) Gleichzeitiges Mitvollziehen der Übungen gewährleistet ein besseres Gefühl für das richtige "timing" der einzelnen Trainingsabschnitte.
b) Die Klientinnen brauchen sich bei diesen Übungen nicht beobachtet fühlen, was u.U. zu einer unkomplizierten, partnerschaftlichen oder vertraulichen Trainingsatmopshäre beitragen mag.
c) Die allgemeine Zweckmäßigkeit des Erlernens einer Entspannungsübung wird dadurch unterstrichen.

Nach dieser Trainingsphase, die zwischen 15 und 25 Minuten dauerte, wurden die Klientinnen ersucht, ruhig und entspannt liegen zu bleiben, während ein zweites Mal die Elektroden für die Biofeedbackmessung auf ihre Stirn geklebt wurden.

Nach ca. fünf Kontrollregistrierungen der Muskelpotentiale erfolgte ein mentales Entspannungstraining mit positiv getönten oder neutralen Vorstellungsbildern (Spaziergang auf einem Feldweg, zu Hause liegen auf der Couch).

Diese Übung sollte einer Vorbereitung auf die Desensitivierung im weiteren Trainingsverlauf dienen.

Anschließend wurden die Teilnehmerinnen um eine verbale Einschätzung ihrer Entspannung gebeten und befragt, ob ihnen die Vorstellung der Szenen Schwierigkeiten bereitete. Ferner wurde die Bedeutung der auf den Protokollen mitnotierten Zahlenwerte (EMG-Potentiale) erklärt. Je nach Bedarf bildete jeweils ein mehr oder weniger ausführliches Gespräch (zwischen 5 und 45 Minuten) den Abschluß dieser ersten sowie der fünf folgenden Therapiestunden.

Die Phasen 1 und 2 in den folgenden fünf Therapiesitzungen entsprachen denen der ersten Stunde: Entspannungstraining mit Biofeedback; gemeinsames Entspannen nach *Jacobson.* Die Therapiesitzungen unterschieden sich aber im Hinblick auf die Vorstellungsinhalte. Die Bilder, die nun angeboten wurden, beinhalteten Situationen oder Szenen, wie sie bei einer normalen Geburt auftreten und die von den Schwangeren als angstbesetzt erlebt wurden. Als Hilfe zur Identifikation von solchen angstbesetzten Inhalten diente der Fragebogen von *Haas* (1975). Die Itemvorgabe erfolgte zum einen im Hinblick darauf, ob und wie stark der jeweilige Inhalt im speziellen Fall angstauslösend ist, zum anderen wurde die chronologische Reihenfolge in bezug auf den Geburtsablauf eingehalten. Als Indikator für Angstfreiheit bzw. Entspannung dienten die während dieses Abschnittes erhobenen Muskelpotentiale.

Die Durchführung in Form einer Einzelsitzung ermöglichte es, sowohl die dargebotenen Vorstellungsinhalte wie auch die Darbietungsdauer auf die einzelne Schwangere abzustimmen. Die Vorgehensweise war zwar schon von *Haas* (1975) angeregt worden, konnte aber damals wegen des Gruppendesensitivierungs-Verfahrens nicht angewandt werden.

Davon unabhängig war natürlich das von uns gewählte Setting der Einzeltherapie, in dem für solche Gespräche ausreichend Zeit eingeräumt wurde, gut geeignet, die ganz individuellen Kenntnisse unserer Kursteilnehmerinnen über die Geburt zu erweitern. Der zweite Schwerpunkt der Gespräche war von den oftmals geäußerten irrationalen Befürchtungen im Zusammenhang mit der bevorstehenden Geburt bestimmt. Im Mittelpunkt stand meist die Sorge um die Gesundheit des Kindes. Ängste derart, daß sie ein Kind mit irgendwelchen Schäden oder Mißbildungen zur Welt bringen würden, wurden auch bei denjenigen Frauen angetroffen, die ansonst ein eher niederes allgemeines Angstniveau aufwiesen. Gerade solche Befürchtungen eignen sich nach unserer Auffassung jedoch nicht für eine Systematische Desensitivierung und lassen sich vermutlich nur durch kognitive therapeutische Interventionen und somit über eine Einstellungsänderung bearbeiten.

Bezüglich der aus der Sicht der Gesprächspsychotherapie geforderten Variablen Wärme und Echtheit wurde versucht, diese so gut wie möglich zu verwirklichen. Im Hinblick auf die dritte postulierte Wirkgröße, dem einfühlenden Verstehen, wurde jedoch die reine Spiegelungstechnik, deren Formtopik sich hauptsächlich auf das Rückverbalisieren emotionaler Erlebnisinhalte beschränkt, verlassen. Möglicherweise wird dadurch eher eine suggestive Wirkung als eine tiefe Einsicht in die Problematik erreicht. Doch sind es gerade solche irrationalen Angstinhalte, die sich eher durch eine Erfassung im Sinne der Rational-Emotiven-Therapie reduzieren lassen, vorausgesetzt, der Therapeut ist nicht nur von deren Irrationalität überzeugt, sondern auch in der Lage, alternative Denkstrukturen anzubieten. Die Äußerungen der Schwangeren zu und über die Wirkung solcher Gespräche bestärkten uns in dem Gefühl, mit dieser Technik auf dem richtigen Weg zu sein.

6.4.2.3. Evaluation der Therapievariante

Wie die anderen Verfahren zur Geburtsvorbereitung, so kommt auch dieser Therapievariante eine zweifache Bedeutung zu. Zum einen soll damit die Geburtsangst reduziert werden, zum anderen soll die Geburt selbst besser bewältigt werden. Es wurde versucht, die Effizienz dieser Therapie im Hinblick auf beide Zielsetzungen abzuklären (*Lukesch* et al. 1980).

Probandinnengruppen

Dazu wurden neben der Experimentalgruppe, welche auf die oben beschriebene Weise behandelt worden war, zwei Kontrollgruppen mit einbezogen. Die erste Kontrollgruppe diente der Überprüfung des Effektes im Hinblick auf die Angstreduktion, die zweite zur Abklärung der Auswirkungen auf den Geburtsverlauf selbst. Als Auswahlkriterien für die Experimental- und die erste Kontrollgruppe galten: Erstgebärende, relativ hohes Angstniveau (Meßwert im Geburtsangstfragebogen größer 40) und errechneter Geburtstermin in 8 bis 12 Wochen. Die erste Kontrollgruppe erhielt zum gleichen Zeitpunkt (im Hinblick auf die bevorstehende Geburt) wie die Experimentalgruppe einen Fragebogen zur Messung der Geburtsangst (AFB, modifiziert nach *Haas* 1975) vorgelegt, dieser Fragebogen mußte nach ca. 6 Wochen ein zweites Mal ausgefüllt werden. Aus organisatorischen Gründen (die Frauen entbanden an verschiedenen Kliniken) war es nicht möglich, Einschätzungen über den

Geburtsverlauf bei den Frauen der ersten Kontrollgruppe zu erhalten. Deshalb mußte die Wirkung hinsichtlich des Geburtsverlaufes bei einer ad-hoc zusammengestellten zweiten Kontrollgruppe erfolgen. Das Vorgehen dabei bestand darin, von Hebammen Einschätzungen des Geburtsverlaufes machen zu lassen (sowohl bei EG 1 wie auch KG 2). Insgesamt konnten Daten von folgenden Gruppen erhalten werden:

Experimentalgruppe 1:
11 Erstgebärende; Alter 17–30 Jahre ($\overline{X}$ = 25,27; s = 4,32);
10 verheiratet, 1 ledig; alle Mittelschichtangehörige.

Kontrollgruppe 1:
14 Erstgebärende, Alter 21–30 Jahre ($\overline{X}$ = 25,0; s = 2,69);
12 verheiratet, 2 ledig; 12 Mittelschicht-, 2 Unterschichtangehörige.

Kontrollgruppe 2:
16 spontan entbindende Erstgebärende, die an der Klinik entbanden, an der auch der Großteil der Probandinnen der beiden Experimentalgruppen entbunden hatten. Demographische Daten wurden nicht erhoben.

Signifikante Unterschiede zwischen EG 1 und KG 1 bezüglich den Variablen Alter, Zivilstand, Sozialschichtzugehörigkeit ließen sich nicht feststellen. Zusätzlich wurde überprüft, ob hinsichtlich einer Vielzahl psychosomatischer Merkmale sowie angstbesetzter Trauminhalte und allgemein geburtsvorbereitender Maßnahmen Unterschiede zwischen den Gruppen bestanden. Dabei ergab sich ein überzufällig häufigeres Vorkommen von allgemeinen Angstträumen und Angstträumen im Hinblick auf das Kind (vor der Schwangerschaft) in EG 1. Die Partner der Frauen in der Therapiegruppe beteiligten sich öfter an den Geburtsvorbereitungsmaßnahmen (Erfahrungsaustausch, Vorbereitung allg.) als in der KG 1.

Meßinstrumente

1. Als Instrument zur Erfassung von Geburtsängsten wurde ein aus 77 Items bestehender Fragebogen verwendet, der ursprünglich von *Haas* (1975) entwickelt und dessen teststatistische Kriterien bereits an mehreren Stichproben überprüft worden waren (*Kochenstein* & *Lukesch* 1979). Der Fragebogen wurde bei den Experimentalgruppen zu Beginn der Therapie, nach der 3. Therapiesitzung, am Ende der Therapie (nach der 6. Stunde) und im Wochenbett verwendet. In der ersten Kontrollgruppe wurde er während des gleichen Zeitraums einmal und ca. sechs Wochen später ein zweites Mal eingesetzt.

2. In den beiden Therapiegruppen wurde eine Skala zur Erhebung des Selbst- und Idealbildes verwendet (Eigenentwicklung). Die Differenz zwischen Selbst- und Idealschilderung bzw. die Korrelation zwischen Selbstkonzept und Idealkonzept kann als Indikator für Neurotizismus gelten (*Steiler* & *Meurer* 1974; *Helm* 1978).

3. Beurteilungsskalen für die subjektive Einschätzung des therapeutischen Vorgehens in der Experimentalgruppe (Eigenentwicklung).

4. Fragebogen zur Beurteilung des Geburtsverlaufes durch die Hebamme in der Therapie- und der zweiten Kontrollgruppe. Dabei wurden Atmung, Entspannung, Anstrengung und Schmerzen für die Eröffnungsphase und zusätzlich die Mitarbeit beim Pressen in der Austreibungsphase eingeschätzt (modifiziert nach *Haas* 1975).

5. Der Experimentalgruppe wurde eine Einschätzungsskala zum Biofeedbackeinsatz vorgelegt. Dabei wurde erfragt, ob Biofeedback zum Erlernen von Entspannung und zur Entspannungskontrolle geeignet sei.

Ergebnisse

(1) *Angstreduktion während der Therapie und im Wochenbett*

Die Frage, ob es durch das gewählte therapeutische Vorgehen möglich ist, Geburtsängste zu reduzieren, läßt sich positiv beantworten. Aufgrund der Mittelwertsveränderungen zu den verschiedenen Meßzeitpunkten (vgl. Tab. 6.5) ließen sich auf varianzanalytischem Weg noch weitere Befunde absichern:

In der Therapiegruppe fand zwischen den ersten drei Meßzeitpunkten jeweils eine signifikante Angstreduktion statt; hingegen ist der Unterschied zwischen Therapieende und Wochenbetterhebung nicht mehr bedeutsam.

Prüft man die Differenzwerte zwischen 1. und 3. AFB zwischen Experimental- und erster Kontrollgruppe, so findet man eine wesentlich größere Angstreduktion in der EG 1 (40,45 Punkte) als in der KG 1 (8,93 Punkte); ein Regressionseffekt kann dabei ausgeschlossen werden. D.h. durch die Therapie wird im Vergleich zu einer nichtbehandelten Kontrollgruppe ein deutlicher Effekt im Hinblick auf Angstreduktion erzielt.

Da der Zusammenhang zwischen der Höhe der Angst im 1. AFB und der durch die Therapie erzielten Angstreduktion nicht von Null unterschieden ist ($r = -0{,}08$; $df = 23$, n.s.), kann man schließen, daß der Therapieeffekt unabhängig vom ursprünglich vorliegenden Niveau der Geburtsangst erzielt wird[1]. D.h. die Therapie ist für alle Angstgrade gleichermaßen effektiv.

Der Neurotizismusgrad der Probandinnen (gemessen über die Differenzen aus Real- und Idealbeschreibung) hängt mit der Geburtsangst zu allen vier Zeitpunkten deutlich zusammen (1. AFB: $r = 0{,}60$; 2. AFB: $r = 0{,}51$; 3. AFB: $r = 0{,}55$; 4. AFB: $r = 0{,}62$; $df = 23$). D.h. neurotischere oder selbstunzufriedene Frauen zeigen vermehrt Geburtsängste.

Tabelle 6.5 Veränderungen der Werte im Angstfragebogen (AFB) bei der Therapie- und der Kontrollgruppe 1

Gruppen		AFB vor Therapie	AFB nach 3 Wo.	AFB nach 6 Wo.	AFB im Wochenbett
EG1	$\bar{x}$	95,36	65,45	54,91	51,45
	s	44,10	40,05	44,50	38,04
	N	11	11	11	11
KG1	$\bar{x}$	78,50	––	69,57	––
	s	26,31	––	31,21	––
	N	14	––	14	––

1 Diese und die folgenden Aussagen beziehen sich auf die Probandinnen, die entweder nach dieser Therapievariante oder mit der im nächsten Kapitel darzustellenden behandelt worden sind. Daher auch die Vergrößerung der Freiheitsgrade.

Ein Zusammenhang zwischen Neurotizismusgrad und Therapieerfolg (Differenzwert zwischen 1. und 3. AFB) zeigt sich hingegen nicht (r = 0,22, df = 25; n.s.). Man könnte höchstens von einer leichten Tendenz sprechen, daß die Therapie bei weniger neurotischen Frauen stärker zur Angstreduktion beigetragen hat als bei stärker neurotischen. Dies wäre ein vages Indiz dafür, daß verhaltenstherapeutische Interventionen bei nicht-neurotischen Frauen erfolgversprechender sind als bei neurotischen.

(2) *Bewältigung des Geburtsverlaufes*

Für die Überprüfung der Effektivität der Therapievariante ergaben sich Probleme, da die Schwangeren der ersten Kontrollgruppe nicht bis nach der Entbindung verfolgt werden konnten (Entbindung an verschiedenen Kliniken) und außerdem die Hebammen nur schwerlich zu einer Beurteilung des Geburtsverlaufes in dieser Gruppe hätten gewonnen werden können. Um aber zumindest zu vorläufigen Resultaten zu kommen, wurden die Hebammen einer Klinik, an der der Großteil der Frauen aus der EG1 entbunden hatten, dafür gewonnen, eine Zufallsstichprobe von Erstgebärenden nach dem Geburtsverlauf zu beurteilen.

Als weitere Schwierigkeit ergab sich, daß in der EG 1 drei Frauen mittels Kaiserschnitt entbunden wurden. Wegen dieser Reduktion der Stichprobengröße war die Aussicht minimal, statistisch abgesicherte Unterschiede zwischen EG 1 und KG 2 zu finden. Bedeutsame Differenzen zeigten sich tatsächlich nicht, wenn auch ein leichter Trend vorhanden war, daß die Probandinnen der EG 1 während der Eröffnungsphase besser, während der Austreibungsphase aber schlechter beurteilt werden als die der KG 2.

6.4.3. Kognitive Angstreduktionsmethoden (Christl Holz)

„Nicht die Tatsachen selbst beunruhigen die Menschen, sondern die Meinungen darüber".

Epiktet

6.4.3.1. Kognitive Angstreduktionsmethoden in der klinischen Praxis

Bei verhaltenstherapeutischen Vorgehensweisen spielt zunehmend die Einbeziehung kognitiver Prozesse eine höchst bedeutsame Rolle. Im folgenden sollen drei Verfahren der Verhaltensänderung dargestellt werden, die paradigmatisch bei solchen kognitiven Prozessen ansetzen:

(1) Ellis' „Rational-Emotive-Therapie" nach *Ellis* (1977),
(2) Problemlösetraining nach *D'Zurilla* und *Goldfried* (1971),
(3) Systematisches Selbstinstruktionstraining nach *Meichenbaum* (1977).

(1) *Kognitive Umstrukturierung in der "Rational-Emotive-Therapie" nach Ellis*

Der Grundgedanke bei *Ellis* (1977, S. 45) ist, daß fehlangepaßte Gefühle nichts anderes sind als „eine bestimmte nichtobjektive, voreingenommene, stark wertende Art des Denkens", also das Ergebnis von individuellen Interpretationen, von Vorurteilen, unrealistischen Erwartungen oder unlogischen Annahmen über die Dinge (*Goldfried & Goldfried* 1977, S. 106). Psychische Störungen ergeben sich, wenn *irrationale Einstellungen* oder Erwartungen zu falscher Bewertung auftretender Situationen und damit zu unangemessenem Verhalten führen. Solche irrationalen Ideen können z.B. sein:

- Ich darf keinen Fehler machen.
- Ich muß von allen geliebt werden.
- Schwierigkeiten sollte ich mich nicht aussetzen.

Eine Grundannahme für den Therapieansatz ist der Glaube an die Logik des menschlichen Organismus, d.h. der Glaube, daß das Entdecken der Irrationalität in eigenen Selbstaussagen automatisch zu deren Änderung motiviert. In der Therapie geht es darum, zentrale irrationale Lebensphilosophien zu identifizieren, aufzuzeigen, wie diese die Probleme verursachen und wie man diese Ideen in-Frage-stellen und anzweifeln kann. Der Klient soll einsehen, daß die beste Problemlösestrategie im Beobachten und In-Frage-Stellen seiner Einstellungssysteme besteht. Er soll den Zirkel der Selbstindoktrination durchbrechen lernen.

„Das therapeutische Vorgehen zur Veränderung irrationaler Bewertungssysteme läßt sich kurz folgendermaßen skizzieren:
Nachdem Therapieverlauf und -ziel erklärt worden sind, wobei auch die Grundannahmen der kognitiven Umstrukturierung an Beispielen erläutert werden, beschreibt der Klient seine Gefühle, körperliche Empfindungen und motorische Reaktionen in Problemsituationen. Der Therapeut verbalisiert dabei die irrationalen Ideen und diskutiert mit dem Klienten darüber. Dabei werden besonders die Selbstverbalisationen des Klienten in Problemsituationen untersucht. Dann suchen Klient und Therapeut gemeinsam nach Alternativen, d.h. rationalen und realen Kognitionen, die der Klient anstelle der Fehlbewertungen in den Problemsituationen bewußt einsetzt. Der Therapeut zieht sich im Laufe der Therapie immer mehr in eine passive Rolle zurück oder übernimmt im Sinne einer einstellungskonträren Agitation die frühere Rolle des Klienten. Der Klient übt die neuen Selbstverbalisationen zunächst in sensu, dann in Rollenspielen und später in der realen Problemsituation“ (*Fliegel* 1978, S. 109 f.).

Eine große Bedeutung in diesem therapeutischen Prozeß nimmt die formale *„logische Analyse“* ein. Der Klient wird zur logischen Selbstüberprüfung hingeführt durch einen *„sokratischen Dialog“*, in dem der Therapeut zur Selbstexploration und Selbstentdeckung problematischer Strukturen und möglicher Lösungen führt. Andere therapeutische Techniken spielen eine ergänzende Rolle (*Mahoney* 1977, S. 202 f.). Das Lehrziel dieser Methode ist also, überspitzt ausgedrückt, „logisches Denken“ zu lernen (*Goldfried & Goldfried* 1977, S. 105).

(2) *Problemlösetraining nach D'Zurilla und Goldfried*

Während *Ellis* Fehlerwartungen, d.h. irrationale „Meinungen über die Dinge“ für psychische Störungen verantwortlich macht, sehen *D'Zurilla* und *Goldfried* (1971) ungünstige bzw. fehlende Lösungsstrategien im Umgang mit realen Lebensschwierigkeiten und damit ineffektives, lerngeschichtlich bedingtes Verhalten als wesentliche Bedingungen an.

Dabei wird Problemlösen als kognitiver Verhaltensprozeß gesehen, der

(a) verschiedene potentiell effiziente Reaktionsmöglichkeiten verfügbar macht, um mit der Problemsituation fertig zu werden;
(b) die Wahrscheinlichkeit erhöht, die effektivste Reaktion aus diesen verschiedenen Alternativen auszuwählen (*D'Zurilla & Goldfried* 1971, S. 108).

Lösung wird als Reaktion bzw. Reaktionsmuster definiert, das die Situation so verändert, daß sie nicht länger als problematisch erscheint und gleichzeitig positive Konsequenzen maximiert bzw. negative minimiert (kurzzeitig, langzeitig, sozial, persönlich). Eine mehrphasige Therapie versucht allgemeine Bewältigungsstrategien zu vermitteln, damit der Klient sein Kognitions- und Strategierepertoire erweitert.

Problemlösen kann in fünf allgemeine Stadien kognitiver Operationen unterteilt werden:

(a) *Allgemeine Einstellung*
Der Klient soll akzeptieren, daß Problemsituationen einen normalen Teil des Lebens darstellen; er soll bereit sein, die Problemsituationen wahrzunehmen, sie gezielt anzugehen und der Versuchung, impulsiv zu handeln, widerstehen. Er muß einsehen, daß die meisten dieser Situationen auch für ihn aktiv zu bewältigen sind.

(b) *Definition und Formulieren des Problems*
Der Klient soll die einzelnen Elemente der zu bewältigenden Problemsituation konkret und präzise formulieren. Konkretisierungen und Operationalisierungen tragen zu gutem Problemlösen bei, inadäquate Verallgemeinerungen und abstrakte Begriffe müssen vermieden werden.

(c) *Suche nach Alternativen*
Hier wird die Methode des "Brainstormings" angewandt. Bewertungen und Kritik werden zurückgestellt, es gilt der Grundsatz, Quantität fördert Qualität, ein freier Lauf der Gedanken wird begrüßt.

(d) *Entscheidungsfindung*
Der Klient schätzt die kurz- und langfristigen Konsequenzen der alternativen Lösungsstrategien ein und entscheidet sich dann für Lösungen, die mit hoher Wahrscheinlichkeit zu verwirklichen sind.

(e) *Verifikation* (Überprüfung)
Der Klient führt die Lösungsstrategien im Rollenspiel oder in vivo aus, mißt das Ergebnis an den erwarteten Konsequenzen und modifiziert gegebenenfalls die Entscheidung (*Goldfried* & *Goldfried* 1977, S. 119 ff.)
Die therapeutischen Strategien zur Durchführung sind in erster Linie:
- Modellernen (Therapeut als bewältigendes Modell),
- Einsatz systematischer Verstärkung,
- Graduelles Ausführen von Aufgaben,
- Selbstbewertung (mehr Selbstlob).

(3) *Selbstinstruktionstraining nach Meichenbaum*

Bei *Ellis'* Rationaler Therapie spielten „innere Monologe" eine bedeutende Rolle. Der Therapeut hatte die Aufgabe, dem Klienten seinen eigenen Denkstil bewußt zu machen und unter Kontrolle zu bringen, d.h. ihn „logisch denken" zu lehren.

Meichenbaum (1977) versucht einen zweiten Behandlungsansatz mit einzubeziehen, nämlich durch Handlung zu neuen Denkwegen zu gelangen. Er verwendet dabei bewährte verhaltenstherapeutische Verfahren (Modellernen, Probeagieren auf Verhaltens- und Vorstellungsebene u.a.) zur Modifizierung von Selbstaussagen des Patienten (*Meichenbaum* 1977, S. 413, f). Selbstverbalisationen spielen eine herausragende Rolle, da sie einen besonders geeigneten therapeutischen Zugang zur Änderung unangemessener Kognitionen und damit auch unangemessenen Verhaltens eröffnen.

Durch ein Selbstinstruktionstraining sollen die Klienten lernen:

(a) die Realität der jeweiligen Situation abzuschätzen,
(b) die negative, selbstbehindernde, angsterzeugende Vorstellungstätigkeit zu kontrollieren,
(c) die erlebte Angst anzuerkennen, zu benützen und möglicherweise mit einem neuen Etikett zu versehen,

(d) sich zur Durchführung der Aufgabe „psychisch aufzuraffen",
(e) mit der intensiven Furcht, die ihnen widerfahren könnte, fertigzuwerden und
(f) sich selbst zu verstärken, wenn das gelungen war (*Meichenbaum* 1977, S. 424 f.).

Das therapeutische Vorgehen besitzt folgende Komponenten:

(a) Didaktische Darlegung und gelenkte Selbstentdeckung der Rolle von Selbstaussagen bei subjektivem Leiden und Verhaltensmängeln.
(b) Diskussion der Problemdefinition und Antizipation und Bewertung der Konsequenzen von Lösungsstrategien (= Training der Grundlagen des Problemlösens).
(c) Beobachtung der Selbstverbalisationen und Training der Unterscheidung.
(d) Graduelle Verhaltensanweisungen.
(e) Therapeutische Vorschläge für den Aufbau (die Modifikation) von Selbstaussagen nach den Richtlinien der *„bewältigenden"* Anpassung und des verhaltensrelevanten Ausrichtens der Aufmerksamkeit und der Selbstverstärkung.
(f) Modellgabe für kognitive Reaktionen.
(g) Vorgabe und Unterstützung positiver Selbstbewertungen.
(h) Einsatz von Entspannungstraining kombiniert mit dem Einsatz einer bewältigenden Vorstellung (= modifiziertes kognitives Desensibilisierungsverfahren; *Fliegel* 1978, 117 f.; *Mohoney* 1977, S. 220 f.).

Inhaltlich handeln diese Selbstverbalisierungen von recht unterschiedlichen Elementen.

Sie sind entweder – situationsbezogen
oder – reaktionsbezogen
oder – konsequenzbezogen.

Da der letzte Schritt im therapeutischen Vorgehen, die kognitive Desensibilisierung, in unserem Training mit Schwangeren eine bedeutende Rolle spielt, soll dieser im folgenden präzisiert werden.

- Der Klient wird entspannt.
- Es wird ein Fingerzeichen als Signal für überdauernde Angstreaktionen vereinbart.
- Das am wenigsten angsterzeugende Item der Hierarchie wird vorgegeben.
- Der Klient wird angewiesen, sich auszumalen, wie er in der Situation angespannt und unruhig wird. – Der Therapeut suggeriert die für den Klienten charakteristischen Merkmale körperlicher Erregung und wie ihm ein für ihn charakteristischer, hinderlicher Gedanke in den Sinn kommt.
- Ihm wird suggeriert, daß er sich in der kritischen Situation entspannt und daß er sich eine auf die aktive Bewältigung der Angstsituation gerichtete Selbstinstruktion gibt.
- Jede Szene wird unter Zwischenschaltung von Entspannungsphasen so oft vorgegeben, bis der Klient sich in der Angstreduktion und in der kognitiven Umorientierung angesichts dieses Items sicher fühlt (*Meichenbaum* 1979, S. 117 f.; *Florin* 1978, S. 82 f.; *Butollo* 1979, S. 220 ff.; *Meichenbaum* 1977, S. 427 ff.).

Tabelle 6.6 *Trainingsverlaufsplan*

Zeit	Intentionen	Vorgehen/Interventionen
1. Std. 30 Min.	– Herstellung einer vertrauensvollen Beziehung (Anwärmphase)	Interview zu bewegenden Erfahrungen in der Schwangerschaft
5 Min.	– Erwartungsabklärung – Festigung der Motivation	Befragung Einführung in den Trainingsablauf und Begründung der einzelnen Schritte
10 Min.	– motivierende Einführung ins Entspannungstraining	Erklärung der Grundzüge anhand erster praktischer Übungen
2. Std. 30 Min.	– Vertrautmachen mit der Technik der progressiven Muskelrelaxation – erstes Erfolgserlebnis vermitteln – Angst vor neuartigen Gefühlen nehmen – Leistungsdruck nehmen	– Einführung – Reihenfolge der Muskeln – Hinweis auf Gefühle – ET Anspannungstraining in Langform (modifiziert) – Befragung nach den Gefühlen und Schwierigkeiten beim Entspannen
15 Min.	Erste Analyse der angstauslösenden Situationen	Erstellung einer Hierarchie mit Hilfe von Kärtchen, auf denen die Inhalte festgehalten sind, welche im ersten AFB mit 2 oder 3 (starke, mäßige Angst) bewertet wurden – Ordnungsgesichtspunkte besprechen
3./4. Std. – 30 Min.	Einstellungsänderung der Probandin passiv – aktiv hilflos – kämpferisch bewältigen, statt beherrschen wollen realistisch werden statt angstabwehrend und verharmlosend sich auf das Kind hin orientieren statt nur um sich kreisen sich verstärken lernen statt sich zu bestrafen	Gespräch zur Entwicklung der Selbstinstruktionen anhand der Angstkärtchen, Schritte: (1) Situationsanalyse – wie stelle ich mir den Ablauf der Situation vor – was macht mir Angst daran – wie reagiere ich in ähnlichen Situationen (2) – wie könnte die Situation noch ablaufen – Gibt es positive Steiten an der Situation (3) – Gibt es Möglichkeiten, an der Situation etwas zu ändern (4) – Welche Bewältigungstechniken habe ich im Alltag (5) – Wie rede ich positiv mit mir
	– Problemlösestrategie und Angstbewältigungstechnik vermitteln	Metakommunikation über die Gesprächsschritte und Prinzipien, über den Einsatz und die Wirkung von Selbstinstruktionen; Modellwirkung des Gesprächs; Training des Problemlösegesprächs und Einsatz der Selbstinstruktion
15 Min.	– Vertiefung der erworbenen Entspannungsfähigkeiten – Ängste auf der untersten Stufe der Hierarchie abbauen	Entspannungstraining (Kurzfassung) Beginn mit der systematischen Desensitivierung
5./6. Std. 45 Min.	– Systematische Angstreduktion – Konsolidierung der Einstellungsänderung	Die Schritte der SD nach *Meichenbaum* (vgl. S. 166)

6.4.3.2. Aufbau und Verlauf der Therapie

Das Hauptziel ist eine Angstreduktion während der Schwangerschaft und in der Folge eine bessere Bewältigung der Geburt. Dazu waren folgende therapeutische Interventionen geplant:

(1) Entspannungstraining (ET) nach *Jacobson* (1928)
   - zur Angstreduktion besonders in Zusammenhang mit der Systematischen Desensitivierung (SD)
   - als Bewältigungstechnik für die Geburtssituation

(2) Selbstinstruktionstraining
   - im Sinne eines Problemlösetrainings
   - zur kognitiven Umstrukturierung
   - zur Einstellungsänderung im Hinblick auf die Geburt
   - als Angstbewältigungstechnik für die Geburtssituation

(3) Systematische Desensitivierung (SD)
   (kognitive Form nach *Meichenbaum* 1977)
   - zur effektiven und schonenden Angstreduktion relativ eng begrenzter Ängste durch systematische Verbindung von Entspannung, Vorstellung ängstigender Bilder, Einsatz von Selbstinstruktionen.

6.4.3.3. Evaluation der Therapievariante

Das Vorgehen zur Überprüfung der Effektivität dieser therapeutischen Verfahrensweise war analog zu dem in Kap. 6.4.2.3. geschilderten. Es wurden die dort beschriebenen Kontrollgruppen und dieselben Meßverfahren verwendet.

Obwohl das durchschnittliche Alter der Frauen der Therapiegruppe ($\overline{x}$ = 27,69; s = 4,26) höher als das der KG 1 ($\overline{x}$ = 25; s = 2,69) war, ist der Unterschied statistisch nicht signifikant. Auch in bezug auf Zivilstand und Sozialschichtzugehörigkeit ergaben sich keine nachweisbaren Differenzen. Allerdings zeigte sich ein überzufällig häufigeres Vorkommen von allgemeinen Angstträumen und Angstträumen im Hinblick auf das Kind (vor der Schwangerschaft) in der Therapiegruppe im Vergleich zur KG 1. Die Partner der Frauen in der Therapiegruppe beteiligten sich außerdem öfter an den Geburtsvorbereitungsmaßnahmen (Erfahrungsaustausch, Vorbereitung allgemein).

(1) *Angstreduktion während der Therapie und im Wochenbett*

Auch hier ist ein deutlicher Therapieeffekt zu erkennen. Bei der statistischen Prüfung der Verläufe der Angstwerte läßt sich dieser erste Eindruck bestätigen (vgl. Tab. 6.7).

In der Therapiegruppe fand zwischen jedem Meßzeitpunkt eine statistisch abzusichernde Reduktion der Angstwerte statt; dies trifft auch noch für den Vergleich der Angstwerte am Therapieende und im Wochenbett zu. In der Kontrollgruppe war der Meßwertunterschied nicht signifikant.

Der Vergleich mit der Kontrollgruppe aufgrund der Differenzwerte zwischen 1. und 3. Angstmessung zeigt eine bedeutend höhere Angstverminderung in der Therapiegruppe (33,85 Punkte) als in der Kontrollgruppe (8,93 Punkte). Während außerdem das Angstniveau in der Therapiegruppe zu Beginn der Therapie wesentlich höher war als in der Kontrollgruppe, war nach Abschluß der Therapie kein Unterschied mehr festzustellen.

Tabelle 6.7 Veränderungen der Werte im Angstfragebogen (AFB) bei der Therapie- und der Kontrollgruppe 1

Gruppen		AFB vor Therapie	AFB nach 3 Wo.	AFB nach 6 Wo.	AFB im Wochenbett
Therapie-gruppe	$\bar{x}$	101,00	80,46	67,15	54,92
	s	21,65	31,63	37,67	30,65
	N	13	13	13	13
Kontroll-gruppe 1	$\bar{x}$	78,50	–	69,57	–
	s	26,31	–	31,21	–
	N	14	–	14	–

Ein Vergleich mit dem Desensibilisierungsverfahren unter Biofeedbackkontrolle erbrachte keinen differentiellen Therapieeffekt, d.h. beide Vorgehensweisen waren gleichermaßen effektiv.

Diese Untersuchung wurde in explorativer Weise auch auf Mehrfachgebärende ausgedehnt. Das therapeutische Treatment wurde dabei bei drei Frauen angewandt. In allen Fällen wurde eine wesentliche Angstreduktion erreicht, während gerade bei den Mehrfachgebärenden, die keiner speziellen Behandlung zugeführt wurden, ein Anstieg des Angstniveaus vor der Geburt beobachtet werden konnte. Die statistische Auswertung bei der Gegenüberstellung der um Mehrfachgebärende erweiterten Therapie- und Kontrollgruppe bestätigte die bereits für Erstgebärende allein gültigen Ergebnisse (vgl. Tab. 6.8).

Tabelle 6.8 Veränderungen der Werte im Angstfragebogen (AFB) bei der um die Mehrfachgebärenden erweiterten Therapie- und Kontrollgruppe 1

Gruppe		AFB vor Therapie	AFB nach 3 Wo.	AFB nach 6 Wo.	AFB im Wochenbett
Therapie-gruppe	$\bar{x}$	100,19	74,38	59,44	52,33
	s	25,78	31,98	37,74	30,22
	N	16	16	16	15
Kontroll-gruppe 1	$\bar{x}$	81,65	–	75,53	–
	s	26,79	–	33,17	–
	N	17	–	17	–

(2) *Bewältigung des Geburtsverlaufes*

Zur Überprüfung dieser Frage mußte wieder auf die Daten einer zweiten Kontrollgruppe zurückgegriffen werden, was aus den schon dargestellten Gründen nicht unproblematisch war. Als statistisch abzusichernder Effekt zeigte sich, daß die Hebammen den Entspannungsgrad der Frauen der Therapiegruppe in der Eröffnungsphase als besser einschätzten als in der KG 2. Hinsichtlich der anderen Kriterien waren die Ergebnisse unterschiedlich: die Frauen der Therapiegruppe wurden in bezug auf Atmung, wenig Anstrengung und Schmerzen während der Eröffnungsphase sowie der

Atmung und Entspannung während der Austreibungsphase tendenziell positiver beurteilt, die Kontrollgruppe schnitt hinsichtlich Mitarbeit beim Pressen, Anstrengung und Schmerzen während der Austreibungsphase besser ab. Alle diese Tendenzen lassen sich jedoch statistisch nicht absichern.

Als Nebenergebnis wurde gefunden, daß zwischen der Selbstbeurteilung der Schmerzen während der Austreibungsphase durch die Frauen und die Fremdbeurteilung durch die Hebammen kein nachweisbarer Zusammenhang besteht ($r = 0{,}04$; n.s.); in bezug auf die Eröffnungsphase ist die Korrelation hingegen signifikant ($r = 0{,}42$; $p = 0{,}05$).

(3) *Einschätzung der Therapie*

Als letztes sei noch auf die subjektive Einschätzung der beiden Therapieformen durch die Frauen hingewiesen. Diese Ergebnisse sind aufgrund möglicher Erwartungseffekte sicherlich nicht unbeeinflußt, deuten aber dennoch eine hohe Zufriedenheit mit beiden Therapieformen an. Differentielle Effekte waren minimal. Insgesamt kann darin eine Bestätigung des gewählten therapeutischen Vorgehens gesehen werden.

6.5. Zusammenfassung der Ergebnisse über verhaltenstherapeutisch orientierte Geburtsvorbereitungs- und Angstbewältigungsprogramme

Die Gegenüberstellung von Verfahren, die innerhalb der Klinischen Psychologie zur Angstreduktion als effektiv empfohlen und im Detail untersucht worden sind mit solchen, die im Rahmen der üblichen Geburtsvorbereitung eingesetzt werden, zeigt eine deutliche Diskrepanz, denn gerade in diesem Anwendungsbereich sind verhaltenstherapeutische Techniken nur selten vorzufinden. Erst seit wenigen Jahren werden in zunehmender Weise solche Geburtsvorbereitungsprogramme entworfen und evaluiert. Es ist dabei zu hoffen, daß die Lücke zwischen den psychologischen Modellvorstellungen sowie Therapiekonzepten bei Medizinern oder medizinischen Hilfsberufen und Psychologen selbst geschlossen wird.

Die einfache Auflistung der bisher durchgeführten Vorbereitungsprogramme auf verhaltenstherapeutischer Grundlage (vgl. Tab. 6.9) läßt die vorhandenen Möglichkeiten und Grenzen deutlich werden.

(1) Die vorhandene Erfahrungsbasis ist schmal. Es wurden zwar einige gut kontrollierte Therapieexperimente vorgenommen, die Bewährung im größeren Rahmen des Klinikalltages steht noch aus.
(2) Im Hinblick auf die angezielte Angstreduktion scheinen Verfahren auf verhaltenstherapeutischer Grundlage effizienter zu sein als andere Vorbereitungskurse (Psychoprophylaxe, Read-Kurse, Schwangerschaftsgymnastik).
(3) Zumindest bei der Hälfte der Untersuchungen haben sich ähnlich positive Effekte in bezug auf die Bewältigung der Geburt absichern lassen.
(4) Aufgrund der Erfahrungen von *Ringler* et al. (1980 a,c) oder *Haas* (1975) scheint es ohne größere Schwierigkeiten möglich zu sein, Desensibilisierungstechniken in die an der jeweiligen Institution gängigen Vorbereitungskursen zu integrieren. Die Einführung eines stufenweise aufgebauten Kurssystems ist dabei Voraussetzung.

Tabelle 6.9 Zusammenfassende Darstellung über vorliegende vergleichende Effektivitätsuntersuchungen über die Wirksamkeit verhaltenstherapeutischer Vorbereitungsprogramme

	Autor	Therapieverfahren	Stichprobe	Entspannungstechnik	Effektivitätsvergleich Angstreduktion	Effektivitätsvergleich Geburtsbewältigung
Gruppenvorbereitung	*Kondas & Scetnicka*	(1) SD[1] (2) PPM	20 (13 PP, 7MP)[2] 20 (13 PP, 7MP)	AT[3] —	(1) >[4] (2)	(1) > (2) Geburtsdauer Verhalten unter d. Geburt
	Haas (1975)	(1) SD (2) SD + Selbstinstruktion (3) READ, SG (4) keine Vorbereitung	15 PP 13 PP 13 PP 11 PP	PR PR — —	(1),(2) > (3),(4) (1) = (2)	(1), (2) > (3),(4) (1) = (2) Verhalten unter der Geburt
	Teichmann (1978)	(1) SD + Selbstinstruktion	6 PP	PR	n.s.	—
	Pavelka, Ringler & Loziczky (1980) *Ringler, Pavelka & Loziczky* (1980)	(1) SD + SG (2) SG (3) keine Vorbereitung	32 (27 PP, 5MP) 19 (10 PP, 9 MP) 29 (16 PP, 13MP)	PR PR, AT —	(1) > (2), (3)	(1), (2) > (3) operative Entbindungen (1) > (2), (3) Preßdauer
Einzeltherapien	*Zettler & Müller-Staffelstein* (1977)	(1) SD + READ (2) READ (3) keine Vorbereitung	8 (5 PP, 3MP) 5 9	PR — —	n.s.	n.s.
	Kochenstein (1980) *Holz* (1980)	(1) SD + Biofeedback (2) SD + Selbstinstr. (3) teilw. Vorbereitung	11 PP 13 PP 14 PP	PR, AT, Biofeedback PR, AT —	(1), (2) > (3) (1) = (2)	(2) > (3) Entspannung

1 SD = Systematische Desensibilisierung
PPM = Psychoprophylaxe nach *Lamaze*
READ = Kurs nach *Dick-Read*
SG = Schwangerschaftsgymnastik

2 PP = primipare Frauen
MP = multipare Frauen

3 AT = autogenes Training
PR = progressive Relaxation

4 „>" = besser

(5) In besonders schwierigen Fällen ist eine Behandlung in Einezltherapieform möglich und indiziert. Die vorhandenen Erfahrungen (*Holz* 1980; *Kochenstein* 1980; *Zettler & Müller-Staffelstein* 1977) bieten eine breite Grundlage für ein variationsreiches und individuell abgestimmtes therapeutisches Vorgehen.

(6) Problematisch bleibt die Frage, wer diese Art der Vorbereitung durchführen sollte. Abgesehen von Extremfällen, in denen die Hilfe eines Spezialisten (klinischer Psychologe) unumgänglich ist, soll hier nicht der weiteren Vermehrung der eine Schwangere betreuenden Personen das Wort gesprochen werden. Auf die Dauer erscheint es sinnvoller, verhaltenstherapeutische Techniken an Krankengymnastinnen oder Hebammen zu vermitteln, damit diese bereits mit der Betreuung der Schwangeren beauftragten Berufsgruppen diese Techniken bei den Vorbereitungsangeboten realisieren. Die entsprechenden Kompetenzen müssen dabei in der Aus- oder Weiterbildung erworben werden; dic Einführung eines Supervisionssystems ist dabei notwendig. Wie bei allen Änderungen im Bereich des institutionellen Selbstverständnisses sind allerdings Widerstände (soziales Trägheitsgesetz) zu antizipieren.

(7) Desensibilisierungstechniken bzw. andere verhaltenstherapeutische Vorgehensweisen bei der Geburtsvorbereitung müssen noch in bezug auf differentielle Effekte genauer untersucht werden. Ansatzmöglichkeiten für Mehrfachgebärende (realisiert bei *Kondaš & Ščetnická* 1972; *Holz* 1980 und *Ringler* et al. 1980 a), längerfristige Wirkungen auf Wochenbettzeit oder Mutter-Kind-Beziehung bieten sich zur Untersuchung an, ebenso die Einbeziehung weiterer verhaltenstherapeutischer Techniken (Gedankenstop, positive Selbstgespräche, Selbstbehauptungstraining); m.a.W. “further research is needed”.

7. Anregungen für die Gestaltung geburtsvorbereitender Maßnahmen

Die Vorbereitung einer Schwangeren auf die Geburt und den späteren Umgang mit ihrem Kind stellt eine wesentliche Aufgabe für alle Instanzen dar, die eine Schwangere betreuen. Die derzeit bestehenden Möglichkeiten an geburtsvorbereitenden Kursen stellen sowohl vom Angebot, der Qualität und dem Nutzungsgrad keineswegs das Optimum dar. Ideal wäre ein kombiniertes Kursangebot, etwa nach Art des Freiburger Vorbereitungsprogramms (vgl. Tab. 7.1), das zusätzlich zu eventuell angebotenen Übungsprogrammen von beiden Partnern genutzt werden kann. Die genaue Strukturierung eines solchen Programmes muß dabei der einzelnen Klinik und den spezifischen örtlichen Gegebenheiten vorbehalten bleiben; die Anregungen, wie sie etwa in Kapitel 5.5 formuliert sind, sollten dabei genutzt werden.

Tabelle 7.1 Das Freiburger Geburtsvorbereitungsprogramm (*Richter* 1980, S. 9)

Zeitpunkt	Bezugsperson	Thematik
1. Abend	Arzt	Anatomie, Sexual- und Reproduktionsphysiologie von Mann und Frau, Konzeption, Implantation, Embryonal-, Fetalentwicklung
2. Abend	Arzt	Geburtsphasen und Wehenphysiologie, Überwachungsmethoden, Schmerzen unter der Geburt, Schmerzbekämpfung, Anästhesieverfahren, Spezialuntersuchung, operative Entbindung Minutiöse Schilderung, wie Spontangeburt in Klinik abläuft.
3. Abend	Arzt Hebamme Stationsschwester Säuglingsschwester	Besichtigung von Kreißsaalareal, den verschieden organisierten Wochenstationen und des zentralen Kinderzimmers
4. Abend	Arzt Psychotherapeut	Schwangerschaft als Konflikt; seelische Veränderungen während Schwangerschaft, Geburt, Wochenbett, Einflußfaktoren auf das ungeborene Kind; frühe Mutter-Kind-Beziehung, Stillen, Rooming-in, Grundzüge der Entwicklungspsychologie des Kindes
5. Abend	Hebamme	Mutterschutzgesetz, Vorbereitung zur Entbindung, Säuglingsausstattung, Körperpflege und Bad des Neugeborenen; praktische Übungen
6. Abend	Hebamme	Vorbereitung zum Stillen, Stillen und Brustpflege, künstliche Ernähung: Flaschennahrung, Breikost
7. Abend	Hebamme Säuglingsschwester	Körperliche und geistige Entwicklung des Säuglings; praktische Übungen
8. Abend	Kinderarzt Hebamme	Vorsorgeuntersuchungen, Schutzimpfungen, Krankheitszeichen; praktische Übungen

Die Bezeichnungen unter denen geburtsvorbereitende Kurse abgehalten werden, als „Schwangerschaftsturnen" oder „Schwangerschaftsgymnastik" sind nicht treffend, „hier wird bereits vom Sprachlichen der Hauptakzent auf den wahrscheinlich bedeutungslosesten Teil der Vorbereitung gelegt" (*Ringler* et al. 1979). Zudem muß man daran kritisieren, daß durch diese Bezeichnungen bereits ein Teil der Frauen abgeschreckt wird, da diese nicht einsehen, warum sie ausgerechnet in ihrem Zustand „turnen" sollen (*Ringler* 1980 a). Diese Einschätzung wird dazu noch von etlichen Ärzten geteilt, die vor allem ihren Risikopatientinnen die Schwangerschaftsgymnastik verbieten, obwohl dort auf die gymnastischen Übungen leicht verzichtet werden könnte und die Frauen wertvolle Geburtsbewältigungstechniken lernen können. Außerdem ist ein Teil dieser Kurse auch wegen ihrer inhaltlichen und formalen Ausgestaltung zu kritisieren. Abgesehen davon, daß es sich dabei um ein undifferenziertes Konglomerat von gymnastischen Übungen, Atem- und Kurzentspannungstechniken sowie Geburtssimulationen handelt, weden diese Kurse oft in einem Ein-Stunden-System abgehalten, wobei in jeder Stunde dieselben Übungen wiederholt werden. Daß dieses Vorgehen für eine längere Teilnahme nicht sehr motivierend ist, liegt auf der Hand.

Damit in Zusammenhang steht das bislang ungelöste Problem der Qualifikation für die Durchführung solcher Vorbereitungsprogramme. Ideal wäre ein Team aus Arzt, Heilgymnastin, Hebamme, eventuell Psychologe, die zusammen ein integriertes Programm gestalten. Dieses Angebot, das für den Normalfall gilt, ist noch um Möglichkeiten zur Behandlung psychisch auffälliger Schwangerer zu ergänzen, wobei das ganze Spektrum von speziell ausgerichteten verhaltenstherapeutischen Methoden bis hin zu umfassenden Ehetherapien zur Verfügung stehen sollte.

Die Betonung dieser geburtsvorbereitenden Maßnahmen scheint heute genau so wichtig zu sein wie früher, gerade weil heute der Schwerpunkt der Diskussion nicht mehr auf den Vorbereitungsmaßnahmen liegt, sondern sich auf die Gestaltung des Geburtsvorganges verschoben hat. Die Auseinandersetzungen über die „programmierte Geburt" (*Jung* 1980), die „sanfte Geburt" (*Odent* 1978; *Leboyer* 1974) und die Debatten über Klinikgeburt, Hausgeburt und „ambulante" Geburt (*Stauber* 1979; *Saling* 1979) werden sicherlich nicht ohne Wirkung bleiben. Man sollte aber über die dabei angeschnittenen Fragen, die zwar das wichtigste, aber doch nur punktuelle Ereignis, die Geburt nämlich, betreffen, das unzureichend gelöste Problem der Vorbereitung auf dieses Erlebnis nicht vergessen.

Dazu gehört auch die lebenslängliche Vorbereitung darauf, die in Elternhaus und Schule vermittelte Einstellung gegenüber diesen Bereich. Konsequenterweise müßte man auch eine Änderung im Sprachgebrauch als Ausdruck einer veränderten Einstellung gegenüber der Geburt fordern, indem man z.B. die „Wehen" als Kontraktionen bezeichnet, nicht mehr wie selbstverständlich von „Geburtsschmerzen", sondern von Geburtsarbeit spricht und den „Kreißsaal" als Entbindungsraum bezeichnet. Dabei sollte es nicht nur bei Umbenennungen bleiben, sondern dies sollte Ausdruck einer geänderten Einschätzung der mit einer Geburt einhergehenden Umstände sein.

Die Bewältigung einer Geburt und die Etablierung einer befriedigenden Eltern-Kind-Beziehung sind sicherlich nicht in der Form eines Alles-oder-Nichts-Vorganges von der Auseinandersetzung mit Schwangerschafts- und Geburtsängsten abhängig, sollte es aber durch die vorgeschlagenen Maßnahmen global gesehen zu einer leichten Verbesserung des Mittelwertes kommen, so ist wesentliches gewonnen.

Literatur

Abramson, J.H.; Singh, A.R.; Mbrambo, V.: Antenatal stress and the baby's development. Arch. Dis. Child 36 (1961) 42–49.

Ader, R.; Belfer, M.S.: Prenatal maternal anxiety and offspring emotionality in the rat. Psychol. Rep. 10 (1962) 711–718.

Alexandre, P.; Binet, J.: La groupe dit Pahouin. Presses Universitaries de France, Paris (1958).

Andrew, J.: Coping styles, stress relevant learning and recovery from surgery. Unpubl. Diss., Los Angeles (1967).

Arfwidsson, L.; Ottoson, J.-O.: Pregnancy and delivery of unwanted children. Acta psychiatrica Scandinavicae Suppl. 221 (1971) 77–83.

Aristoteles: Tierkunde. In: *Gohlke, P.* (Hrsg.): Aristoteles. Die Lehrschriften. Bd. 13. Schöningh, Paderborn (1957).

Baird, D.; Scott, E.M.: Intelligence and childbearing. Eugen. Rev. 45 (1953) 139–154.

Barbes, T.X.; Hahn, K.W.: Psychological and subjective responses to pain producing stimulation under hypnotically-suggested and waking-imagined "analgesia". Journal of Abnormal and Social Psychology 65 (1962) 411–418.

Barclay, R.L.: Modification of pregnancy anxieties. Some comparisons between pregnant and non-pregnant women. Unpubl. Diss., Wayne State Univ. (1972).

Bauman, B.C.: Personality characteristics of women who elect a program of educated childbirth as compared to those who do not elect such a program. Unpublished doctoral dissertation, Teachers College (1960).

Bayer, R.; Hoff, F.: Modellversuche zur Darstellung der durch Angst und Schmerz ausgelösten Erregungsübertragung auf den nicht graviden, graviden und gebärenden menschlichen Uterus. Zeitschr. f. Geburtsh. & Gynäkologie 153 (1959) 105–112.

Beck, L.: Medikamentöse Analgesie und Anästhesie. In: *Käser, O.; Friedberg, V.; Ober, K.G.; Thomsen, K.; Zander, J.* (Hrsg.): Gynäkologie und Geburtshilfe. Bd. II Schwangerschaft und Geburt. Thieme, Stuttgart (1967), 662–689.

Benedek, T.: Psychobiological aspects of mothering. Am. J. of Orthopsychiatry 26 (1956) 272–278.

Bergander, U.: Über die Notwendigkeit einer Wiederholung der Psychoprophylaktischen Geburtsvorbereitung. Deutsches Gesundheitswesen 23 (1968) 62–65.

Bergström-Walan, H.B.: The effects of the education for childbirth. 1er Congrès Intern. de med. psychosom. et maternité, Paris (1962) 333–336.

Bergström-Walan, M.-B.: Continued research (still going on) regarding the efficacy of education for childbirth. Med. Psychosom. in Obstet. & Gynaec., Wiener Med. Akad. Wien (1965) 93–96.

Bernard, J.; Sontag, L.W.: Fetal reactivity to fetal stimulation, a preliminary report. J. Genet. Psychol. 50 (1947), 205–210.

Bernstein, D.A.; Borkovec, T.D.: Entspannungs-Training. Handbuch der progressiven Muskelentspannung. Pfeiffer, München (1975).

Berry, C.; McGuire, F.L.: Menstrual distress and acceptance of sexual role. American Journal of Obstetrics and Gynecology 114 (1972) 83–87.

BfGA (Bundeszentrale für gesundheitliche Aufklärung): Die Situation der werdenden Mütter. Gesellschaft für Grundlagenforschung, München (1970).

Bibring, G.: Some considerations of the psychological processes in pregnancy. Psychoanal. Study of the Child 14 (1959) 113–121.

Bibring, G.: Some specific psychological tasks in pregnancy and motherhood. In: 1er Congrès Intern. de med. psychosom. et maternité, Paris (1962) 21–26.

Bibring, G.; Dwyer, T.F.; Huntington, D.S.; Valenstein, A.F.: A study of the psychological processes in pregnancy and of the earliest mother-child relationship. I. Some propositions and comments. Psychoanalytic Study of the Child 16 (1961) 9–71.

Bickers, W.: Uterine contraction patterns: Effects of psychic stimuli on the myometricum. Fertility and Sterility 7 (1956) 268–275.

Biele, A.M.: Unwanted pregnancy: Symptom of depressive practice. Amer. J. Psychiat. 128 (1971) 748–754.

Bir, U.; Zippel, W.: Perinatale Mortalität unter besonderer Berücksichtigung ehelicher und unehelicher Kinder. Geburtsh. und Frauenheilk. 18 (1958) 1009–1019.

Birbaumer, N. (Hrsg.).: Neuropsychologie der Angst. Urban & Schwarzenberg, München (1973).

Birbaumer, N.: Biofeedback training: A critical review of its clinical applications and some future directions. European Journal of Behavioural Analysis and Modification 1 (1977) 235–251.

Birbaumer, N.: Biofeedback. In: *Pongratz, L.J.* (Hrsg.): Klinische Psychologie. Handbuch der Psychologie Bd. 8/2. Hogrefe, Göttingen (1978), 2082–2103.

Birks, L. (Hrsg.): Biofeedback: Behavioral medicine. Grune & Stratton, New York (1973).

Blitz, B.; Dinnerstein, A.J.: Role of attentional focus in pain perception: Manipulation of response to noxious stimulation by instructions. Journal of Abnormal Psychology 77 (1971) 42–45.

Bobey, M.J.; Davidson, P.O.: Psychological factors affecting pain tolerance. Journal of Psychosomatic Research 14 (1970) 371–376.

Bond, M.R.: The relation of pain to the Eysenck Personality Inventory, Cornell Medical Index and Whiteley Index of Hypochondriasis. British Journal of Psychiatry 119 (1971) 671–678.

Bond, M.R.: Personality studies in patients with pain secondary to organic disease. Journal of Psychosomatic Research 17 (1973) 253–263.

Bonstein, I.: Psychoprophylactic preparation for painless childbirth. Grune & Stratton, New-York (1958).

Bowes, W.A.; Brackbill, Y.; Conway, E.: The effects of obstetrical medication on fetus and infant. Monographs of the Society for Research in Child Development, Serial 137, 35 (1970) 1–55.

Brown, B.A.: New mind, new body. Hodder & Stoughton, London (1975).

Brown, B.B.: Stress and the art of biofeedback. Harper & Row, New York (1972).

Brown, L.B.: Anxiety in pregnancy. Brit. Journal of Medical Psychology 37 (1964) 47–58.

Brown, W.A.; Manning, T.; Grodin, J.: The relationship of antenatal and perinatal psychological variables to the use of drugs in labour. Psychosomatic Medicine 34 (1972) 119–127.

Budzynski, Th.; Stroyva, J.: Biofeedbacktechniken in Verhaltenstherapie und im autogenen Training. In: *Birbaumer, N.* (Hrsg.): Neuropsychologie der Angst. Urban & Schwarzenberg, München (1973) 248–270.

Budzynski, T.H.: Clinical implications of electromyographic training. In: *Schwartz, G.E.; Beatty, J.:* Biofeedback, theory and research. Academic Press, New York (1977) 433–448.

Bundesministerium für Familie und Jugend (BfJFG): Mütter und Kinder in der Bundesrepublik Deutschland. 2 Bd., Bonn (1975).

Burnett, C.W.F.: The value of antenatal exercises. J. Obstet. Gynaec. Brit. Emp. 63 (1956) 40–57.

Butollo, W.H.L.: Psychologische Therapien extremer chronischer Angstreaktionen. In: *Tack, W. H.* (Hrsg.): Bericht über den 30. Kongreß der Deutschen Gesellschaft für Psychologie in Regensburg 1976, Bd. 2. Hogrefe, Göttingen (1977) 141–154.

Butollo, W.: Chronische Angst. Urban & Schwarzenberg, München (1979).

Buxton, C.L.: Differences in European and American attitudes toward psychosomatic childbirth preparation. In: 1er Congrès International de Médecine Psychosomatique et Maternité, Paris (1962) 125–129.

Buxton, C.L.: Psychophysical training in preparation for childbirth. Clin. Obstet. & Gynec. 6 (1963) 669–684.

Buytendijk, E.: Über den Schmerz. Huber, Bern (1948).

Caldwell, D.F.: Stillbirth from adrenal demedullated mice subjected to chronic stress throuout gestation. J. Embryol. Exp. Morph. 10 (1962) 471–475.

Caplan, G.: Psychological aspects of maternity care. American Journal of Public Health 47 (1957) 25–31.

Caplan, G.: Principles of preventive psychiatry. Basic Books, New York (1964).

Carter, B.F.; Cherny, W.B.; Crenshaw, C.: Serotonin studies in abnormal pregnancies. American Journal of Obstetrics and Gynecolog. 84 (1962) 913–918.

Cautela, J.R.; Kastenbaum, R.A.: A reinforcement survey schedule for use in therapy, training and research. Psychological Reports 20 (1967) 1115–1130.

Chertok, L.: Psychosomatic methods in painless childbirth. Pergamon Press, London (1959).

Chertok, L.: Theories of psychoprophylaxis in obstetrics. American Journal of Psychiatry 119 (1963) 1152–1159.

Churchill, J.A.: The relationship of epilepsy to breech delivery. Electroencephalography and Clinical Neurophysiology 11 (1959) 1–12.

Churchill, J.A.; Colfelt, R.: Etiologic factors in athetotic cerebral palsy. Archives of Neurology 94 (1963) 400–406.

Clifford, E.: Expressed attitudes in pregnancy of unwed women and married primigravida and multigravida. Child Development 33 (1962) 945–951.

Cobliner, W.G.: Some maternal attitudes towards conception. Ment. Hyg. 49 (1965) 550–557.

Cohen, R.L.: Pregnancy stress and maternal perceptions of infant endowment. J. Ment. Subnormal. 12 (1966) 18.

Cohen, R.: Zum Begriff der Angst in der differentiellen Psychologie. Universitätsverlag, Konstanz 1971.

Colman, A.D.: Psychological state during first pregnancy. Amer. J. Orthopsychiatry 39 (1969) 788–797.

Colman, A.D.: Psychological state during first pregnancy. American Journal of Orthopsychiatry 39 (1969) 788–797.

Comenius, J.A.: Pampaedia. Quelle & Meyer, Heidelberg (1965).

Conradt, A.; Schlotter, C.M.; Unbehaun, V.; Frick, V.;. Welsch, P.: Labour, delivery, use of analgetics and lactation after psychological preparation for birth. In: *Hirsch, H.* (Hrsg.): The family. Karger, Basel (1975) 347–350.

Cramond, W.A.: Psychological aspects of uterine dysfunction. Lancet 2 (1954) 1241–1245.

Dalton, K.: Prospective study into puerperal depression. Brit. J. Psychiat. 118 (1971) 689–692.

Davids, A.; De Vault, S.; Talmadge, M.: Psychological study of emotional factors in pregnancy: A preliminary report. Psychosomatic Medicine 23 (1961a) 93–103.

Davids, A.; De Vault, S.; Talmadge, M.: Anxiety, pregnancy and childbirth abnormalities. I. Consult. Psychol. 25 (1961b) 74–77.

Davids, A.; De Vault, S.: Maternal anxiety during pregnancy and childbirth abnormalities. Psychosmatic Medicine 24 (1962) 464–470.

Davids, A.; Holden, R.H.; Gray, G.B.: Maternal anxiety during pregnancy and adequacy of mother and child adjustment eight months following childbirth. Child Development 34 (1963) 993–1003.

Davids, A.; Holden, R.H.: Consistency of maternal attitudes and personality from pregnancy to eight month following childbirth. Developmental Psychology 2 (1970) 364–366.

Davids, A.; Rosengren, W.R.: Social stability and psychological adjustment during pregnancy. Psychosomatic. Medicine 24 (1962) 579–583.

Davies-Osterkamp, S.: Angst und Angstbewältigung bei chirurgischen Patienten. Medizinische Psychologie 3 (1977) 169–184.

Davis, C.D.; Morrone, F.A.: An objective evaluation of a prepared childbirth program. Amer. J. Obstet. & Gynec. 84 (1962) 1196–1206.

Dê, T.D.: Notes on birth and reproduction in Vietnam. Unpublished Manuscript by *Margaret Coughlini,* zit. n. *Mead & Newton* (1967).

De Soldenhof, R.: The assessment of relaxation in obstetrics. Practitioner 176 (1956) 410–415.

Despert, J.L.: Anxiety, phobias and fears in young children with special reference to prenatal, natal and neonatal factors. Nervous Child 5 (1946) 8–28.

Despres, M.A.: Favorable and unfavorable attitudes toward pregnancy in primiparae. J. Genet. Psychol. 51 (1937) 241–254.

Deutsch, H.: Psychologie der Frau II. Huber, Bern (1954).

Deutscher Bundestag: Bericht der „Kommission zur Auswertung der Erfahrungen mit dem reformierten § 218 des Strafgesetzbuches. Drucksache 3/3680 vom 31.1.80.

De Watteville, H.: The use of obstetrical analgesia at the Maternity Hospital of Genève. J. Obstet. & Gynaec. Brit. Emp. 73 (1957) 473–491.

DFG: Schwangerschaftsverlauf und Kindesentwicklung. Boldt, Boppard (1977).

DGK (Deutsches Grünes Kreuz): Zur Bedeutung der sozialen Schicht für die Schwangeren- und Kleinkindervorsorge. Eigenverlag, Marburg (1973).

Dick-Read, G.: Childbirth without fear. The principles and practice of natural childbirth. London (1933).

Dick-Read, G.: Mutter werden ohne Schmerz. Hoffmann & Campe, Hamburg (1958^7).
Dodge, J.A.: Psychosomatic aspects of infantile pyloric stenosis. Journal of Psychosomatic Research 16 (1972) 1–6.
Doering, S.G.; Entwisle, D.R.: Preparation during pregnancy and ability to cope with labor and delivery. Amer. J. Orthopsychiatry 45 (1975) 825–837.
Doty, B.A.: Relationships among attitudes in pregnancy and other maternal characteristics. Journal of Genetic Psychology 111 (1967) 203–217.
Draps, H.; Schoysman, R.: 1000 accouchements 'sans douleur', succès et échecs de la methode psychoprophylactique (zit. n. *Lukas* 1959). Bull. Soc. Roy. Belge Gynèc. 27 (1957) 76 f.
Dürr, M.L.: Zur Psychogenese der überstürzten Geburt. Unveröff. Med. Diss., Würzburg (1970).
Dunbar, F.: Effect of the mother's emotional attitude on the infant. Psychosomatic Medicine 6 (1944) 156–159.
D'Zurilla, T.J.; Goldfried, M.R.: Problem solving and behavior modification. Journal of Abnormal Psychology 78 (1971) 107–126.
Earn, A.A.: Mental-concentration programme for childbirth: An universally adaptable approach to prenatal education and the psychological conduct of labour. In: 1er Congrès International de médecine psychosomatique et maternité, Paris (1962) 145–153.
Edwards, K.R. Jr.: Psychological changes associated with pregnancy and obstetric complications. Unpubl. Diss., Univ. of Miami, Florida (1969).
Ehrhardt, H.: Streßerlebnisse und Schmerzen bei der Geburt. Unveröff. Dipl.-Arbeit, Saarbrücken (1979).
Eicher, W.: Psychosomatische Aspekte in der Gynäkologie. In: *Uexküll, T. v.* (Hrsg.): Lehrbuch der Psychosomatischen Medizin. Urban & Schwarzenberg, München (1979) 707–727.
Elan, S.; Werner, S.; Lasker-Hauser, H.: A "new look" for preparation for childbirth in mother and child health centers in Israel. In: *Hirsch, H.* (Hrsg.): The family. Karger, Basel (1975) 376–379.
Elhardt, S.: Tiefenpsychologie. Eine Einführung. Kohlhammer, Stuttgart (1971).
Ellis, A.: Die rational-emotive Therapie. Pfeiffer, München (1977).
Engström, L.; Geijerstam, G.; Holmber, N.G.; Uhrus, K.: A prospective study of the relationship between psycho-social factors and course of pregnancy and delivery. Journal of Psychosomatic Research 8 (1964) 151–156.
Epiktet: Handbüchlein der Ethik. Reclam, Stuttgart (1968).
Epstein, L.: Dreams of pregnant women. Diss. Abstr. Intern. 30 (1969) 3370.
Epstein, S.: Versuch einer Theorie der Angst. In: *Birbaumer, N.* (Hrsg.): Psychologie der Angst. Urban & Schwarzenberg, München (1977^2) 208–266.
Erbslöh, J.: Phänomenologie akuter Angstzustände unter der Geburt. Med. Welt 38 (1968) 2005–2009.
Erickson, M.T.: Method for frequent assessment of symptomology during pregnancy. Psychological Reports 20 (1969) 447–450.
Erikson, E.H.: Growth and crisis of the "healthy personality". In: *Kluckhohn, C.; Murray, H.A.; Schneider, D.M.* (Hrsg.): Personality in nature, society and culture. Knopf, New York (1953^2).
Evans, A.: Uses of hypnosis in pregnancy and labour. In: 1er Congrès Internat. de méd. psychosomatiques et maternité, Paris (1962) 159–162.
Ewy, D.; Ewy, R.: Die Lamaze-Methode. Der Weg zu einem positiven Geburtserlebnis. Goldmann, München (1976).
Eysenck, S.B.G.: Personality and pain assessment in childbirth of married and unmarried mothers. J. Ment. Sci. 107 (1961) 417–430.
Eysenck, H.J.; Rachman, S.: Neurosenursachen und Heilmethoden. VEB, Berlin/Ost (1973^6).
Fasbender, H.: Geschichte der Geburtshilfe. Georg Olms Verlangsbuchhandlung, Hildesheim (1964).
Ferentzki, Ch. v.: Haben psychische Belastungen der Schwangeren Einfluß auf die Frühgeburtenhäufigkeit? Unveröff. Med. Diss., Erlangen-Nürnberg (1973).
Ferreira, A.J.: The pregnant women's emotional attitude and its reflection upon the newsborn. American Journal of Orthospsychiatry 30 (1960) 553–561.
Ferreira, A.J.: Emotional factors in the prenatal environment. In: 1er congrès intern. de méd. psychosom. et maternité, Paris (1962) 27–32.
Ferreira, A.J.: Prenatal environment. Thomas, Springfield, Ill. (1969).

Fijalkowski, W.: New ways of psychophysical preparation for childbirth. Amer. J. Obstet. Gynec. 92 (1965) 1018–1022.

Fisher, S.: Orgasmus. Sexuelle Reaktionsfähigkeit der Frau. Psychologie, Physiologie, Phantasie. Hippokrates Verlag, Stuttgart (1976).

Flapan, M.: A paradigm for the analysis of childbearing motivations of married women prior to birth of the first child. Amer. J. Orthopsychiat. 20 (1969) 402–417.

Flemming, B.: Angst und Angstabwehr bei starker psychischer Belastung vor Herzoperationen. Unveröff. Diss., Hamburg (1977).

Fliegel, S.: Zur Wirksamkeit von Selbstverbalisationen bei der Verhaltenstherapie phobischer Ängste. Unveröff. Diss. Bochum (1978).

Florin, J.: Die Praxis der Systematischen Desensibilisierung. In: *Florin, J.; Tunner, W.* (Hrsg.): Therapie der Angst. Urban & Schwarzenberg, München (1975).

Florin, J.: Entspannung – Desensibilisierung. Leitfaden für die Praxis. Urban & Schwarzenberg, München (1978).

Ford, C.S.: A comparative study of human reproduction. Yale University Publications in Anthropology, No. 32, New Haven (1945).

Ford, C.S.: Control of contraception in cross-cultural perspective. Annals New York Academy of Sciences 54 (1952) 763–776.

Forel, A.: Der Hypnotismus oder die Suggestion und die Psychotherapie. Enke, Stuttgart 1923.

Forssman, H.; Thuwe, I.: One hundred and twenty children born after application for therapeutic abortion refused. Their mental health, social adjustment and educational level up to the age of 21. Acta Psychiatrica Scandinavica 42 (1966) 71–88.

Fraser, F.C.; Fainstat, T.D.: Production of congenital defects in the offsping of pregnant mice treated with Cortisone. Pediat. 8 (1951) 527–533.

Fraser, F.G.: Antenatal factors in congenital defects: Problems and pitfalls. New York Journal of Medicine 59 (1959) 1597–1605.

Freedman, L.Z. : Consciousness, communication and response to childbirth. In: 1er Congrès Intern. de Méd. psychosom. et maternité, Paris (1962) 33–41.

Fridlund, A.J.; Stephen, C.F.; Pritchard, D.A.: Striate muscle tensional patterning in frontalis EMG biofeedback. Psychophysiology 17 (1980) 47–55.

Friedman, D.D.: Ego reinforcement in labor. In: *Morris, N.* (Hrsg.): Psychosomatic Medicine in Obstetrics and Gynecology. 3rd. Int. Congr. London 1971. Karger, Basel (1972a) 210–215.

Friedman, D.D.: Motivation for natural childbirth. In: *Morris, N.* (Hrsg.): Psychosomatic Medicine in Obstetrics and Gynaecology, 3rd Int. Congr. London 1971. Karger, Basel (1972b) 30–34.

Friese, H.: Beruf und Familie im Urteil weiblicher Lehrlinge. Schroedel, Hannover (1967).

Frommer, E.A.; O'Shea, V.: Antenatal identification of women liable to have problems in managing their infants. Brit. J. Psychiatry 123 (1973) 149–156.

Fürntratt, E.: Angst und instrumentelle Aggression. Beltz, Weinheim (1974).

Gauron, E.F.: Effects of mother shock traumatisation in infancy upon offspring behavior. J. Genet. Psychol. 108 (1966) 221–224.

Geber, W.F.: Maternal influences on the fetal cardiovascular system in the sheep, dog, and rabbit. Amer. J. Physiol. 202 (1962) 653–660.

Gillman, R.D.: The dreams of pregnant women and maternal adaption. American Journal of Orthopsychiatry 38 (1968) 668–692.

Goldfried, M.R.; Goldfried, A.P.: Kognitive Methoden der Verhaltensänderung. In: *Kanfer, F.H.; Goldstein, A.P.* (Hrsg.): Möglichkeiten der Verhaltensänderung. Urban & Schwarzenberg, München (1977) 103-132.

Goldstein, K.M.; Caputo, D.V.; Taub, H.B.: The effects of prenatal and perinatal complications on development at one year of age. Child Dev. 47 (1976) 613–621.

Gordon, R.E.; Kapostins, E.E.; Gordon, K.K.: Factors in postpartum emotional adjustment. Obstetrics & Gynecology 25 (1965) 158–166.

Graumann, C.F.: Motivation. Akad. Verlagsgesellschaft, Frankfurt (1969).

Gray, J.A.: Die Angst und das Zentralnervensystem. In: *Birbaumer, N.* (Hrsg.): Neuropsychologie der Angst. Urban & Schwarzenberg, München (1973) 114–129.

Greenberg, N.H.; Loesch, J.; Lakin, M.: Life situations with the onset of pregnancy: I. The role of separation in a group of unmarried pregnant women. Psychosomatic Medicine 21 (1959) 296–310.

Gregg, R.; Frazier, L.; Nesbit, R.A.: Effects of techniques of biofeedback on relaxation during childbirth. Biofeedback Research Society Meeting Abstracts, Colorado Springs (1976).
Grimm, E.R.: Psychologic tension in pregnancy. Psychosomat. Med. 23 (1961) 520–527.
Grimm, E.R.: Psychological and social factors in pregnancy, delivery and outcome. In: *Richardson, S.; Guttmacher, A.* (Hrsg.): Childbearing: its social and psychological aspects. Williams & Wilkins, Baltimore (1967).
Grimm, E.R.: Women's attitudes and reactions to childbearing. In: *Goldman, G.D.; Milman, D. S.* (Hrsg.): Modern women. Thomas, Springfield (1969) 129–165.
Grimm, E.R.; Venet, W.R.: The relationship of emotional adjustment and attitudes to the course and outcome of pregnancy. Psychosomatic Medicine 28 (1966) 34–49.
Grimmelshausen, H.J. Chr. v.: Der Abenteuerliche Simplicissimus Teutsch (1668). DTV, München (1975).
Grossmann, K.: Eltern und Neugeborenes – Das zweite Stadium einer Beziehung. Man., Regensburg (1980).
Grossmann, K.; Thane, K.; Grossmann, K.E.: Maternal touching behavior as a function of early post partum contact with her newborn. Manuskript, Regensburg (1980).
Günther, H.; Kohlrausch, W.; Teirich-Leube, H.: Krankengymnastik in der Frauenheilkunde. G. Fischer, Stuttgart (1968).
Haas, H.: Kognitive Faktoren bei der Angstreduktion. Unveröff. Dipl.-Arbeit, Berlin (1975).
Haggard, H.W.: Devils, drugs and doctors. Harper, New York (1929).
Hall, D.E.; Mohr, G.T.: Prenatal attitudes of primiparae. Ment. Hyg. 17 (1933) 226–234.
Hall, C.S.; Van de Castle, R.L.: The content analysis of dreams. Appleton Century-Crofts, New York (1966).
Hallatt, J.G.: Psychosomatic aspects of the puerperium-rooming-in: In: *Krober, W.* (Hrsg.): Psychosomatics, obstetrics, gynecology and endocrinology. Thomas, Springfield (1964) 47–50.
Hallauer, B.: Die Hypnose in Gynäkologie und Geburtshilfe und die Narkohypnose. Zentralblatt f. Gynäkologie 46 (1922) 1793–1808.
Hamilton, E.: Emotional aspects of primiparae. Dissertation Abstracts 15 (1955) 1115–1116.
Hanford, J.M.: Pregnancy as a state of conflict. Psychol. Reports 22 (1968) 1313–1342.
Hanford, J.M.: Patterns of variables involved in differing outcomes of pregnancy. Unpubl. doct. diss., Pennsylvania State University (1971).
Hanford, I.M.: Patterns of variables involved in differing outcomes of pregnancy. Diss. Abstr. Int. 32 (1972) 6618.
Hartel, A.; Hartel, G.: Experimental study of teratogenic effect of emotional stress in rats. Science 132 (1960) 1483–1484.
Heardman, H.: Natürliche und schmerzlose Geburt. Verlag für angewandte Wissenschaften, Wiesbaden (1953).
Heberer, H.: 50 Geburten in Hypnose. Zentralblatt f. Gynäkologie 46 (1922), 749–751.
Hedemann, N.O.: The relationship of prenatal and first year postnatal variables to personality factors in children and in mid childhood. Dissertation Abstracts International 30 (1970) 4360–4361.
Heinstein, M.: Expressed attitudes and feelings of pregnant women and their relation to physical complications of pregnancy. Merrill-Palmer Quarterly 13 (1967) 217–236.
Held, E.: Die Stellung des Geburtsschmerzes im Schmerzsystem. Schweiz. Med. Wochenschr. 81 (1951) 227–231.
Helm, J.: Gesprächspsychotherapie. VEB, Berlin (1978).
Helmbrecht, H.: Beziehungen zwischen Vorstellungen und Verhaltensweisen in der Schwangerschaft einerseits und sozialen Merkmalen der Schwangerschaft andererseits. Unveröff. Diss., Erlangen-Nürnberg (1974).
Helper, M.M.; Cohen, R.L.; Beitenmann, E.T., Eaton, L.F.: Life events and acceptance of pregnancy. Journal of Psychosomatic Research 12 (1968) 183–188.
Hensel, H.: Allgemeine Sinnespsychologie. Springer, Berlin (1976).
Hetzel, B.S.; Bruer, B.; Poidevin, L.O.S.: A survey of the relation between certain common antenatal complications in primiparae and stressful life situations during pregnancy. Journal of Psychosomatic Research 5 (1961) 175–182.
Hippokrates: Die hippokratische Schriftensammlung in neuer deutscher Übersetzung. Hrsg.: *Kapferer, R.; Stücker, G.*, Hippokrates-Verlag, Stuttgart (1934–1939).
Hirst, J.C.; Strousse, F.: The origin of emotional factors in normal pregnant women. Amer. J. Med. Sci. 196 (1938) 95–99.

Hockman, C.H.: Prenatal stress in the rat: Its effects on emotional behavior in the offspring. J. Comp. Physiol. Psychol. 54 (1961) 679–684.
Hoffman, L.; Wyatt, F.: Social change and motivations for having larger families: Some theoretical considerations. Merrill-Palmer-Quarterly 6, (1960) 235–244.
Hofstätter, P.R.: Psychologie. Fischer, Frankfurt a.M. (1956).
Hofstätter, P.: Einführung in die Sozialpsychologie. Kröner, Stuttgart (1966).
Hollender, M.H.; McGhee, J.B.: The wish to be held during pregnancy. Journal of Psychosomatic Research 18 (1974) 193–197.
Holt, E.B.: Animal drive and the learning process. Holt, New York (1931).
Holtorff, J.: Über den Einfluß der psychoprophylaktischen Vorbereitung auf den Geburtsverlauf. Med. Psychosomatic Obstet. & Gynaec., Wiener Med. Akad., Wien (1965) 127–131.
Holtorff, J.: Über den Einfluß der psychoprophylaktischen Vorbereitung auf den Geburtsverlauf. Deutsches Gesundheitswesen 21 (1966) 1903–1909.
Holtorff, J.; Mühlbach, R.: Ergebnisse der psychoprophylaktischen Geburtsschmerzlinderung. Geburtshilfe und Frauenheilkunde 21 (1961) 53–71.
Holz, Ch.: Therapeutische Interventionen bei Schwangerschafts- und Gebärängsten unter besonderer Berücksichtigung eines Selbstinstruktionstrainings. Unveröff. Dipl. Arbeit, Universität Regensburg (1980).
Hooke, J.F.; Marks, P.A.: MMPI characteristics of pregnancy. Journal of Clinical Psychology 18 (1962) 316–317.
Hooker, D.: The sequence in human fetal activity. In: *Stendler, C.B.* (Hrsg.): Readings in child behavior and development. Harcourt & Brace, New York (1964) 11–17.
Horan, J.J.: In vivo emotive imagery: A technique for reducing childbirth discomfort. Psychological Reports 32 (1973) 1328.
Horan, J.J.: Coping with inescapable discomfort through in vivo emotive imagery. In: *Krumboltz, J.D.; Thoresen, C.E.* (Hrsg.): Counseling methods. Holt, New York (1976) 316–320.
Horan, J.J.; Dellinger, J.K.: In vivo emotive imagery: A preliminary test. Perceptual and Motor Skills 39 (1974) 359–362.
Howells, J.G.: Child birth is a family experience. In: *Howells, J.G.* (Hrsg.): Modern perspectives in psycho-obstetrics. Oliver & Boyd, Edinburgh (1972) 127–149.
Hoyme, S.: Mußt Du wirklich mit Schmerzen gebären? VEB, Berlin-Ost (1960).
Hultin, M.; Ottoson, J.O.: Pregnancy and perinatal conditions of unwanted children. Acta Psychiatrica Scandinavica, Suppl. 221 (1971) 61–76.
Hume, W.J.: Biofeedback. 2 Bd. Churchill Livingstone, Edinburgh (1977).
Hüter, K.A.: Objektivierung der Unterschiede der psychosomatischen und der medikamentösen Geburtsleitung und ihre Bedeutung für Mutter und Kind. In: 1er Congrès Intern. de méd. psychosom. et maternité, Paris (1962a), 353–357.
Hüter, K.A.: Vergleichende Untersuchungen zur psychoprophylaktischen und medikamentösen Geburtsleitung unter besonderer Berücksichtigung der Neugeborenenasphyxie. Geburtshilfe und Frauenheilkunde 22 (1962b) 279–289.
Hüter, K.A.: Biometrische Untersuchungen bei psychosomatisch und medikamentös geleiteten Geburten. Zeitschrift für Geburtshilfe und Gynäkologie 163 (1965a) 260–269.
Hüter, K.A.: Beurteilung und Objektivierung der Resultate der psychosomatischen Geburtsvorbereitung. Med. Psychosom. in Obstet. & Gynaec., Wiener Med. Akad., Wien (1965b) 85–91.
Hüter, K.A.: Die medikamentöse und psychosomatische Geburtsleitung. Vergleichende biometrische Untersuchungen. Karger, Basel (1966).
Huttel, F.A.: Eine quantitative Auswertung psychoprophylaktischer Geburtsvorbereitung. Unveröff. Med. Diss., Hamburg (1973).
Huttel, F.A.; Mitchell, I.; Fischer, W.M.; Meyer, A.E.: A quantitative evaluation of psychopropyxis in childbirth, J. Psychosomatic Research 16 (1972) 81–92.
Hyneck, M.: Der Einfluß sozialer Faktoren auf das Erleben einer Schwangerschaft. Unveröff. Dipl.-Arbeit, Konstanz (1978).
Infratest: Familienplanung als gesundheitliche Aufgabe. Eigenverlag, München 1972.
Jacobson, E.: Progressive relaxation. Univ. of Chicago Press, Chicago (1928).
Jacobson, E.: Relaxation methods in labor. A critique of current techniques in natural childbirth. Amer. J. Obstet. & Gynec. 67 (1954) 1035–1048.
Jacobson, E.: Anxiety and tension control. A physiologic approach. Lippincott, Philadelphia (1964).
Jacobson, E.: Modern treatment of tense patiens. Thomas, Springfield, I11. (1970).

Jäger, G.: Durchführung und Ergebnisse der psychoprophylaktischen Geburtsvorbereitung an der Universitäts-Frauenklinik Jena. Zentralblatt für Gynäkologie 86 (1964) 38.

Janis, I.L.: Psychological stress. Psychoanalytic and behavioral studies of surgical patients. Wiley, New York (1958).

Jarrahi-Zadeh, A.; Kane, F.J.; Van de Castle, R.J.; Lachenbruch, P.A.; Ewing, J.A.: Emotional and cognitive changes in pregnancy and early puerperium. Brit. J. Psychiat. 115 (1969) 797–805.

Jenkins, W.W.: An experimental study of the relationship of legitimate and illegitimate birth states to school and personal and social adjustments of negro children. American Journal of Sociology 64 (1958) 169–173.

Jessner, L.; Weigert, E.; Foy, J.C.: The development of parental attitudes during pregnancy. In: *Anthony, E.J.: Benedek, T.* (Hrsg.): Parenthood: Its psychology and psychopathology. Little & Brown, London (1970) 209–244.

Joffe, J.: Prenatal determinants of behavior. Pergamon Press, New York (1969).

Johnson, B.H.: Before hospitalization: A preparation program of the child and the family. Child Today 3 (1974) 18–21.

Johnson, J.: Stress reduction through sensation information. In: *Sarason, I.G.; Spielberger, C.D.* (Hrsg.): Stress and anxiety, Vol. II. Hemisphere Pub., New York (1975) 361–378.

Jones, A.; Bentler, P.M.; Petry, G.: The reduction of uncertainty concerning future pain. Journal of Abnormal Psychology 71 (1966) 87–94.

Jones, E.: Psychology and child birth. Lancet (1942) 695–696.

Jung, H.: Die individuelle, terminoptimierte Entbindung. Deutsche Hebammenzeitschrift 32 (1980) 143–149.

Junkers, R.: Die Lage der Mütter in der Bundesrepublik Deutschland, 2 Bd. Deutscher Verein für öffentliche und private Fürsorge, Kön (1966).

Kaij, L.; Jacobson, L.; Nilsson, A.: Post-partum disorders in an unselected sample. This influence of parity. Journal of Psychosomatic Research 10 (1967) 317–325.

Kanfer, F.A.; Seidner, M.C.: Self-control: Factors enhancing tolerance of noxious stimulation. Journal of Personality and Social Psychology 25 (1973) 381–389.

Kapp, F.T.; Hornstein, S.; Graham, V.T.: Some psychologic factors in prolonged labor due to inefficient uterine action. Comprehensive Psychiatry 4 (1963) 9–18.

Kartchner, F.D.: A study of the emotional reactions during labor. Am. J. Obst. Gynec. 60 (1950) 19–29.

Kelly, J.V.: Effect of fear upon uterine mobility. Am. J. Obstet. Gynec. 83 (1962) 576–581.

Kephart, W.: The family, society and the indivual. Houghton Mifflin, Boston (1966).

Kessler, M.; Albee, G.: Primary prevention. In: *Mussen, P.; Rosenzweig, M.* (Hrsg.): Annual review of psychology, Vol. 26. Annual Reviews, Palo Alto (1975) 557–591.

Kirstein, F.: Über Hypnosegeburten und Hypnonarkosen. Zentralblatt f. Gynäkologe 46 (1922) 843–850.

Kitzinger, S.: Touch relaxation. A new approach to teaching body awareness. In: *Hirsch, H.* (Hrsg.): The family. 4th. Int. Congr. of Psychosomatic Obstetrics and Gynecology in Tel Aviv. Karger, Basel (1975) 355–360.

Klatskin, E.H.; Eron, L.D.: Projective test content during pregnancy and postpartum adjustment. Psychosomat. Med. 32 (1970) 487–493.

Klein, H.R.; Potter, H.W.; Dyk, R.B.: Anxiety in pregnancy and childbirth. Hoeber, New York (1950).

Kline, M.; Guze, H.: Self hypnosis in childbirth. A clinical evaluation of a patient conditioning program. Journal of Clinical and Experimental Hypnosis 3 (1955) 142–147.

Klusman, L.: Reduction of pain in childbirth by the allevation of anxiety during pregnancy. J. of Consult. & Clin. Psych. 13 (1975) 163–165.

Kochenstein, P.: Therapeutische Interventionen bei Schwangeren mit Geburtsängsten unter Einbeziehung von Entspannungstraining, systematischer Desensitivierung und Biofeedbackverfahren. Unveröff. Dipl.-Arbeit, München (1980).

Kochenstein, P.; Lukesch, H.: Dokumentation der Verwendung eines „Fragebogens zu den Geburtsängsten". Unveröff. Manuskr., Regensburg (1979).

Kohlhaas-von-Dorrer, E.; Kayser, A.: Schwangerschaft und Geburtsvorbereitung. G. Fischer, Stuttgart (1975).

Kondaš, O.; Ščetnická, B.: Systematic desensitization as a method of preparation for child birth. Journal of Behavior Therapy and Experimental Psychiatry (1972) 51–54.

Kreutzer-Bohn, B.: Darstellung der psychologischen Methoden zur Geburtserleichterung und Herausarbeitung gemeinsamer psychologischer Strategien der angewandten Methoden. Unveröff. Dipl.-Arbeit, Saarbrücken (1979).

Kroger, W.S.: Psychosomatic aspects of obstetrics and gynecology. Obstet. Gynec. 3 (1954) 504–516.

Krohne, H.W.: Angst und Angstverarbeitung. Kohlhammer, Stuttgart (1975).

Krohne, H.W.: Theorien zur Angst. Kohlhammer, Stuttgart (1976).

Kruse, F.: Die Anfänge des menschlichen Seelenlebens. Enke, Stuttgart (1969).

Kruse, R.: Operative Entbindungen und perinatale Mortalität nach psychologischer Geburtsvorbereitung. Unveröff. Med. Diss., Tübingen (1971).

Krzysztoporski, S.; Fijalkowski, W.: The influence of psychagogy on the course of childbirth and on the condition of the new born infant. Med. Psychosom. Obstet. & Gynaec. Wiener Med. Akad., Wien (1965) 195–197.

Kubista, E.; Kucera, H.: Über die Anwendung der Akupunktur zur Geburtsvorbereitung. Zeitschrift f. Geburtshilfe und Perinatalogie 175 (1974) 224–229.

Kutner, J.: A survey of fears of pregnancy and depression. Journal of Psychology 79 (1971) 263–272.

Kvaraceus, W.C.: Prenatal and early developmental history of 136 delinquents. Journal Genet. Monographs 66 (1945) 267–271.

Lader, M.H.; Wing, L.: Physiological measures, sedative drugs and morbid anxiety. Univ. Press, Oxford (1966).

Lamaze, F.: La suppression de la douleur liée à la contraction de l'uterus en travail. Nouv. Med. 7 (1956) 61–84.

Langen, D.: Geburtsvorbereitung durch Entspannung. In: 1er Congrès Intern. de med. psychosom. et maternité, Paris (1962) 201–204.

Langen, D.: Unterschiede bei den psychosomatischen Methoden in der Geburtshilfe aus psychiatrischer Sicht. Wiener Med. Akad., Med. Psychosom. in Obstet. & Gynaec., Wien (1965) 81–83.

Lapage, F.; Langevin-Droguet, G.: Preparation à l'accouchement suivant la méthode du Dr. Read. La Journée d'Etudes sur le s Méthodes Psychologiques la Analgésie Obstetricale 7 (1957).

Lapidus, L.: The relation between cognitive control and reactions to stress: A study of mastery in the anticipatory phase of childbirth. Diss., New York Univ. (1968).

Larsen, V.L.: Factors in early postpartum adjustment. Wiener Med. Akad., Med. Psychosom. in Obstet. & Gynaec., Wien (1965).

Lawson, D.F.: The anxieties of pregnancy. Med. J. Austr. 47 (1960) 161–166.

Lazarus, A.A.; Abramowitz, A.: The use of "emotive imagery" in the treatment of children's phobias. Journal of Mental Science 108 (1962) 191–195.

Lazarus, R.S.: Psychological stress and the coping process. Mac Graw-Hill, New York (1966).

Lazarus, R.S., Averill, J.R.: Emotion and cognition. In: *Spielberger, C.D.* (Hrsg.): Anxiety - Current trends in theory and research, Vol. 2. Academic Press, New York (1972).

Leboyer, F.: Der sanfte Weg ins Leben. Deub, München (1974).

Lederer, W.G.; Jackson, D.D.: Ehe als Lernprozeß. Wie Partnerschaft gelingt. Pfeiffer, München (1974).

Legewie, H.; Nusselt, L. (Hrsg.): Biofeedback-Therapie. Urban & Schwarzenberg, München (1975).

Leinzinger, E.: Problematik der Prophylaxe und Behandlung psychosomatischer Störungen in der Gestation. In: 1er Congrès Intern. de med., psychosom. et maternité, Paris (1962) 493–498.

Leinzinger, E.; Zwinz, G.: Erfahrungen der psychoprophylaktischen Vorbereitung mit der Schwangerschaftsgymnastik an der Landesfrauenklinik Linz. Wiener Med. Akad., Med. Psychosom. in Obstet. & Gynaec., Wien (1965) 277–279.

Lerner, B.; Raskin, R.; Davis, E.B.: On the need to be pregnant. Int. J. Psychoanal. 48 (1967) 288–297.

Lerner, B.A.: Neurotic motivations for fatherhood. In: *Lief, H.I.* (Hrsg.): Medical aspects of human sexuality. Williams & Wilkins, New York (1975) 49.

Levi, L.: Endocrine reactions during emotional stress. In: *Levi, L.* (Hrsg.): Emotional stress. Karger, Basel (1967) 109–113.

Levit, I.B.; Rabinovic, F.I.: Psychoprophylaxie des douleurs de l'accouchement. Akush. i. Ginek. 1 (1955) 33–36.

Levitt, E.E.: Psychologie der Angst. Kohlhammer, Stuttgart (1971).

Liechti-von Brasch, D.; Bretscher, J.: Gesunde Schwangerschaft – glückliche Geburt. Goldmann, München (1966).

Lilienfeld, A.M.; Pasamanick, B.: Association of maternal and fetal factors with the development of epilepsy. I. Abnormalities in the prenatal and paranatal period. Journal of the American Medical Association 155 (1954) 719–724.

Lilienfeld, A.M.; Pasamanick, B.: The association of prenatal and paranatal factors with the development of cerebral palsy and epilepsy. Am. J. Obstet. Gynec. 70 (1955) 93–101.

Lohmer, H.: 12 Jahre Erfahrung mit der Read'schen Methode. In: 1er Congrès Intern. de med. psychosom. et de maternité, Paris (1962) 205–208.

Lomont, J.F.: Reciprocal inhibition or extinction. Behavioral Research and Therapy 3 (1965) 209–219.

Lovell, P.R.H.; Verghese, A.: Personality traits associated with different chut pains after myocardial infarction. British Medical Journal 3 (1967) 327–330.

Lubin, B.; Gardener, S.H.; Roth, A.: Mood and somatic symptoms during pregnancy. Psychosomatic Medicine 37 (1975) 136–146.

Luderer, H.-J.; Bischoff, C.: Schmerzerwartung und Schmerzwahrnehmung in experimentellen und klinischen Situationen. Medizinische Psychologie 4 (1978) 164–178.

Luft, H.: Untersuchungen über die Versager bei der psychoprophylaktischen Geburtsvorbereitung. Zbl. Gynäk. 84 (1962) 118–124.

Lukas, K.H.: Die psychologische Geburtserleichterung. Schattauer, Stuttgart (1959).

Lukesch, H.: Sozio-ökologische Bedingungen im Schwangerschaftserleben und in Erziehungseinstellungen. In: *K.A. Schneewind, H. Lukesch* (Hrsg.): Familiäre Sozialisation. Probleme – Ergebnisse – Perspektiven. Klett, Stuttgart (1978) 90–113.

Lukesch, H.; Kochenstein, P.; Holz, Chr.: Therapeutische Interventionen bei Erstgebärenden mit Geburtsängsten. Zeitschrift für Geburtshilfe and Perinatalogie 184 (1980) 303–309.

Lukesch, H.; Lukesch, M.: S-S-G. Ein Fragebogen zur Messung von Einstellungen zu Schwangerschaft, Sexualität und Geburt. Hogrefe, Göttingen (1976).

Lukesch, H.; Rottmann, G.: Die Bedeutung sozio-familiärer Faktoren für die Einstellung der Mutter zur Schwangerschaft. Psychologie und Praxis 20 (1976) 4–18.

Lukesch, H.; Schmidt, W.: Die Beziehung zwischen Arzt und Schwangerer. Münchner Med. Wochenschrift 121 (1979) 1415–1418.

Lukesch, M.: Psychogene Faktoren der Schwangerschaft. Unveröff. Diss., Salzburg (1975).

Lukesch, M.: Elternbeziehung als Schwangerschaftsschicksal? Zeitschrift für Klinische Psychologie und Psychotherapie 26 (1978).

Luthe, W. (Hrsg.): Autogenic therapy. Vol. I–V. Grune & Stratton, New York (1969).

Lynn, R.; Eysenck, H.J.: Tolerance for pain, extraversion and neuroticism. Perceptual and Motor Skills 12 (1961) 161–162.

Maas, G.: Perinatale Psychohygiene – Bedeutung und Möglichkeit einer primären Präventivmedizin durch den Frauenarzt. Zeitschrift f. Geburtshilfe und Perinatalogie 179 (1975) 388–395.

Mahoney, M.J.: Kognitive Verhaltenstherapie. Urban & Schwarzenberg, München (1977).

Mahoney, M.J.: Cognition and behavior medification. Ballinger Publishing Co., Cambridge Mass. (1974).

Marais, E.N.: Meine Freunde, die Paviane. F.A. Herbig Verlagsbuchhandlung, Berlin (1953).

Marsch, J.: Sozialmedizinische Aspekte der Schwangerschaft und perinatalen Periode: Untersucht an Hand des geburtshilflichen Krankengutes der Frauenklinik der Freien Universität 1967–1969. Unveröff. Med. Diss., Berlin (1975).

Maspfuhl, B.: Pilotstudie zur Intervallskalierung über die Bewertung von Bedingungen, die im Zusammenhang mit der Verwirklichung eines Kinderwunsches stehen. Zentralblatt für Gynäkologie 99 (1977) 866–871.

Maspfuhl, B.; Müller, B.: Erste Erfahrungen mit einem Schwangerschaftseinstellungsfragebogen. Zentralblatt für Gynäkologie 101 (1979) 970–975.

Matthews, A.E.B.: Behaviour patterns in labour. J. Obstet & Gynaec. Brit. Commonwealth 68 (1961) 862–874.

Mau, G.; Netter, P.: Sozio-ökonomische Faktoren. Archiv für Gynäkologie 219 (1975) 267–269.

Mauk, W.; Lukas, K.H.: Geburtsvorbereitung und Relaxation. Vergleichende Untersuchungen zwischen der Entspannungsmethode nach *G.D. Read* und dem Autogenen Training nach *J.H. Schultz.* Medizinische Welt 2 (1968) 105–115.

Mayer, L.: Die Technik der Hypnose. J.F. Lehmanns Verlag, Berlin (1952[5]).

Mayer, A.: Zur Psychologie des Wehenschmerzes. Med. (1956) 1127 (zit. n. *Roemer* 1967).

Mayer, A.: Seelische Beziehung zwischen Mutter, Leibesfrucht und Säugling. Zeitschr. f. Psychosomatische Medizin 1 (1967) 51–55.

McDonald, R.L.: Personality characteristics in patients with three obstetric complications. Psychosom. Med. 27 (1965a) 383–390.

McDonald, R.L.: Fantasy and outcome of pregnancy. Arch. Gen. Psychiatry 12 (1965b) 602–606.

McDonald, R.L.; Christakos, H.C.: Relationship of emotional adjustment during pregnancy to obstetic complications. Amer. J. Obstet. Gynec. 86 (1963) 341–348.

McDonald, R.L.; Gynther, M.D.: Relations between self and parental perceptions of unmarried mothers and obstetric complications. Psychosom. Med. 27 (1965) 31–38.

McDonald, R.L.; Gynther, M.D.; Christakos, A.C.: Relations between maternal anxiety and obstetric complications. Psychosom. Med. 25 (1963) 357–363.

McDonald, R.L.; Parham, K.J.: Relation of emotional changes during pregnancy to obstetric complications in unmarried primigravidae. Am. f. Obstet. Gynec. 90 (1964) 195–201.

McGrade, B.J.: Newborn activity and emotional response at eight months. Child Development 39 (1968) 1247–1252.

McGrade, B.J.; Kessen, W.; Letzendorff, A.M.: Activity in the human newborn as related to difficult delivery. Child Development 36 (1965) 73–79.

McLean, P.D.: Depression as a specific response to stress. In: *Sarason, I.G.; Spielberger, C.D.* (Hrsg.): Stress and anxiety. Bd. 3. Wiley, New York (1976) 297–323.

McNeil, T.F.; Wiegerink, R.: Behavioral pattern and pregnancy and birth complications in psychologically disturbed children. J. Nerv. Dis. 152 (1971) 315–323.

McNeil, T.F.; Wiegerink, R.; Dozier, J.E.: Pregnancy and birth complications in the birth of seriously, moderately and mildly behaviourally disturbed children. Journal of Nervous and Mental Disease 151 (1970) 24–34.

Mead, M.; Newton, N.: Pregnancy, childbirth and outcome. A review of patterns of culture and future research needs. In: *Richardson, S.H.; Guttmacher, A.F.* (Hrsg.): Childbearing, its social and psychological aspects. Williams & Wilkins, New York (1967).

Mead, M.; Newton, N.: Cultural patterning of perinatal behavior. In: *Richardson, S.H.; Guttmacher, A.F.* (Hrsg.): Childbearing, its social and psychological apsects. Williams & Wilkins New York (1967) 142–244.

Medert-Dornscheidt, G.: Zur psychophysiologischen Schmerzforschung. Medizinische Psychologie 4 (1978) 1–31.

Medweth, W.; Vierneysel, B.: Über das Verhalten der Frau unter der Geburt. Med. Welt 19 (1960) 1041–1044.

Meichenbaum, D.: Methoden der Selbstinstruktion. In: *Kanfer, F.H.; Golstein, A.P.* (Hrsg.): Möglichkeiten der Verhaltensänderung. Urban & Schwarzenberg, München (1977) 407–450.

Meichenbaum, D.W.: Kognitive Verhaltensmodifikation. Urban & Schwarzenberg, München (1979).

Meichenbaum, D.; Cameron, R.: The clinical potential of modifying what clients say to themselves. Psychotherapy, Theory, Research & Practice 11 (1974) 103–117.

Meichenbaum, D.; Goodman, J.: Training impulsive children to talk to themselves. A means of developing selfcontrol. Journal of Abnormal Psychology 77 (1971) 115–126.

Melamed, B.; Siegel, L.: Reduction of anxiety in children facing surgery. Journal of Clinical and Consulting Psychology 43 (1975) 513–521.

Mellgren, A.: Die Anwendung einer modifizierten Hypnoseentbindung. Zeitschr. f. Psychother. u. Med. Psychol. 15 (1965) 216–218.

Melzack, R.; Weisz, A.Z.; Sprague, L.T.: Strategies for controlling pain. Experimental Neurology 8 (1963) 239–247.

Menninger, K.; Mayman, M.; Pruyser, P.: The vital balance: The life process in mental health and illness. Viking Press, New York (1964[4]).

Merrington, H.N.: The mother and her first pregnancy. Medical Journal of Australia 1 (1966) 1037.

Miller, H.L.: Education for childbirth. Wiener Med. Akad., Med. Psychosom. in Obstet. & Gynaec., Wien (1965) 265–271.
Miller, W.B.: Relationships between the intendedness of conception and the wantedness of pregnancy. J. of Nervous & Mental Disease 159 (1974) 396–406.
Mitchell, I.: Wir bekommen ein Baby. Rowohlt, Reinbek (1976).
Molinski, H.: Bilder der eigenen Weiblichkeit, Ärger während der Geburt und Rigidität des Muttermundes. Zeitschrift für Psychosomat. Med. und Psychoanalyse 14 (1968) 90–101.
Molinski, H.: Die Auswirkung von Ärger auf den Geburtsverlauf. Zeitschrift für Psychosom. Med. 16 (1970) 343–345.
Molinski, H.: Geburtshilfliche Symptomatik als Folge gestörten Geburtsverhaltens. Zeitschr. f. Geburtshilfe und Perinatalogie 179 (1975) 383–387.
Molinski, H.: Die unbewußte Angst vor dem Kind. Kindler, München (1976).
Montagu, A.: Prenatal influences. (Thomas) Springfield, Ill. (1962)
Montagu, A.: Adaptive value of labor pains. Journal Amer. Med. Assoc. 179 (1962) 887.
Morgenstern, F.S.: Chronic pain. In: *Hill, O.W.* (Hrsg.): Modern trends in psychosomatic medicine. Vol. 2, Butterworths, London (1970).
Morris, M. F.: Psycho-physiology of pain. In: 1er Congrès Intern. de méd psychosom. et maternité. Paris (1962) 87–91.
Müller, P.F.; Campbell, H.E.; Graham, W.E.; Brittain, H.; Fitzgerald, J.A.; Hogan, N.A.; Müller, V.H.; Ritterhouse, A.H.: Perinatal factors and their relationship to mental retardation and other parameters of development. American Journal of Obstetrics and Gynecology 109 (1971) 1205–1210.
Naaktgeboren, C.; Slijper, E.J.: Biologie der Geburt. Eine Einführung in die vergleichende Geburtskunde. Paul Parey, Hamburg (1970).
Naaktgeboren, C.; Bontekoe, E.H.M.: The uterus, a mirror of the soul. In: *Hirsch, H.* (Hrsg.): The Family. 4th Int. Congr. of Psychosomatic Obsetrics and Gynecology. Karger, Basel (1975) 511–519.
Nafe, J.P.; Kenshalo, D.R.: Somästhesie. In: *Metzger, W.* (Hrsg.): Handbuch der Psychologie. Bd. 2/1. Allgemeine Psychologie. Hogrefe, Göttingen (1966) 221–249.
National Central Bureau of Statistics: Statistical Abstract of Sweden 1976, Vol. 63. Stockholm (1976).
Newton, N.: Maternal emotions. Hoeber, New York (1955).
Newton, M.; Newton, N.: The normal course and management of lactation. Clin. Obstet. Gynec. 5 (1962) 44–63.
Nicolai, K.H.: Der Geburtsverlauf in Abhängigkeit von Geburtsleitung und -vorbereitung. Wiener Med. Akad., Med. Psychosom. in Obstet. & Gynaec., Wien (1965) 141–144.
Nikolajew, A.P.: Zeitschrift für ärztliche Fortbildung 46 (1957) 1019 (zit. nach *Lukas* 1959).
Nilsson, A.: Para-natal emotional adjustment. A prospective investigation of 165 women. Part I.: A general account of background variables, attitudes towards childbirth, and an appreciation of psychiatric moribidity. Acta Psychiatrica Scand. Supp. 220 (1970) 1–61.
Nilsson, A.; Almgren, I.E.: Para-natal emotional adjustment. A prospective investigation of 165 women. II. The influence of background factors, psychiatric history, parental relation, and personality charakteristics. Acta psychiatr. Scand., Supp. 220 (1970) 66–141.
Nilsson, A.; Jacobson, L.; Ingemanson, C.-A.: Side effects of an oral contraceptive with particular attention to mental symptoms and sexual adaption. Acta Obstet. Gynec. Scand. 46 (1967a) 537–556.
Nilsson, A.; Kaij, L.; Jacobson, L.: Post-partum mental disorders in an unselected sample. The psychiatric history. Journal of Psychosomatic Medicine 10 (1967b) 327–339.
Nilsson, A.; Uddenberg, M.; Almgren, D.E.: Parental relations and identification in women with special regard to para-natal emotional adjustment. Acta psych. Scand. 47 (1971) 57–81.
Nunnensiek, C.: Einfluß psychischer Faktoren auf das Verhalten unter der Geburt, den Geburtsverlauf und die epirkitische Einstellung der Gebärenden. Unveröff. Med. Diss., Tübingen (1971).
Obolensky, W.: Einfluß der Uterustätigkeit auf den fetalen Säurebasenhaushalt. Zeitschrift für Geburtshilfe und Perinatalogie 174 (1970) 180–196.
Obrist, P.A.; Black, A.H.; Brener, J.; Dicara, L.V. (Hrsg.): Cordiovascular psychophysiology Aldine, Chicago (1974).
Odent, M.: Die sanfte Geburt. Die Leboyer-Methode in der Praxis. Kösel, München (1978).
Österreichisches Statistisches Zentralamt: Statistisches Handbuch für die Republik Österreich, 1976. Österr. Staatsdruckerei, Wien (1976).

Ostrum, A.E.: Psychological factors influencing women's choice of childbirth procedure. Unpubl. Diss., Columbia Univ. (1972).

Ostwald, P.F.: The sounds of emotional disturbance. Proceedings of the Third World Congress of Psychiatry, Montreal, Canada, Vol. I. McGill University Press, Toronto (1961) 263–269.

Ottinger, D.R.; Simmons, J.E.: Maternal anxiety during gestation and neonate behavior. Recent Advances in Biological Psychiatry 5 (1963).

Ottinger, D.R.; Simmons, J.E.: Behavior of human neonates and prenatal maternal anxiety. Psychological Reports 14 (1964) 391–394.

Pajntar, M.: Obstetrical complications – personality and emotional tension during the pregnancy. 4th Congr. Psychosom. Gynec. and Obstetr. in London 1971. Karger, Basel (1972).

Palmer, R.L.; Evans, D.: Psychosomatic status, hostility and complications of pregnancy. 4th Congr. of Psychosom. Gynaec. and Obstetrics in London 1971. Karger, Basel (1972).

Palmrich, A.H.: Fortschritte in der psychosomatischen Geburtsvorbereitung. Wiener Klin. Wochenschr. 73 (1961) 32–33.

Parks, J.: Emotional reactions to pregnancy. Amer. J. Obstet. Gynec. 62 (1951) 339–345.

Pasamanick, B.; Lilienfeld, A.M.: Maternal and fetal factors in the development of epilepsy: Relationships to some clinical features of epilepsy. Neurology 5 (1955) 77.

Pasmanick, B.; Knobloch, H.; Lilienfeld, A.M.: Socio-economic status and some precursors of neuropsychiatric disorder. Amer. J. Orthopsychiat. 26 (1956) 594–601.

Patterson, V.; Block, J.; Jackson, D.D.: The relation between intention to conceive and symptoms during pregnancy: A preliminary report. Psychosomatic Medicine 22 (1960) 373–376.

Pavelka, R.; Ringler, M.; Loziczky, G.: Die Angst der Schwangeren – verhaltenstherapeutische Ansätze zu ihrer Bewältigung. Wiener Klinische Wochenschrift 92 (1980) 345–351.

Peiper, A.: Sinnesempfindungen des Kindes vor seiner Geburt. Monatsschrift für Kinderheilkunde 29 (1925) 236–241.

Pelikan, J. (Hrsg.): Schwangerschaft in Wien. Arbeitsgemeinschaft für Bevölkerungssoziologie, Wien (1977).

Perrez, M.; Schenkel, H.; Stauber, M.: Eine experimentelle Untersuchung zur psychologischen Geburtsvorbereitung. Zeitschrift für Geburtshilfe und Perinatalogie 182 (1978) 149–155.

Petrovich, D.V.: A survey of painfulness concepts. Journal of Clinical Psychology 14 (1958) 288–291.

Pines, D.: Pregnancy and motherhood. Interaction between fantasy and reality. Brit. J. of Medical Psychol. 45 (1972) 333–343.

Pitt, B.: "Atypical" depression following childbirth. Brit. J. Psychiat. 114 (1968) 1325–1335.

Pleshette, M.; Asch, S.S.; Chase, J.: A study of anxieties during pregnancy, labor, the early and late puerperium. Bull. N.J. Acad. Med. 32 (1956) 436–455.

Poettgen, H.: Die Integration des autogenen Trainings in die geburtshilfliche Psychoprophylaxe. Geburtshilfe und Frauenheilkunde 31 (1971) 150–155.

Poffenberger, S.; Poffenberger, T.; Landis, J.T.: Intent toward conception and the pregnancy experience. American Sociological Review 17 (1952) 616–620.

Pohlman, E.W.: Childlessness, intentional and unintentional: Psychological and social aspects. Journal of Nervous and Mental Disease 151 (1970) 2–12.

Pollock, G.: Some notes on psychological factors in contraceptive decision, choice and utilization. Paper Presented at 132nd meeting of AAAS. Berkeley, Calif. (1965).

Poser, E.G.; King, M.C.: Primary prevention of fear: An experimental approach. In: *Sarason, I.G.; Spiegelberger, C.D.* (Hrsg.): Stress and anxiety. Bd. III. Hemisphere, New York (1976).

Prechtl, H.F.R.: Neurological sequelae of prenatal and paranatal complications. In: *Foss, B.M.* (Hrsg.): Determinants of infant behavior. Vol. 1. Methuen, London (1966) 45–46.

Prill, H.J.: Zur Genese der Geburtshyperalgesie. Grenzen einer psychosomatischen Schmerzerleichterung. Med. Klinik 50 (1955) 514–517.

Prill, H.J.: Methoden psychischer Geburtsschmerzerleichterung. Zeitschr. f. Geburtsh. & Gynäkologie 146 (1956) 211–229.

Prill, H.J.: Gruppentherapeutische Erfahrungen in Geburtshilfe und Gynäkologie. Praxis der Psychotherapie 5 (1960) 216–222.

Prill, H.J.: Das Autogene Training zur Geburtsschmerzerleichterung. In: 1er Congrès Intern. de méd. psychosom. et de maternité, Paris (1962) 261–262.

Prill, H.J.: Forderungen der Kreissenden an eine psychologische Geburtsleitung. Wiener Med. Akad., Med. Psychosom. in Obstet. & Gynaec., Wien (1965) 145–149.

Prill, H.J.: Schmerzbeeinflussung durch autogenes Training in der Geburtshilfe. Psychotherapie & Psychosom. 14 (1966) 429–436.
Prill, H.J.: Psychologie der Schwangeren, Gebärenden und Wöchnerinnen. In: *Käser, O.; Friedberg, V.; Ober, G.; Thomsen, K.; Zander, J.* (Hrsg.): Gynäkologie und Geburtshilfe, Bd. 2. Thieme, Stuttgart (1967) 270–289.
Prill, H.J.: Zur Kritik der Lehre Pawlows und der aus ihr entwickelten Psychoprophylaxe. Materia Medica Nordmark 20/1 (1968) 9–40.
Prill, H.J.: Neuere Ergebnisse in der psychosomatischen Geburtshilfe. Arch. Gynäk. 207 (1969) 89–92.
Prill, H.-J.: Die Problematik der vorgeburtlichen Übungsverfahren. Therapiewoche 27 (1977) 5542–5546.
Prill, H.J.; Dürr, M.L.; Simon, M.: Partus praecipitatus aus psychologischer Sicht. Geburtshilfe und Frauenheilkunde 31 (1971) 425–430.
Pritzl, E.: Eine Geburt in Hypnose. Wiener Med. Wochenschr. 35 (1885) 1365–1368.
Rachman, S.; Bergold, J.B.: Verhaltenstherapie bei Phobien. Urban & Schwarzenberg, München (1976[3]).
Rapoport, R.: Normal crisis, familiy structure and mental health. Family Process 2 (1963) 68–80.
Rawlings, E.E.: The use of hypnosis in obstetrics. Wiener Med. Akad., Med. Psychosom. in Obstet. Gynaec., Wien (1965) 169–172.
Ray, W.S.: A preliminary report on a study of fetal conditioning. Child Development 3 (1932) 175–177.
Reid, S.M.: Psychoprophylaxis and hypnosis: A combined approach. Wiener Med. Akad., Med. Psychosom. in Obstet. & Gynaec., Wien (1965) 46–47.
Reimann-Hunziker, R.: Vorbereitung auf eine schmerzarme Geburt als Teil der sexuellen Erziehung. In: 1er Congrès Intern. de méd. psychosom. et maternité Paris (1962) 425–427.
Reinking, R.H.; Kohl, M.L.: Effects of various forms of relaxation training on physical and self report measures of relaxation. In: *Barber, T.X.* (Hrsg.): Biobeedback and self control. Aldine, Chicago (1976) 218–226.
Reinold, E.: Fetale Bewegungen in der Frühgravidität. Zeitschr. für Geburtshilfe u. Gynäkologie 174 (1971) 220–225.
Richards, T.; Newberry, H.: Studies in fetal behavior III: Can performance on test items at six months postnatally be predicted on the basis of fetal activity? Child Development 9 (1938) 79–86.
Richter, D.: Therapiewoche (1980).
Ringler, M.: Die Teilnahme am Schwangerschaftsturnen. Unveröff. Manuskript, Wien (1979).
Ringler, M.: Einführung eines Geburtsvorbereitungsprogrammes an einer geburtshilflichen Abteilung. In: *H. Strotzka* (Hrsg.): Der Psychotherapeut im Spannungsfeld der Institutionen. Urban & Schwarzenberg, München (1980a).
Ringler, M.: Psychosoziale Aspekte der Schwangerschaftsberatung. In: Bericht über die 6. Tagung der ISPP in Basel 1979. Hippokrates Verlag (1980b).
Ringler, M.: Psychohygienische Aspekte eines verhaltenstherapeutischen Geburtsvorbereitungsprogramms. Wiener Med. Wochenschrift (1980c).
Ringler, M.; Pavelka, R.; Loziczky, G.: Evaluation eines Geburtsvorbereitungsprogramms durch Angstbewältigungs- und Wehenkontrolltraining. Unveröff. Manuskript, Institut für Tiefenpsychologie und Psychotherapie, Wien (1979).
Robertson, H.E.M.: J. Obstet. K. Gynaec. Brit. Emp. 46 (1939) 741 (zit. n. *Kelly* 1962).
Robin, A.A.: The psychological changes of normal parturition. Psychiat. Quart. 36 (1962) 129–150.
Rochat; Rossel: Gynaecologia 142 (1956) 355–357 (zit. n. Lukas 1959).
Roemer, H.: Stand der psychosomatischen Geburtserleichterung in Deutschland. In: 1er Congrès Intern. de méd. psychosom. et maternité, Paris (1962) 271–273.
Roemer, H.: Schmerzanalyse und Schmerzbeeinflussung in der Geburtshilfe. Psychother. Psychosom. 14 (1966) 412–424.
Roemer, H.: Psychologische Methoden der Geburtserleichterung. In: *Käser, O.; Friedberg, V.; Ober, K.G.; Thomsen, K.; Zander, J.* (Hrsg.): Schwangerschaft und Geburt. Thieme, Stuttgart (1967) 631–661.
Roemer, H.: Psychisch bedingte Störungen in der Schwangerschaft. In: *Käser, O.; Friedberg, V.; Ober, K.G.; Thomsen, K.; Zander, J.* (Hrsg.): Gynäkologie und Geburtshilfe. Bd. II. Thieme, Stuttgart (1967) 259–270.

Rogers, M.E.; Pasamanick, B.; Lilienfeld, A.M.: Prenatal and paranatal factors in the development of childhood behavior disorders. Acta psychiat. et neurolog. scand. (1955) 102.

Rosengren, W.R.: Some social psychological aspects of delivery room difficulties. Journal of Nervous and Mental Disease 132 (1961) 515–521.

Rosengren, W.H.: Social status, attitudes toward pregnancy and child-rearing attitudes. Social Forces 41 (1962) 127–134.

Rossi, A.: Transition to parenthood. J. Marr. Fam. 30 (1968) 26–39.

Roszkowski, I.; Kuczynska-Sicinska, J.: Psychogenic stress during pregnancy and the health of the newborn. Wiener Med. Akad., Med. Psychosom. in Obstet. & Gynaec. Wien (1965) 217–219.

Roszkowski, I.; Prawecka, M.: Foetal heart rate disturbations – observed after emotional stress of pregnant women. Wiener Med. Akad., Med. Psychosom. in Obstet. & Gynaec., Wien (1965) 217–219.

Roth, F.: Gefahren der Schwangerschaftsunterbrechung. Gynaecologia 142 (1956) 285–290.

Roth, F.: Schmerzlose Geburt durch Psychopropyhlaxe. Thieme, Stuttgart (1959).

Rothe, J.: Über die Bedeutung einer Differenzierung von pädagogischer und psychotherapeutischer Beeinflussung der Schwangeren für eine umfassende Verbreitung der Psychoprophylaxe. Wiener Med. Akad., Med. Psychosom. in Obstet. & Gaynaec., Wien (1965) 133–135.

Rottmann, G.: Die vorgeburtliche Mutter-Kind-Beziehung. Unveröff. Diss., Salzburg (1974).

Rottmann, G.: Untersuchungen über Einstellungen zu Schwangerschaft und zur fötalen Entwicklung. Kongreß der ISPP, Paris (1973).

Runge, R.: Geburtswehen als bedingte Reflexe. Psychologie heute 3/2 (1976) 40–44.

Rust, T.: Über die Wichtigkeit einer fundamentalen Atemschulung in der geburtshilflichen Schmerzprophylaxe. In: 1er Congrès Intern. de méd. psychosom. et maternité, Paris (1962) 275–276.

Rutt, C.N.; Offord, D.R.: Prenatal and perinatal complications in childhood schizophrenics and their siblings. J. of Nervous and Ment. Disease 152 (1971) 324–331.

Saling, E.: Was ist dran an der „ambulanten" Geburt? Medical Tribune 14/42 (1979) 47.

Salk, L.: The effect of the normal heart beat sound on the behavior of the newly born infant. Implications for mental health. World Mental Health 12 (1960) 1–8.

Salk, L.: The importance of heartbeat rhythm to human nature: Theoretical, clinical and experimental observations. Proc. Third World Congr. Psychiat., Univ. of Toronto, Montreal, Canada (1961) 740–746.

Salk, L.: Mother's heart beat as an imprinting stimulus. Transactions of the New York Academy of Sciences 62 (1962) Series 2/24, 753–763.

Schechter, M.D.; Toussing, P.W.; Stencof, R.E.; Pollak, E.A.: Etiology of mental disorders: Prenatal organic factors. In: *Wolman, B.B.:* Manual of childhood psychopathology. McGraw Hill, New York (1973) 129–149.

Schenkel-Haas, H.: Pers. Mitteilung (1977).

Schmidt, H.-D.: Allgemeine Entwicklungspsychologie. Deutscher Verlag der Wissenschaften. Berlin (1970).

Schmidt, R.F.: Somato-viscerale Sensibilität: Hautsinne, Tiefensensibilität, Schmerz. In: *Schmidt, R.F.; Thews, G.* (Hrsg.): Einführung in die Physiologie des Menschen. Springer, Berlin (1976^{18}) 206–225.

Schmidt, W.: Die Beziehung zwischen Arzt und Schwangerer. Unveröff. Dipl.-Arbeit, Konstanz (1978).

Schmidt-Rogge, I.: Pränatale Entwicklung und pränatales Lernen. Versuch einer Zusammenstellung ihrer Charakteristika. Unveröff. Semesterarbeit, Berlin (1974).

Schneider, G.: Psychotherapie in der Frauenheilkunde und Geburtshilfe. Zeitschrift für Geburtshilfe 154 (1960), 2. Beilagenheft.

Schneider, H.: Väter bei der Geburt. Unveröff. Med. Diss., Bonn (1976).

Schultz, J.H.: Das autogene Training. Konzentrative Selbstentspannung. Thieme, Stuttgart (1970^{13}).

Schultz, J.H.; Luthe, W.: Autogenic training: A psychophysiological approach in psychotherapy. Grune & Stratton, New York (1958).

Scott, E.M.; Thomson, A.M.: A psychological investigation of primigravidae. J. Obstet. Gynaec. 63 (1956) 331 und 494; 502–558.

Scott, E.M.; Illsley, R.; Thomson, A.M.: A psychological investigation of primigravidae, II. Maternal social class, age, physique and intelligence. Journal of Obstetrics and Gynecology of the British Empire 63 (1956a) 338–343.

Scott, E.M.; Illsley, R.; Biles, M.E.: A psychological investigation of primigravidae, III. Some aspects of maternal behavior. Journal of Obstetrics and Gynecology of the British Empire 63 (1956b) 494–501.
Sears, R.; Maccoby, E.F.; Levin, H.: Patterns of child rearing. Harper & Row, New York (1957).
Seligman, M.: Helplessness. On depression, development and death. Freeman, San Francisco (1975).
Seligman, M.: Todesursache: Selbstaufgabe. Psychologie heute 3/7 (1976) 20–26.
Shainess, N.: Psychologic experience of labor. New York State Journal of Medicine 63 (1963) 2923–2932.
Shainess, N.: Psychological problems associated with motherhood. Handbook of Am. Psychiatry. Vol. 3. New York (1966) 47–65.
Shainess, N.: Images of women: Past and present, overt and obscured. Am. J. Psychother. 23 (1969) 77–97.
Sherman, R.; Hayashi, R.; Gaarder, K.; Huff, R.; Williams, M.: Failure of intensive short term relaxation training to reduce blood pressure of pregnant hypertensions or preecclamptics. Psychophysiology 15 (1978) 277.
Siebel, W.; Martin, N.; Stumpf, K.; Waldmann, P.; Werth, M.: Soziologie der Abtreibung. Empirische Forschung und theoretische Analyse. Enke, Stuttgart (1971).
Simon, M.; Prill, H.J.: Psychologie der werdenden Mutter. Gynäk. Rundsch. 2 (1965) 241–250.
Smith, A.C.; Flick, G.L.; Ferris, G.S.; Sellmann, A.H.: Prediction of developmental outcome at seven years from prenatal, perinatal and postnatal events. Child Development 43 (1972) 495–507.
Sontag, L.W.: The significance of fetal environmental differences. Am. J. Obstet. Gynec. 42 (1941) 996–1003.
Sontag, L.W.: Differences in modifiability of fetal behavior and physiology. Psychosom. Med. 6 (1944) 151–154.
Sontag, L.W.: Effect of maternal emotions on fetal development. In: *Kroger, W.* (Hrsg.): Psychosomatics – Obstetrics, Gynecology and Endocrindogy. Thomas, Springfield (1964) 8–14.
Spelt, D.K.: The conditioning of the human fetus "in utero". J. Exp. Psychol. 38 (1948) 338–346.
Spiegler, D.M.: Factors involved in the development of prenatal rhythmic sensitivity. Intern. Diss. Abstr. B 28 (1968) 3886.
Sguier, R.; Dunbar, F.: Emotional factors in the course of pregnancy. Psychosom. Med. 8 (1946) 161–175.
Statistisches Bundesamt (Hrsg.): Statistisches Jahrbuch 1975 für die Bundesrepublik Deutschland. Kohlhammer, Stuttgart (1975).
Staub, E.; Kellet, D.S.: Increasing pain tolerance by information about adversive stimuli. Journal of Personality and Social Psychology 21 (1972) 198–203.
Staub, E.; Tursky, B.; Schwartz, G.E.: Self-control and predictability: Their effects on reactions to aversive stimulation. Journal of Personality and Social Psychology 18 (1971) 157–162.
Stauber, M.: Das sind meine Erfahrungen. Medical Tribune 14/42 (1979) 41–42.
Steiner, G.: Psychische Untersuchungen an Schwangeren. Archiv für Psychiatrie und Nervenkrankheiten 65 (1922) 171–190.
Steiler, M.; Meurer, K.: Zur Reliabilität eines Q-Sort zur Veränderungsmessung. Psychologische Beiträge 16 (1974) 618–624.
Stevens, R.J.: Psychological strategies for management of pain in prepared childbirth. Birth and the Family Journal 3 (1976) 157–164.
Stieve, H.: Der Einfluß des Nervensystems auf Bau und Tätigkeit der Geschlechtsorgane des Menschen. Thieme, Stuttgart (1952).
Stirniman, F.: Psychologie des ungeborenen Kindes. Kindler, München (1973).
Stokvis, B.: Hypnose in der ärztlichen Praxis. Karger, Basel (1955).
Stoll, A.M.; Greene, L.C.: Relationship between pain and tissue damage due to thermal radiation. J. Appl. Physiol. 14 (1959) 373–382.
Stone, E.I.; Demchick-Stone, D.A.; Horan, J.J.: Coping with pain: A component analysis of Lamaze and cognitive-behavioral procedures. Journal of Psychosomatic Research 21 (1977) 451–456.

Stott, D.H.: Physical and mental handicaps following a disturbed pregnancy. Lancet 1 (1957) 1006–1012.
Stott, D.H.: The child's hazards in utero. In: *Howells, J.G.* (Hrsg.): Modern perspectives in international child psychiatry. Oliver & Boyd, Edinburgh (1969).
Straker, M.: Psychological factors during pregnancy and childbirth. Canad. Med. Ass. J. 70 (1954) 510–514.
Strean, L.P.; Peer, L.A.: Stress as an etiologic factor in the development of cleft palate. Plast. Reconstr. Surg. 18 (1956) 1–8.
Struve, Ch.A.: Wie können Schwangere sich gesund erhalten, und eine frohe Niederkunft erwarten? Nebst Verhaltensregeln für Wöchnerinnen. Gebrüder Hahn, Hannover (1800).
Taft, L.T.; Goldfarb, W.: Prenatal and perinatal factors in childhood schizophrenia. Develop. Med. Child Neurol. 6 (1964) 32–43.
Tausch, R.; Tausch, A.-M.: Erziehungspsychologie. Hogrefe, Göttingen (1971).
Taylor, E.S.: Dream content and duration of childbirth in primiparas. Curr. Med. Dialog. 40 (1973) 782–783.
Tec, L.: Maternal attitudes toward children born of a difficult pregnancy or delivery. Wiener Med. Akad., Med. Psychosom. in Obstet. & Gynaec., Wien (1965) 239–243.
Teichmann, S.: Geburtsangst und Vorbereitung auf die Geburt unter psychologischen Gesichtspunkten. Unveröff. Dipl.-Arbeit, Berlin (1978).
Thompson, L.J.: Attitudes of primiparae as observed in a prenatal clinic. Mental Hygiene 26 (1942) 243–256.
Thompson, W.R.: Influence of prenatal emotional anxiety on emotionality in young rats. Science 125 (1957) 698–699.
Thompson, W.R.; Quinby, S.: Prenatal maternal anxiety and offspring behavior. Prenatal activity and level of anxiety. J. Genet. Psychol. 105 (1964) 359–371.
Thompson, W.R.; Sontag, L.W.: Behavioral effects in the offspring of rats subjected to audogenic seizure during the gestational period. Journal of Comparative Physiological Psychology 49 (1956) 454–466.
Thompson, W.; Watson, J.; Charlesworth, W.: The effect of prenatal maternal stress on offspring behavior in rats. Psychology Monographs 76 (1962) (Whole No. 38) 1–26.
Thoms, H.; Karlovski, E.D.: Two thousand deliveries under training for childbirth program. A statistical survey and commentary. Am. J. Obstet. & Gynec. 68 (1954) 279–284.
Thorndike, E.L.: Psychologie der Erziehung. Fischer, Jena (1930^2).
Tobin, S.M.: Emotional depression during pregnancy. Obstet. Gynec. 10 (1957) 677–681.
Torrey, E.F.: The mind game: Witch doctors and psychiatrists. Emerson Hall, New York (1972).
Treadway, C.R.; Kane, F.J., Jarrahi-Zadeh, A.; Lipton, M.: A psychoendocrine study of pregnancy and puerperium. Am. J. Psychiat. 125 (1969) 1380–1386.
Trummler, W.: Über Hypnosegeburten. Zentralblatt f. Gynäkologie 72 (1950) 585–596.
Tunner, W.: Systematische Desensibilisierung und das Lernen von Strategien zur Bewältigung von Angst. In: *Florin, I.; Tunner, W.* (Hrsg.): Therapie der Angst. Urban & Schwarzenberg, München (1975) 221–239.
Tupper, C.: Conditioning for childbirth. Amer. J. Obstet. & Gynec. 71 (1956) 733–740.
Uddenberg, M.: Reproductive adaption in mother and daughter. Acta psychiatr. Scand. (1974) Suppl. 254.
Uddenberg, H.; Håkanson, M.: Aniseikonic body perception in pregnancy. J. Psychosom. Research 16 (1972) 179–184.
Vaitl, D.: Entspannungstechniken. In: *Pongratz, L.J.* (Hrsg.): Klinische Psychologie. Handbuch der Psychologie, Bd. 8, 2. oder: Bd. 8/2. Hogrefe, Göttingen (1978) 2104–2143.
Valins, S.; Ray, A.: Effects of cognitive desensitization and avoidance behavior. Journal of Personality and Social Psychology 7 (1967) 345– 350.
Van de Castle, R.L.; Kinder, P.: Dream content during pregnancy. Psychophysiology 4 (1968) 375.
Veevers, J.E.: The social meanings of parenthood. Psychiatry 36 (1973) 291–310.
Vellay, P.: Painless labour: A french method. In: *Howells, J.G.* (Hrsg.): Modern perspectives in psycho-obstetrics. Oliver & Boyd, Edinburgh (1972) 328–340.
Velvovsky, I.Z.: Psychoprophylaxis in obstetrics: A soviet method. In: *Howells, J.G.* (Hrsg.): Modern perspectives in psycho-obstetrics. Oliver & Boyd, Edinburg (1972) 314–327.
Velvovski, I.Z.; Platonov, K.I.; Plotitcher, V.A.; Chougom, E.A.: Psychopropyhlactic. Medquit, Leningrad (1959).

Venezia, D.J.: Correlates of body attitude change in pregnancy. Dissertations Abstracts International 33 (1972) B 3 1300.
Vogt, O. (1924) zit. nach *Trummler* (1950).
von Oettingen, K.: Zur Frage der schmerzlosen Geburt. Münchner Med. Wochenschr. 68 (1921) 1654–1655.
von Wolff, G.: Der geburtshilfliche Dämmerschlaf in Hypnose, mit besonderer Berücksichtigung seiner Technik. Archiv f. Gynäkologie 129 (1927) 23–65.
Vorster, D.: An investigation into the part played by organic factors in childhood schizophrenia. J. Ment. Sci. 106 (1960) 494–522.
Wallin, P.; Riley, R.P.: Reactions of mothers to pregnancy and adjustment of offspring in infancy. Am. J. Orthopsychiatry 20 (1950) 616–622.
Walters, C.E.: Prediction of postnatal development from fetal activity. Child Development 36 (1965) 801–808.
Wasman, H.S.: Psychological factors involved in normal pregnancy. Med. J. Univ. of Toronto 25 (1947) 51 60.
Watson, A.S.: A psyciatric study of idiopathic prolonged labor. Obst. Gynec. 13 (1959) 598–602.
Weisenberg, M.: Pain and pain control. Psychological Bulletin 84 (1977) 1008–1044.
Weiss, E.; English, O.S.: Psychosomatic Medicine. Saunders, Philadelphia (1949).
Wenderlein, J.M.: Erleben der Fetalbewegungen. Zeitschrift für Geburtshilfe und Perinatalogie 179 (1975) 377–382.
Wenderlein, J.M.: Angst vor der Geburt. In: *Schmidt, E.; Dudenhausen, J.W.; Saling, E.* (Hrsg.): Perinatale Medizin. 8. Deutscher Kongreß für Perinatale Medizin. Berlin Bd. VII. Thieme, Stuttgart (1978) 325–326.
Wenner, N.K.; Cohen, M.B.; Weigert, E.; Kvarnes, R.G.; Ohaneson, E.M.; Fearing, J.M.: Emotional problems in pregnancy. Psychiatry 32 (1969) 389–409.
Wenner, N.K.; Ohaneson, E.M.: Motivations for pregnancy. Am. J. Orthopsychiatry 37 (1967) 357–358.
Werner, E.; Simonian, K.; Bierman, J.M.; French, F.E.: Cumulative effect of perinatal complications and deprived environment on physical, intellectual and social development of preschool children. Pediatrics 39 (1967) 490–505.
Wessel, M.A.: The prenatal pediatric visit. Pediatrics 32 (1963) 926–930.
Wesseling, M.: Schwangerschaftsturnen. Fischer, Stuttgart (1975^5).
Whitehead, J.: Convulsions in utero. Brit. Med. Journal 2 (1867) 59.
Wickramaskera, J.: What is biofeedback? What are its clinical implications? In: *Wickramaskera, J.* (Hrsg.): Biofeedback, behavior therapy and hypnosis. Nelson-Hall, Chicago (1976) 7–19.
Windheuser, J.; Niketta, R.: Liste zur Erfassung von Verstärkern (LEV). In: *Schulte, D.* (Hrsg.): Diagnostik in der Verhaltenstherapie. Urban & Schwarzenberg, München (1974) 264–272.
Winget, C.; Kapp, F.T.: The relationship of the manifest content of dreams to duration of child birth in primiparae. Psychosomatic Medicine 34 (1972) 313–320.
Winokur, G.; Werboff, J.: The relationship of conscious maternal attitudes to certain aspects of pregnancy. Psychiat. Quart. Suppl. 30 (1956) 61–72.
Wolf, W.: Über den Wehenschmerz. Archiv für Gynäk. 164 (1937) 416–432.
Wolff, U.: Die psychoprophylaktische Geburtsvorbereitung. Münch. Med. Wochenschr. 100 (1958) 478–481.
Wolpe, J.: Praxis der Verhaltenstherapie. Huber, Bern (1972).
Wood, A.: Preparation for parenthood. In: 1er Congrès Intern. de méd. psychosom. et maternité, Paris (1962) 443–447.
Wright, E.: Geburt ohne Schmerz. List Vlg., München (1967).
Yahia, C.: Preliminary experience with a lamaze program of preparation for childbirth. Med. Psychosom. Obstet. Gynaec., Wien (1965), 273–276.
Yahia, C.; Ulin, P.: Preliminary experience with a psychophysical program of preparation for childbirth. Am. J. Obstet. & Gynec. 93 (1965) 942–949.
Yalom, J.D.; Lunde, D.T.; Moos, R.H.; Hamburg, D.A.: "Postpartum blues" syndrome. Archives of General Psychiat. 18 (1968) 16.
Yang, R.K.; Zweig, A.R.; Douthitt, Th.C.; Federman, E.J.: Successive relationship between maternal attitudes during pregnancy, analgesic medication during labor and delivery and newborn behavior. Developmental Psychology 12 (1976) 6–14.

Zador, G.; Fällman, M.-L.; Kebbon, M.; Nilsson, B.A.: Pain and analgesia in childbirth. In: *Hirsch, H.* (Hrsg.): Obstetrics and Gynecology, Tel Aviv 1974. Karger, Basel (1975) 449–456.

Zemlick, M.J.;; Watson, R.I.: Maternal attitudes of acceptance and rejection during and after pregnancy. Amer. Journ. Orthopsychiat. 23 (1953) 570–584.

Zettler, I.; Müller-Staffelstein, Th.: Schwangerschaft und Geburt. Unveröff. Dipl.-Arbeit, Tübingen (1977).

Zimmermann-Tansella, Ch.; Dolcetta, G.; Azzini, V.; Zacche, G.; Bertagni, P.; Siani, R.; Tansella, M.: Preparation courses for childbirth in primipara. A comparison. Journal of Psychosomatic Research 23 (1979) 227–233.

Zitrin, A.; Ferber, P.; Cohen, D.: Pre- and paranatal factors in mental disorders of children. J. Nerv. Ment. Dis. 139 (1964) 357–361.

Zondek, B.; Tamari, I.: Effect of audiogenic stimulation on genital function and reproduction III. Infertility induced by auditory stimuli to mating. Acta Endocr. 45 (1964) Suppl. 190, 227–233.

Zuckerberg, J.: An exploration into feminine role conflict and body symptomatology in pregnancy. Diss. Abstr. Intern. 34 (8-B) (1974) 4066.

Zuckerman, M.; Nurnberg, J.; Gardiner, S.; Vandiveer, J.: Varrett, B.; Den Breeijen, A.: Psychological correlates of somatic complaints in pregnancy and difficulty in childbirth. J. Consult. Psychol. 27 (1963) 324–329

Autorenregister

Sachregister

Gynäkologie und Geburtshilfe

Kurzgefaßte Darstellung aktueller Neuentwicklungen zur Weiterbildung

Herausgeber:
The American College of Obstetricians and Gynecologists
Übersetzt und bearbeitet von M. Volk und I. Zehfuß

1980. XVI, 348 S., 17 x 24 cm, kart. DM 65,–
ISBN 3 432 91141 6
Bücherei des Frauenarztes, Band 10

Dieses Buch stellt in komprimierter Form dar, welche neuen Erkenntnisse und Entwicklungen es im Fachgebiet Frauenheilkunde und Geburtshilfe in den letzten Jahren gegeben hat. Rein akademische Fortentwicklungen, die noch nicht Eingang in die tägliche Praxis des Frauenarztes gefunden haben, sei er in der Praxis oder im Krankenhaus tätig, wurden nur kurz gestreift oder ganz weggelassen. Daher setzt das Studium dieser Zusammenfassung die Kenntnis des Fachgebietes in Theorie und Praxis voraus, vermag aber dem so vorbereiteten Leser eine umfassende Fortbildung zu vermitteln.